人本主义健康学

Renben Zhuyi Jiankangxue

王艳丽 等◎著

人民出版社

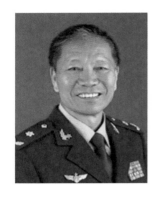

　　"传承中华文化，融合现代科技，量化心身状态，调理整体健康"，就是注重以人的心身和谐为基础，强调人在自我健康中的主导决定作用。人本主义健康学将有力推动人们健康管理理念的更新。

俞梦孙

中国工程院院士
航空医学和生物医学工程专家

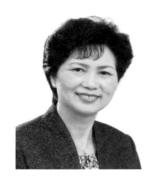

　　《人本主义健康学》在科学的基础上，进行了非常深刻的人文思考，是一本集科学与人文于一体的综合书籍，对自主健康管理理念的提升和普及有重要意义。

李兰娟

中国工程院院士
感染病学家、国家传染病重点学科带头人
中国人工肝开拓者、浙江大学医学部教授

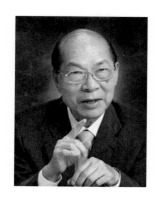

中华哲理博大精深，蕴含着人类健康的基本法则，珍惜生命保持健康的核心是"道法自然""顺应自然"，人本主义健康学充分汲取传统医学的整体性健康理念，结合现代医学的科学基础，提倡人类在健康中发挥个人主观能动性，从人类可控的三大健康基石：心理、营养与运动出发，保持身心和谐，实现全面健康，是对目前"有病治病"的健康观念向"无病防病"观念转变的有力促进。

汤钊猷

中国工程院院士
肿瘤外科学家、小肝癌研究奠基人

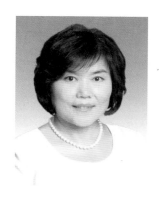

本书提倡从"心理、营养、运动"三个方面开展自我管理的健康理念，与我国传统医学"天人合一、身心和谐、治未病"等博大精深的健康理念高度统一，希望这种新理念能够使越来越多的人回归自然，相信人体自身具有强大的修复功能，可以通过自身的健康管理实现不生病。同时，也希望"人本主义健康学"能够通过现代精准医学、大数据和智能化，科学解读传统整体医学的精髓，传承和发扬中国传统文化。

阎锡蕴

中国科学院院士、纳米生物学家
中国科学院生物物理研究所研究员
蛋白质与多肽药物所重点实验室主任

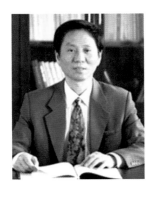

　　健康是人类追求的目标，随着现代医学的发展、科技研发创新、临床诊疗、健康与养生服务等健康与卫生事业都在深度融合。人本主义健康学是在科学技术发展到今天，对健康理念转变的人文思考和理论支撑，有助于人们在健康管理中发挥人的核心决定作用，主动进行健康管理，加速从"有病治病"到"无病防病"的健康理念的转变。

张兴栋

中国工程院院士

医学组织工程学与神经再生专家

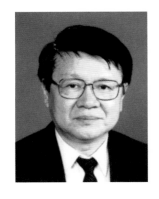

　　人本主义健康学提倡心理、营养与运动的和谐内在统一，利用现代信息化技术，对人类健康进行个性化智能精准干预，实现人类从"有病治病"到"无病防病"到"身心和谐健康"的飞跃，作者是一位具有人文情怀的科研人员，在聚焦科研突破的同时，对人类健康理念的凝炼符合现代人类对健康需求的理论，迎合时代需求。

姚建铨

中国科学院院士

激光与非线性光学专家、天津大学教授

目 录

CONTENTS

前　言

　　纵观人类医学的发展历史，无论是传统医学还是现代医学，根本理念是相通的，都注重心与身的关系，强调整体平衡与心身合一，强调人体与自然因素的密切关联和相互影响，只有从各种角度进行调节，实现平衡，才能保持健康。围绕健康，在古希腊时代，医学之父希波克拉底（Hippocrates，约公元前460—公元前377年）就强调整体医学，主张从自然病因、心理社会病因、养生保健、疾病复杂性等方面治疗病人。我国神医孙思邈在疾病治疗、养生长寿方面也提倡食疗调治、食物疗养、运动调节与强健身体的辩证统一。

　　随着西医及现代文明的发展，学科细分，人才培养的目标性和专业性逐渐分裂了健康的整体性、系统性。由古代的整体医学，治病救人养生到现在对于疾病本身的过多关注，忽略了疾病的起因、预防和康复。目前，提到健康，大多数人想到的就是没有疾病，所谓的"健康关怀"，实际上是"疾病关怀"，阿拉巴马医学院教授伊曼纽尔·科拉斯金（Emanuel Cheraskin）称现代医学是增长最快的失败产业，没能为人类提供真正的健康关怀。

　　随着人类文明的发展，人们对健康的追求和需求大大提升，"未病先医不得病，得病就医少用药，愈后调理永康健"成为新时代健康的新需求。随着营养与健康、心理与健康、运动与健康研究的不断深入与实践积累，各个领域的科学家都认同营养、心理、运动对于健康的重要性。公元前390年，希波克拉底说过："让食物成为你的药物，药物成为你的食品。"20世纪初，爱迪生说过："未来的医生不会开药，而是引导患者关注人本身以及膳食和疾病预防。"笔者在阅读大量书籍后发现，很多著名的营养学专家本身也是认同心理、运动在健康中的重要作用。同时，心理学专家也非常认同营养、运动在健康中的重要作用，而这样的辩证统一正是最初整体医学所提倡的，这也是符合人类事物发展的必然规律。我们对健康的认识也是如此，从整体到部分再到整体。

笔者在肿瘤诊疗领域的研究过程中，走访了肿瘤俱乐部，第一次看到那么多的肿瘤病人康复后和正常人一样生活，甚至在精神面貌和对生活的态度上更加积极乐观时，感到非常震惊。曾与团队一起和曾经与肿瘤这一恶魔战斗并取得胜利的康复病人进行深入交流，发现每一位康复的病人都在与疾病抗争过程中形成了自己的个性化方案，但所有的个性化方案里都遵循了一个共性的原则：强调将心理、营养与运动完美的相互结合，从个人的需求出发，实现身心健康的统一。

笔者认真汲取了心理、营养、运动与健康的相关典籍，提出人本主义健康学这一理念，强调心理、营养、运动与健康的辩证统一关系，通过心理调适干预，最佳营养供给，合理运动，以人的身心需求为根本，进而达到身心和谐，健康幸福。在科学技术飞速发展的今天，依托人工智能及大数据的技术发展优势，打造集心理、营养与运动于一体的人本主义大健康平台，通过宣传人本主义健康理念，逐步以点带面改变人们的健康理念和就医习惯，从现在的以有病寻医为主逐步到以最佳健康为主，全面提升人们的健康素养，带动新型健康产业的发展。

　　健康是人类永恒的追求，笔者非常期待能够在本书理念的推动下，让人们认识到健康管理的可控性和自我主宰性，通过健康管理意识、自我健康素养的全面提升，最终实现获得健康长寿。"以人为本塑健康，以仁为纲立风尚"，以实践行动践行健康中国的国家发展战略，全面促进人类健康。

第一章
人本主义健康学

第一节　人本主义健康学的社会背景

随着健康中国国家发展战略的深入推进，人民健康问题成为推进新时代发展，营造人民幸福生活必须要解决的关键问题。[①] 习近平总书记指出："没有全民健康就没有全面小康。"[②] 健康中国的核心要义就是以人民为中心，进一步提高人们的健康水平，逐步实现以治病为中心转变为以人民健康为中心，实现全生命周期、全过程、全人群的健康。国家在落实健康中国发展战略的过程中，逐步出台了各项政策，在加强疾病预防控制管理，优化卫生服务体系，完善健康保障机制，培育健康服务业态等方面都有了很大提升。[③] 在国家全面推进健康中国建设的进程中，个人如何在自我健康管理中发挥作用并主动进行健康管理是加速人民健康幸福的关键核心因素。国家以人民为核心要

---

① 中央宣传部编著：《习近平新时代中国特色社会主义思想学习纲要》，人民出版社 2019 年版。

② 中央"不忘初心、牢记使命"主题教育领导小组办公室编：《习近平关于"不忘初心、牢记使命"记述摘编》，中央文献出版社 2019 年版。

③ 国家卫生和计划生育委员会编：《"健康中国 2030"规划纲要辅导读本》，人民出版社 2017 年版。

素，人民应树立健康是责任，是为己、为家、为国的具有使命感的思想意识，主动进行自我健康管理，提升健康素养及健康管理能力。

一谈到健康，人们就会想到医疗和医院，这是对健康最大的误区。随着经济的发展，人们对健康的需求已经从"有病治病"进步到"无病防病，健康长寿"的时代。根据世界卫生组织的数据统计，健康与医疗的相关性只占8%，而生活方式对健康起到了决定性作用，占到60%。从古至今，健康长寿一直有个非常简单的道理和逻辑——身心和谐就能实现健康长寿。现代科学已经在倡导健康管理方面做了大量的工作，以俞梦孙院士为代表的中国科学家群体通过30年探索研究提出新学科理念，合力打造人民健康系统工程。俞院士提出"传承中华文化，融合现代科技，量化身心状态，调理整体健康"的新时期科研方向，就是注重以人的身心和谐为基础，强调人在自我健康中的主导性决定作用。中国科学院院士、复旦大学常务副校长金力在基因组水平深入解析了东亚人群的遗传多样性特征，在揭示疾病的遗传易感性与自然选择密切相关性等科学问题的同时，提出了精准医学与大健康的理念，人类可以通过自身生活方式的改变实现对特定疾病易感人群的精准干预，预防疾病的发生。中国科学院院士、上海交通大学副校长陈国强提出"全健康"的理念，强调人类在实现健康道路上的"和""养"之道。中国科学院院士、国家精准医疗战略专家组组长詹启敏提出："中医的出发点是一个系统思维，既考虑内因又考虑外因，西医就是局部干预。中医讲究辩证施治、同病异治、异病同治，精准医学是从个性化医疗出发。因此，中医和精准医学在哲学思想上是辩证的且高度统一，'健康梦'是'中国梦'最重要的一部分。"纵观人类医学的发展历史，无论是传统医学还是现代医学，根本理念都是相通的，都注重心与身的关系，注重平衡与心身合一，强调人体与自然因素的密切关系与相互影响。从古希腊时代的医学之父希波克拉底到我国神医孙思邈都强调整体医学，强调要从自然病因、心理社会病因、养生保健、疾病复杂性等方面治疗病人，提倡食疗调治、食物疗养、运动调节、强健身体的辩证统一。① 现代医学的迅猛发展，使现代人对健康的自我主宰能力逐步失去了信心，从行动到心理都过多地依赖医院及现代医疗。学科的细分和医科的细分提升了专业性和对单一疾病的了解，却逐渐分裂了健康的整体性、系统性。由古代的整体医学、治病救人养生到现在对于疾病本身的过多关注，忽略了疾病的起因、预防和康复。随着人们对健康的追求和需求的提升，人们经历了从整体到部分再到目前开始注重整体医学的过程。现代整体医学在人们对于单一疾病、病因、治疗机制等深入了解的基础上，再结合整体医学的概念，必将全面提升人类的健康，将健康水平推向一个新的高度。对于健康起决定作用的三大基石：心理、营养与运动是人们健康生活方式中的可控、可调节因素，随着营养与健康、心理与健康、运动与健康研究的不断深入与实践积累，各个领域的科学家都认同心理、营养与运动对于健康的重要性。作者提出人本主义健康学就是以人为本，以个性化需求为根本出发点，以人为核心要素，以健康为目标，从心理、营养、运动三方面着手，进行个性化精准健康管理、疾病预防和康复。

人本主义健康理念的深入推进将有力助推现代人们重启个人在自我健康管理方面的信心，助推"健康中国"国家发展战略落实过程中

---

① 廖晓华：《健康的真相——人体的危机与出路》，社会科学文献出版社2009年版。

以人为核心的关键要素，充分发挥人在自我健康管理中的决定和主导作用，是对健康人群管理的新的健康理念支撑。通过对健康人群进行人本主义健康理念普及，人们将获得自我健康管理的能力、信心并树立健康新理念。通过研究心理、营养、运动与健康的辩证关系，通过心理调适干预，最佳营养供给，合理运动，以人的身心需求为根本，打造人类个性化健康最优方案，通过人本主义健康学理念的宣传全面提升人们的健康素养，从个体的实际情况出发，实现最优饮食、最佳心理，最合理运动的个性化健康方案，以人为本进而达到身心和谐，让健康成为一种责任、一种习惯、一种风尚。

随着社会经济的发展，人们的自我实现将不再像目前这样艰难，健康成为人们高质量生活的基本保障，人们必然会为自己的健康学习健康知识，实现以人为本的自我管理，最终实现每个人的最佳健康。伴随着社会主义现代化进程，人们的健康理念终将会进入辩证统一阶段，围绕健康的各学科及产业将不再相互排斥，各自夸大任何一种独立形式的作用。人们对于健康的管理将进入精准化、个性化阶段，进入智能精准整体医学阶段，最终实现人们对健康的最佳自我管理。在人的全面自由、自我实现的进程中，奏响健康、和谐、以人为本的健康主旋律。

第二节　人本主义健康学的定义

一、人本主义健康学的定义

人本主义健康学研究心理、营养、运动与健康的辩证关系，通过心理调适干预、最佳营养供给、合理运动，以人的身心需求为根本，实现人类个性化健康最优方案。通过人本主义健康学理念的宣传全面提升人们的健康素养，从个体的实际情况出发，实现最优饮食、最佳心理、最合理运动的个性化健康方案，以人为本，达到身心和谐。在人类进入共产主义，实现人的全面自由自我实现的进程中，健康、和谐、以人为本的达到健康的自我实现。人本主义健康学强调以人为核心要素，以健康为目标，提倡在健康管理过程中充分发挥人的主观能动性，掌握自己健康的可行性方向，从心理、营养与运动三个可控的、可通过学习优化的基石因素出发，为人类实现全面健康提供理论支撑。

二、健康新概念的四个维度

世界卫生组织（WHO）提出的健康新概念是：所谓健康，并不仅仅是不得病，还应包括心理健康以及社会交往方面的健康。包括四个维度：心理健康、生理健康、道德健康和社会适应健康。并且后面的健康层次是以前面的健康层次为基础而发展的更高级的健康层次。

社会从公有制到私有制，工业化、城镇化、人口老龄化、疾病谱变化，生态环境及生活方式的变化，给人民健康带来了一系列新的挑战，超负荷的工作以及对网络的依赖，社会情感结构及认知的变化导致情感的归属感和安全感缺失，生活压力、社会多重价值观念冲击下的道德评判，行为准则的迷失等问题日渐加剧，并严重影响了人们的心理健康及生活方式，进而引起疾病的发生。据不完全统计，在中国患有各种心理障碍及心因性疾病的人数已经超越总人口的10%。心理健康影响饮食及正常生活方式，包括运动及社交等，进而引起器质性病变并产生疾病，因此现代人的健康必须注重器质性病变前的治疗和预防。现代医学研究证实，融洽的社会关系、良好的心理活动可以使体内分泌出一些有益的激素、酶类和乙酰胆碱等，这些物质能把血液的流量及神经细胞的兴奋调节到最佳状态。[1] 同时，大脑中分泌的一种天然镇静剂可使人获得内心的温暖，从而缓缓地解除心中的烦恼。科学家们还发现，助人为乐、与人为善的行为有助于增强人体免疫系统功能，使神经系统及时沟通骨髓与脾脏，产生抵抗感染的细胞，从而免受多种疾病的侵袭。将"道德"纳入健康的范畴，强调健康的人或者希望自己健康的人要注重自身道德的修养。加强道德修养是保持心理状态最优的途径。大德必得其寿，这符合中国人的传统思想，我国传统养生学家早就认为，人的寿命长短与德行修炼密切相关。早在春秋时代，孔子就提出了"仁者寿"的观点。国外科学家通过大量调查也发现，与人为善有助于健康。美国耶鲁大学病理学家曾对7000多人进行跟踪调查，结果表明凡与人为善者其死亡率明显较低。这也是世界卫生组织关于健康新概念的重要变化，其内容包括：健康者不以损害他人利益来满足自己需要，具有辨别真与伪、善与恶、美与丑、荣与辱等是非观念，能按照社会规范准则来约束自己及支配自己的思想和行为。现代社会多数疾病的病因都与心理异常和人格障碍等有关。人们的心理和生理疾病的发生率也在变化。不良的竞争压力、社会观念多元化冲击的压力，道德底线和基本道德准则的模糊甚至失守使人们在追求自我实现的过程中，不可避免地引发心理问题。心理冲突加剧会引起家庭矛

---

[1]　王立新主编：《心理的生物学基础》，北京大学医学出版社 2008 年版。

盾、社会矛盾，进而导致身心不和谐。长此以往，便会产生器质性病变，继而引发疾病，而如果我们换种思维方式，每个人都能修身立德，在自己的岗位上发挥作用，对长辈尽孝道，对领导尊重，对家庭负责，有尊严有道德底线地活着。在正气占主流的社会中，每个人必然都能修身立德齐天下，在自己的岗位上心情愉快地发挥着独特的作用。

三、高于四个维度的人本主义健康

人本主义健康除了心理健康、生理健康、道德健康和社会适应健康外，还强调自我健康和健康的自我实现以及顶峰体验。通过融合传统的医学、心理学、营养疗法、运动等各学科优势，以人为本，研究心理、营养、运动与健康的辩证关系，通过心理调适干预，最佳营养供给，合理运动，以人的身心需求为根本，实现人类个性化健康最优方案。通过人本主义健康学理念的宣传全面提升人们的健康素养，从个体的实际情况出发，实现最优饮食、最佳心理、最合理运动的个性化健康方案，以人为本，达到身心和谐，提升健康幸福指数，满足人类健康需求的同时，助力个体自我实现和自我完整统一，全面而健康地完成每个阶段的目标和人生理想，拥有更多的顶峰体验，助力人类实现健康长寿的光明之路。

第三节　人本主义健康学的内涵

人本主义是德文 Anthropologismus 的意译，又译人本学。希腊文词源 antropos 和 logos，意为人和学说。人本主义健康学是在人本主义核心"人和"的理念基础上，将人本主义应用于人们健康，满足现代人们对健康的需求，并解决目前人类日益增长的健康需求与自我健康管理水平低下的矛盾。在漫长发展历史上，人类的健康首次被提到了国家战略层面，健康问题不仅成了制约人类生活质量、自我实现的因素，还成了阻碍人类发展的社会问题。人本主义健康学强调人在健康管理中的核心决定作用，强调自我健康管理的重要性，强调人类在可控生活方式下主动调整的重要性。一方面，人们对健康的渴望达到了史无前例的高度；另一方面，自我健康管理知识的匮乏、自我健康管理能力和意识的薄弱大大限制了人们追求健康的可行性。在西医飞速发展的今天，人们过多地依赖医疗条件，逐渐弱化并忽略了人本身在健康管理中的核心决定作用。人本主义健康学通过解读对健康可控的三大因素：心理、营养、运动与健康的辩证统一，在理念上强调健康是可以通过有规划的、科学的自我计划和行动，在日常生活中通过可控的、简单的方式实现。强调健康和任何人的内在动机的实现一样，个体能够在自己生活的主动构建过程中，坚持将健康的理念贯彻其中，通过改变生活方式并为之努力付出，最终实现全面健康。

目前，人类正处于从较低需求向高层次需求过渡的时期，步入从基本需求向追求自我实现的过渡阶段。社会生产力进入小康并不足以支撑人类的最高自我实现需求，人类急于并且过度追求高层次需求，片面地理解了自我实现的概念和目标，致使利益衡量在部分人群行为准则中占据了主导地位，这样病态的行为准则使个体在追求自我实现的过程中选择放弃了基本需求，打破了人类需求的基本原则，这必然造成心理冲突甚至是扭曲，最终造成了目前各种不良社会现象的总和。根据马斯洛需求层次理论，人类需求分为生理需求（Physiological needs）、安全需求（Safety needs）、爱和归属感（Love and belonging）、尊重（Esteem）和自我实现（Self-actualization）五类，依次由较低层次到较高层次排列。[1]

个体在自我实现的过程中身心无法和谐自由，最终片面的、假性的自我实现并不能让人类感受到更多的幸福和满足，这样不良且假性自我实现的现象使人类身心冲突急速加剧，进入了"自我制造疾病"的高发时代。在极端追求自我实现的过程中，打破了低级需求的基本问题，生存繁衍的需求，很多人在追求自我实现的过程中，放弃了恋爱、婚姻、生子。在这个经济高速发展的时代，由于生活节奏及自我实现的巨大现实压力，两性关系的解放以及两性观念的过度开放，使人们的情感进入混乱地思考及多元化时代，这一时期的混乱打破了传统的婚嫁观念及对家庭的信念。随着女性在社会中发挥的作用及社会角色的逐渐转变，离婚率、出轨率、性的易得及随意性逐渐使人们丧失了感受爱情的能力。性观念的混乱及秩序调整对家庭稳定造成了极大的冲击，致使离婚率极速飙升，并造成对亲密关系的失望及对组建家庭的动力欠缺，使人们缺少家庭的支持。道德观念的调整致使道德缺失的一部分人掌握资源后形成恶性竞争，导致人际关系紧张。激烈的社会竞争促进社会快速发展的同时，使不同阶层的人感到史无前例的观念冲突、价值冲突、道德冲突，进而引发人类不健康生活方式的积聚爆发，引起社会健康问题。

在社会飞速发展的过程中，不仅伴随着各种冲突的加剧，还伴随

---

[1] A. H. Maslow, A Theory of Human Motivation, Psychological Review, 1943, pp. 370-396.

着人们营养来源和营养饮食结构的变化。过去 20 多年来我国居民经历了从膳食质量不高、体力活动较多的状况到现在膳食脂肪过多、体力活动量越来越少的转变。目前我国的膳食结构中存在的突出问题是：动物性食物及脂肪摄入量迅速增加，谷类、蔬菜、水果摄入的种类和数量不足。① 随着生活的富裕和经济的发展，人们在食物的选择上越来越丰富，人们吃的越来越多，动的越来越少，再加上之前提到的社会飞速发展给人们带来的各种心理冲突和压力，这些因素综合作用于现代人生活，导致了慢性疾病高发期的到来，心血管疾病、肿瘤、糖尿病、肥胖症患者人数持续攀升。

调整饮食结构、控制摄入、增加运动是非常简单有效的方法，但是却很少有人能够做到，管住嘴、迈开腿的难度在于其"反人性"的一面。食欲是人类的基本生理需求，奥地利著名心理学家弗兰克尔称人的动机是趋乐避苦，又称为"求乐意志"。② 因此，在营养极大丰富的现代社会，人们不加选择的贪婪的吃喝，吃进去的营养过剩，胃肠肝胆肾功能负担增加，长期超负荷运转，导致体内脂肪积聚过多，造成体重过度增长并引起人体病理、生理改变，导致各种慢病高发。随着慢病给人们带来的痛苦增加，人们开始意识到健康的重要性，人本主义健康把健康列入人的高级需求，这正是将人们从基本食欲的生理需求引向更高健康需求的正确方法，当意识形态逐步改变，人们对健康的需求驱动力超过了基本生理需求的食欲时，人们自然能够用意志和行动去主动进行自我健康管理，主动学习健康

---

① 刘翠格著：《营养与健康》，化学工业出版社 2017 年版。
② 《健康时报》编辑部编：《大医生说生活细节决定健康》，江苏凤凰科学技术出版社 2019 年版。

饮食并付诸行动，主动增加运动并寻求最佳个性化运动方案，健康会逐渐成为人们生活的指导性基本原则，这是社会从初级阶段到高级阶段的标志和体现。[①] 当健康成为一种新风尚，为了保持健康所做的"反人性"的锻炼、饮食节制会让人们得到一种更高层次的满足，来自社会的尊重和社会价值的体现，健康管理逐渐内化为人们生活的一部分，目前的一些不良生活方式导致的疾病会逐渐减少甚至消失，人们在追求自我实现的路上，自觉地将健康纳入自我实现道路上的基本标准。

随着社会进步，人们不再用牺牲自身的基本需求去过分追求自我实现。当生产力高度发达，每个人都会以自身身心需求为根本出发点，以社会形成的共产主义社会行为准则及标准为行为约束，实现人的全面发展。职场恶性竞争、道德败坏、情感欺骗、不良生活方式等引起人们身心不和谐的因素将逐渐消失。人们懂得合理地根据自身的情况摄入营养，选择属于自己的个性化的最优饮食方案，食品安全进入全面无忧的状态，生存环境大大提升，人们能够在自我实现的过程中选择适合自己的最优运动、营养方案。在健康的自我实现过程中，内心的矛盾冲突减少，人类自身因素引发的疾病将逐渐减少。人们具有完善的健康知识及自我认识，具备自我健康素养及自我实现的能力。人类自主的工作和努力以达到自我实现的目标，而不再需要以牺牲自身的基本需求为前提。人类将形成以人为本，以健康和谐为标准，以自我实现为目标的价值理念，而这正是人本主义健康学根本内涵的最高价值导向。（图 1–1）

---

① 王安利主编：《运动医学》，人民体育出版社 2008 年版。

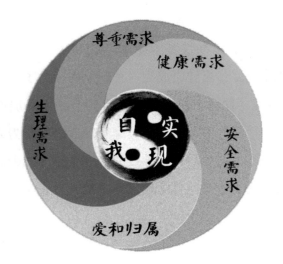

图 1-1　人本主义健康学把健康列入人的高级需求，认为人最终会在健康、和谐、以人为本的基础上完成自我实现。人们以自己的生理需求、安全需求、爱和归属需求、尊重需求为基本出发点，以健康为基本标准，健康地步入自由而全面发展的阶段

第四节　人类健康的发展历史

"不生病就是健康"的理念是人们对健康最初的定义。随着社会发展，健康观念从一维发展到三维、四维健康再到现在的全面健康。三维健康的定义是生理、心理、社会和谐状态，这样一个健康观基本上反映出健康的本质内涵。随着人们对健康的需求向更高层次发展，健康的理念发展为四要素健康，定义为"四维"健康。生理、心理、社会、环境四者的协调一致，新"四维"健康概念强调躯体健康与心理健康，并具有社会适应能力和良好的道德品质。在四维健康理念里，不再仅仅强调寿命，而是进一步强调健康寿命。同时，将道德纳入健康范畴。健康观念发展到今天，已经非常全面地强调了健康的整

体性，但是人们在实际的自我健康管理中，却仍然使用了最初的健康理念，在这样一个过程中，人们完全有能力去改变。但是，即使进了医院，很少有人在之后真的改变生活方式，这是健康管理知识和理念匮乏导致的社会问题。英国哲学家海波特·史彭斯（1820—1903）曾经说过，保持健康是一种责任，没有几个人认识和觉悟到这个责任是对身体和生命的一种道德行为。在科学技术飞速发展、物质文明加速进步的今天，人类对健康的认识仍然非常的原始，能够有足够的知识和技能进行自我健康管理的人更是寥寥无几。健康观念的发展与医学理念的发展是同步的，这也是人类对健康依赖医疗条件这一理念的长期固化思维。而实际上，人类健康的 60% 靠自我管理，而只有 8% 和医疗条件有关系。国家和社会及社会个体都投入了大量的精力物力在医疗上，但是对于在人类健康中起到 60% 决定因素的健康生活方式，即健康理念，健康素养等方面的投入却远远不够。

传统医学没有生理学、生物化学、病理学、药理学等科学性的基础，是以比较推论性、假设性的学理为根据而推演运用。现代医学是源于近代西方社会，在学术界以实验科学发展以后建立扩展的应用科学，目前广泛应用于世界各地，被认为是现代的医学系统。传统医学有局限性和片面性，但是传统医学的整体医学观念对于当今人们从整体出发认识健康管理非常重要，传统医学分别发源于古代欧洲（希腊）、中东、印度和中国。

一、希腊传统医学

古希腊时代，主要以希波克拉底为代表，主张精神疾病和其他躯体疾病一样是由于自然因素而引发的，需要医学的治疗。希波克拉底根据观察创立了体液说，认为人体里有血液、黑胆汁、黄胆汁及痰四种液体，各种液体代表某种气质，如果彼此不协调，就会出现某种气质疾病，如缺少黑胆汁就产生忧郁状态，体液不平衡就会引起疾病，等等。

二、波斯传统医学

波斯传统医学发源于中东地区穆斯林居住区，主要学说也是体液说。认为某种体液过多或者过少会引起某种疾病，同时相信人体的内脏与精神活动有关，其中最重要的是心脏，认为心脏主管感情、灵魂、提供内热及生活的元气。各种不同的情绪与精神疾病都被归结于心脏的毛病。引起心脏故障的原因很多，包括贫血、低血压、怀孕、小产、衰老等器质性原因，也包含生气、忧伤、紧张、家人死亡等心理因素。可见，心脏把心理状态与躯体状态联系了起来。

三、印度传统医学

在很早时期印度传统医学就很兴盛，主要学说源于其历史上的古经。据历史学家推测，印度的传统医学与古埃及和中国的传统医学有连带关系，其基本病理学说也是体液说，但含有印度哲学的味道，认为人体由各种自然元素合成，包含空气、水、火与土，这些元素相互作用而发展出人体的躯体功能。基于这种想法，如何维持元素的平衡与保藏身体的元气是很重要的。

四、中国传统医学

与其他地方的传统医学相比，中国传统医学经历了数千年的发展历史，相对而言最为发达和系统。不仅盛行于中国本土，也流行于亚洲各地，如朝鲜和日本。中国传统医学建立在阴阳二元与五行学说的基础上，阴阳学说谓万物万象都有正反两种属性，如天为阳，地为阴，男为阳，女为阴等。在人体里，若两种力量平衡则为健康，若平衡被破坏，则会生病。五行学说认为宇宙元素分为金、木、水、火、土五种元素，它们之间是相生和相克的关系，相生就是相互滋生、助长的关系，相克就是相互制约、克服的关系。以五行划分神志活动并归属五脏，提出五脏与七情的关系。中医学认为七情即喜、怒、忧、思、悲、恐、惊，是人体的七种精神情志活动，是人们对于外在各种刺激所引起的不同心理状态。五脏是人体内心、肝、脾、肺、肾五个脏器的合称。人体是以五脏为中心，通过经络广泛联系六腑和其他组织器官而形成的有机整体，因而五脏对人体的生理、病理有十分重要的作用。人体因外界环境而引起的情志变化，是由五脏的生理活动产生，七情损伤五脏而致病，是由于气急逆乱、血行失常、阴阳失调。过度的七情作为精神致病因素，能直接损伤相应的五脏。此外，传统医学主张喜伤心，怒伤肝，思伤脾，悲伤肺，恐伤肾。

五、现代医学

从神灵主义医学模式下产生的朴素健康观来看，人们把生老病死看成一种神主导的力量。随着社会发展，人类逐渐对大自然有了更多深入认识，形成了科学的健康观。16—17世纪，欧洲文艺复兴运动带来了工业革命，推动了科学进步，也影响了医学观。人被比作机器，认为疾病仅是这架"机器"某部分机械失灵，并用机械观来解释一切人体现象，忽视了人的生物性、社会性以及复杂的内部矛盾。医生的任务就是修补机器，头痛医头，脚痛医脚，这是以"修理机器"（治疗）为主的机械医学模式。机械论的医学模式（Mechanistic Medical model）主导下的治疗，囿于部分部件的失灵，从总体上说甚至远不及自然哲学医学模式主导下的（例如中医学的）有关认识来得正确和合理。①

18世纪到19世纪后期，工业革命转向高潮，基于自然科学的医学高度发展，生物学家、医学家提出了进化论、细胞学说，发现了微生物等致病因子。这些科学事实使人们对健康与疾病有了较为正确的理解，对传染病的认识及病原微生物的发现从生物学角度明确了疾病原因，形成了生物医学模式。在此基础上，通过预防接种预防传染病，创建了免疫学并陆续研制了各种疫苗。通过几十年来的努力使传染病发病率明显下降，从"有病治病"进入"未病防病"的时期。进入20世纪初，人们认识到疾病的发生除病原体这一外因，还与人体内、外环境之间的生态平衡受到破坏有关，进一步提出了生态医学模式。生态医学在初级阶段侧重外环境，即自然环境和社会环境对人体的作用，而在后期则注意到了内环境（微环境与微生态）对人体的作用，即人要健康长寿，必须内外环境统一，并且要保持体内正常微生物间的微生态平衡，从"未病防病"升级到"无病保健"。在这一理论基础上，发明了多种多样的微生态制剂，以恢复和保持体内微生态平衡，达到保健的目的。从整体来看，这种医学模式可视为传统中医的医学模式精神在更高层次上的一种"回归"。因为它强调人与自然的和谐，人体内在的协调，而这些正是传统中医医学模式的主旨。时

---

① 王立新编：《心理的生物学基础》，北京大学医学出版社2007年版。

代在不断发展，认识在不断提高，人们认识到健康与否或疾病是否发生还与社会、行为和心理等因素有关。因此，自20世纪70年代末以来倡导生物—心理—社会医学模式。现在人们几乎已不再恐惧传染病，但心血管病、脑血管病和恶性肿瘤等依旧威胁着人类的健康，而这些疾病与心理紧张、环境污染、社会文化、个人行为等密切相关。人不仅是高级生物，而且还具有社会属性，文化、伦理等因素，这些都会对健康产生影响。

此时的现代医学与传统医学，在观念上有共同的理念，即人体与自然因素存在相互影响的密切关系，强调各种因素要适当地调节与平衡才能保持健康。注重心身合一，是健康的根本。"上医治未病"最早源自《黄帝内经》，书中所说："上工治未病，不治已病，此之谓也"。"治"为治理管理的意思。"治未病"即采取相应的措施，防止疾病的发生发展。① 其在中医中的主要思想是：未病先防和既病防变。现代医学发展到今天，进入了生物—心理—社会医学模式，事实上是回归和认同了传统医学的理念，即健康的整体性。

然而随着现代医学的强势迅猛发展，人们过多地依赖药物及手术治疗，现代人们的健康观念逐渐弱化了传统医学整体健康观念，更多地回到了头痛医头，脚痛医脚，这是以"修理机器"（治疗）为主的机械医学模式。人们在健康的自我管理上，严重缺乏整体的健康意识。不健康的生活方式使人类步入"自我制造疾病"的高发时期。由不良的营养饮食习惯、运动习惯、心理、道德扭曲等不健康生活方式引起的疾病（如肥胖病、糖尿病、高血压、心脑血管疾病、癌症等）

---

① 《黄帝内经》，姚春鹏译注，中华书局2014年版。

都归属于"自我创造性疾病"。

医学界认定本来一个健康人的寿命至少可以是 100 年，而如今普通人根本无法实现这一可能，最可怕的是很多人在人生最后的 10—20 年都挣扎在很差的健康状态当中，著名免疫科学家和细胞营养学家 Dr. Myron Wentz 曾说过，实际上我们生命的历程是"活的时间太短和死的时间太长"，这是对我们人类所面临的退化性疾病灾难的最好描述。我们的确正面临着人类历史上又一次灾难性的健康危机，生命对每一个人而言只有一次，健康是生命具有生机和活力的基础和保证。

现代医学在很大程度上和很多情况下可以控制疾病，挽救生命，但是却像一个唐僧的紧箍咒，成了一个限定的区域，缩小了人们的视野，禁锢了人们的思维，人们将治病和健康等同，完全忘记了自己的责任。① 现在的临床医疗的确在很多时候能把人从死亡边缘拉回来，但是却保证不了人们日后的健康，更不能给人们一个充满生机活力的身体，让生命具有它本身天赋的生机和活力。让人类的有效寿命和表观年龄共同增长，成功应对此挑战的关键很大程度上掌握在人类自己手里。健康不是掌握在医生的处方签里，健康不是自然的恩赐，而是自己可以做出的正确选择，保证健康并不是遥不可及，只是需要一个自我教育的悟性，只要有珍爱生命的态度，理解基本科学知识的能力并付诸行动，就能达到每个人自己所能达到的最大健康程度。②

人本主义健康学从人的主观可控因素全方位入手，将营养、心

---

① 廖晓华、田洪均、刘丽著：《健康的真相》，社会科学文献出版社 2009 年版。
② ［英］帕特里克·霍尔福德著：《营养圣经》，范志红等译，北京联合出版公司 2018 年版。

理、运动完美结合，提倡身心合一的健康理念，通过融合最佳营养、最佳心理及适当合理运动的全方位健康调理人体，减少人们的生病率并最大限度延长人们的健康生命，这终将成为人类健康的光明之路。

第二章
人本主义健康素养

第一节　人本主义健康素养

　　广义的健康素养是指个人根据获得和理解的信息促进自己、家庭和社区健康的能力。健康素养是健康的重要决定因素，也是经济社会发展的综合反映，受政治、经济、文化、教育、卫生发展水平等多种因素的影响，因此，健康素养的概念随着社会发展而演变。人本主义健康素养是指个人在健康、和谐以人为本的基础上，以自己的生理需求、安全需求、爱和归属需求、尊重需求为基本出发点，以健康需求为基本标准，通过主动调节人类可控的健康影响因素，进行自我健康管理，健康地步入人自由而全面发展的阶段，从而具备自我实现的能力。随着社会经济的发展，人们的健康理念必然会实现辩证统一，围绕健康的各学科及产业将不再相互排斥，或各自夸大任何一种独立形式的作用，人们对于健康的管理将进入精准化、个性化阶段，进入智能精准整体医学阶段，最终实现人们对健康的最佳自我管理。[①] 人们愿意为自己学习健康知识，实现每个人的最佳健康。

---

① 　郭清主编：《健康管理学》，人民出版社 2015 年版。

随着经济的发展，人们过多地将健康寄托在医院的时代已经不能适应人们日益增长的健康需求，人们必然会开始寻求改变。健康理念的提炼和宣传是现在人们健康观念转变的关键，伴随着人们健康理念的提升，人类会逐步迈入主动寻求健康，主动学习和运用健康知识，主动了解、总结归纳出最适合自己的健康方案的阶段。人人都想健康，实现主动健康，即以人为本的健康，可为何社会发展到今天，却越来越难实现呢？

事实上，看似简单的事情很难实现的原因在于观念、理念的转变，大部分人并没有能力从众多的宣传和与健康相关的独立学科里提取自己所需的健康知识，进而融会贯通，总结凝练出属于自己的健康方案。各学科科学家都在各自的领域对健康做了大量的研究工作，可是对人们来说，健康知识的需求是全方位的，是需要从自身需求和实际情况出发，辩证统一，相互结合，进而才能实现健康的最终需求。人类在宏大健康事业的推进历史中，在现代医疗技术无限发展的今天，迷失了自我，忘记了自己作为一个无比强大的个体的自我力量在健康中的作用。人们需要全面健康理念的引领，通过理念的宣传，让人们从了解出发，到相信再到付诸行动，逐步改变人们的理念。理念引领行动，它是健康事业发展，实现人人健康、健康中国、健康人类的基石。

目前，退化性疾病的威胁愈发严重，如癌症、心脏病、中风、糖尿病、骨质疏松症、各类关节炎以及阿尔茨海默病和帕金森综合症等。很多都是由不良生活方式催生的，发病年龄有所提前。统计显示，25%以上的年轻人处于退化性疾病的早期阶段，退化性疾病不再是五六十岁以上老人的病症。同时，80%多的65岁以上的老人则至少挣扎在其中一种退化性疾病中。为什么在物质生活不断丰富，社会不断进步，医学不断发展的今天，健康状况却成了更加严重的问题，这是一个值得深思的问题。事实上，从古到今，整体医学，身心和谐对健康的重要性一直都在，可是为何人们还是更愿意接受"头痛医头、脚痛医脚"的机械化片面医疗？因为人们的理念和观念的更新没有跟上对健康需求的步伐。人们的健康理念被铺天盖地的医疗信息所左右，我们对医疗、对药物的依赖越来越多，以至于失去了对自我调整的信心及能力。人体是一部完美和谐庞大、无限微妙的整体，任何疾病都是日积月累，因身心和谐被打破而造成的，因此保持身心和谐，你就能更健康！人的身心和谐来源于人生体验，包括工作与生活。为何健康在现代生活中遭到威胁，这要从社会发展、观念转变等方面全面探讨，是个非常复杂的社会问题。同时，也是人类进步和发展的必然问题。而人类终归会回到起点，回到自身的健康和基本生存质量的本源问题上去看待社会发展过程中的各种冲突、矛盾及调整，当社会经济足够发达，人们会自觉地找寻实现人本主义健康的个性化之路，身心和谐，迈入健康自我实现的时代。

人本主义健康学融会贯通了营养、心理、运动在健康中的作用，用辩证统一的哲学理念提出以人为本，从自己的实际出发，实现最佳营养、心理、运动的精准自我健康管理，进而实现人类的最佳健康。宣传人本主义健康学理念将使人们从复杂的各学科知识中简单地提取与自己健康相关的知识，并用于自我健康管理。人本主义健康理念的宣传将大幅度提升人们的人本主义健康素养，唤起人们对健康的认识，对自我健康管理的行动，将使人类重新认识到健康的关键在于自己，重塑人类对自己健康管理的信心，普及健康的全面自我管理理念，让人们主动学习健康知识，运用健康知识，最终实现健康的自我管理。

第二节　人本主义健康力

健康力是人们对健康知识的获取力，是对所获取的健康知识进行筛选、融会贯通的判断力，对所获得的健康知识根据个体实际情况进行相应调整的调整力，制定个性化的自我健康管理方案，对所制定的个性化自我健康管理方案贯彻执行，融入全生命周期的健康自我管理的执行力的总和。（图 2-1）

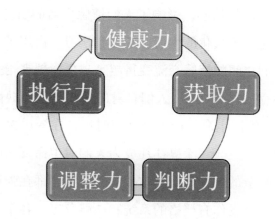

图 2-1　人本主义健康力的内涵示意图

人类的健康掌握在自己的手里，具有了健康力，人类的人造疾病就会大大减少。在医疗技术飞速发展的今天，人们的健康意识过度依赖医院及药物治疗，却忽略了人自身的能力，对自己掌握健康，实现疾病预防，达到健康长寿失去了信心。根据 WHO 界定，人们自身形成的生活方式及行为习惯在人类健康和长寿中起到了决定性作用，这一比例达到 60%。实际上，从古至今，健康长寿是个非常简单的道理和逻辑，身心和谐就能实现健康长寿。但是，为何如此简单的逻辑却如此艰难？健康成了现代困扰人们的社会问题。这是社会飞速发展与人类进步的过程中出现的必然现象，社会发展过程中人们对变化的认知的调整速度与社会发展速度不和谐，造成各种冲突加剧，社会关系复杂。由于种种利益交织冲突，社会人际关系变得复杂，使得每个人建立和处理人际关系变得更加谨慎和困难；道德缺失的不健康人群，对健康建设的影响及破坏；情感的多变性，社会生活的复杂化与多变性给人们的恋爱、婚姻、家庭生活的稳定性造成越来越多的冲击，使得人们之间的情感联系薄弱，情感受挫的机会增多，从而降低了人们对情感生活的信心，影响了人们情感生活的质量；自我实现的困难性，机械化、形式化的生活、工作和学习，占用了人们的大部分时间，使得人们之间的情感交流变得越来越少，越来越空泛。孤独似乎成为人们生存的显著特征；人们自身的某些不足和缺憾往往成为自我折磨的理由；躯体生命的偶然性和暂时性，在深层次上淡弱了人们奋斗进取的激情，荒诞、无畏往往成为人们对生命真谛的体验。人体是非常精妙、复杂的生物机器，古代的医学精髓都在强调内在的整体和谐，人体的整个运作有严格的系统和功能分工，各个系统间的合作天衣无缝。人体的结构和构造是可以自我保持健康的，而在这个疾病丛生的时代，许多慢性病的高发是由于外部因素扰乱了人体这台精密仪器的和谐运转。人类可以在个体层面主动控制和调整的三大要素是营养、心理及运动。以人的需求为出发点，进行自我健康管理，实现整体和谐，人类的健康长寿也就成了现实。在哲学领域，很早就认为疾病是某种精神力量造成的，在西方医学的发展中，这种心身一体的观点也曾占据主导地位。而最佳营养的供给，心理的和谐以及合理的运动三者协调统一，相互影响，个体在实现人本主义健康的道路上，需要具备健康知识的获取力，对获取的健康知识的判断力，根据自己个体的情况进行个性化的健康知识调整力，最终要具备将获得的健康知识，制定的个性化健康方案付诸行动，并且坚持，使之成为个体生活习惯的执行力。

在现在各种健康知识和理念充斥的时代，各学科各领域甚至某个产品都会片面地夸大其对健康的作用。人们需要全面的、正确的渠道获取健康知识，并且要对获取的知识进行判断，能够根据自己的个体情况进行调整，这就是获取力和判断力。对所获得的健康知识根据个体情况及实际情况进行相应调整，制定个性化的自我健康管理方案的调整力。调整力有两个主要方面的内涵，一方面，人们要对获得、提取的健康知识进行融会贯通，根据个人情况进行调整；另一方面，是对个人在不同阶段所面对的健康管理问题进行方案的自我调整。比如，健康需要营造身心和谐，而在社会竞争越来越激烈的今天，伴随着各种冲突的加剧，要求每个人每天都身心和谐那不是凡人之所为，每个社会人都不是圣人，都有喜怒哀乐，七情六欲。在顺境中，人们都能够很好地面对生活，最重要的是，在面对困境压力和不如意时，人们是否有能力做出相应的生活方式调整，从营养、心理、运动等方面全面进行调整，以保证健康地度过困境，这是调整力另一方面的内涵。当一个人具备了获取力、判断力、调整力，能够根据自己的需要，制定个性化的健康管理方案，这样是不是就可以进行成功的健康自我管理了呢？事实上，目前有一些人可以说具备了前三点，但是很多人缺少执行力，无法将制定的健康自我管理方案坚持执行，并坚持贯穿于自己的生活，不断地根据自我的个体情况进行健康知识的获取、判断，进而对自我管理方案实行全生命周期的调整，将健康管理的方案贯彻执行，这才是具备了健康力。具备健康力是人类实现健康自我管理的基本前提。获取力、判断力、调整力、执行力四力鼎助，汇成健康力，实现个性化的健康意识和健康力，大幅度提升人们的健康素养水平，实现以人为本的健康。

第三节　强化健康力，提升健康素养

一、弘扬正气，加强道德建设

涵养德行，是获取健康长寿的重要举措之一。自古以来，我国有许多这方面的论述："养身必须养德""大德必得其寿""日思担忧，人心易衰，养生之戒""忧伤损寿，豁达延年""自身有病自心知，心病还需心药医"等。现代医学经过研究证实，经常做坏事的人，其身心健康必然会受到损害。据美国科研人员对 2700 多人进行 14 年的调查研究发现：那些人际关系处理得好，随时随地都乐于为人做好事的人比那些为人固执、性格孤僻、自感寂寞的人要健康得多，而且寿命也长。为什么损人利己、缺乏道德修养的人会损害自身健康呢？这也是可以从人本主义健康学的角度去理解，从生物学基础的健康本源得到科学解释。由于这些人遇事常常以自己为中心，耿耿于怀，斤斤计较个人得失，唯恐别人会算计自己，因而时常使自己陷入紧张不安、惶惶不可终日情绪的影响下，体内各系统的功能活动出现失调，机体抗病能力大大减弱，从而极易引起疾病的发生。此外，缺乏道德修养的人总是心身不宁、多疑猜忌，很容易与周围的人发生矛盾冲突，而且很难摆脱这种心理上的困扰，从而极易引起负面的心理反应，这自然就会损害身心健康。巴西医学家马丁斯对长寿老人经过 10 年研究发现，凡是长寿者，约 90% 左右都是德高望重的老人。从现代医学的研究显示：道德良好与道德缺乏对人体健康及寿命的影响是截然不同的。中医理论认为，人是由形、气、神三部分组成。形，意指外形；气，意指经络气血；神，意指精神意识。形、气、神对应现代科学的物质、能量和信息三个概念。物质对应外形肉体，能量对应中医学里"气"的概念，信息对应"神"，也就是精神意识层面。

人生病的原因可以从两个维度完全概括，即外在因素和内在因素。外在维度占到影响健康主导因素的生活方式及习惯、环境如风寒暑湿燥火。内在维度包含基因遗传和七情六欲等内在需求，七情指喜、怒、忧、思、悲、恐、惊等；六欲指人的眼、耳、鼻、舌、身、意的生理需求或愿望等。这两个维度正是人本主义健康学理念的精髓，两个维度相互影响，相互贯通，并不是独立存在的，具有人本主义健康力的人群，能够在两个维度中任一维度出现问题时，实行自我调整，保持平衡被打破时两个维度不协调状态的持续时间和强度处于不影响人类健康的正常波动范围。

弘扬正气，加强道德教育是人本主义健康学理念普及，人本主义健康力提升的基石，高尚的道德修养，社会正气的弘扬是气、神和谐统一的基本前提，若"气""神"和谐统一，"形"必然能够实现健康和谐。仁义礼智信做好做全，让五常正气成为主流之气，赶走现代社会存在的各种不良之气，用仁义礼智信的浩然正气养护五脏六腑，养护"形""神"。"治病先治心"就是在这样一个具有科学理念的指引下的经验总结，"心正气就正，气正形就正"。通过正义的弘扬和生活方式的调整，人们在各自工作岗位能够实现自我成就并得到满足，在情感生活中得到安全感、情感依恋和情感忠诚，在竞争机制中有章可循，有据可依，没有强权，没有不道德的事情发生。人们实现精神富足，生活方式健康，以人为根本，以健康为目标，实现身心和谐，这才应是物质发展真正反馈给人类的正面效应。人本主义健康学希望通过理念地唤醒，实现身心和谐，实现自我健康管理。建设道德高尚的社会氛围，通过个性化的心理、营养、运动精准方案实现健康管理。对于健康人群的健康自我管理及健康素养的提升要跳出原有的以医疗模式为主导的预防理念。要以更好的生活，更好的工作理念为主导，让人们更加健康幸福，生病率自然就会下降。在飞速发展的社会现阶段，解决各种矛盾冲突导致的健康问题，提升人本主义健康力及健康素养，使人的形、气、神达到内在的和谐统一，实现物质、能量、信息的平衡，才能达成健康、和谐及以人为本的自我实现，实现健康幸福的生活。

二、建立健康信用档案

健康信用档案是随着社会经济的发展，人们对健康需求日益增长的必然产物，将健康纳入信用范围是人类健康管理的需求，是人们长期生命预期的保障及基础。

信用一直渗透在经济社会活动的方方面面，无处不在。从古至今，人无信不立，事无信不行。从本质上讲，信用要以道德为支撑。一个人的生命预期决定了行为或品行。长期的预期是信用制度的重要基础，预期越长，行为就越规范，从这个意义上讲，信用是为了人们获得长远利益的一种需求。健康信用档案在形式上表现为信用记录数据，在内容上是社会个体在社会活动中对健康管理的信用表现的总和，是对社会个体健康及个人健康管理做出的客观评价。建立健康信用档案，能够促进自我健康管理的社会新风尚，使不良健康行为记录者得到及时提醒和自我管理健康调整，在社会监督及服务体制机制的保障下逐步成为健康信用良好者，从被动转变到主动健康。同时，健康信用档案使重视个人健康管理的单位和个人得到回报，并以此加快自我管理健康，健康力及健康素养的全民全面提升，形成在人本主义健康学新理念指导下的健康管理新风尚。

近年来，党和国家对建立健全信用体系非常重视，把它作为建立健全现代产权制度的基础，定位为增强企业和公众创业、创新的动力，形成良好的信用基础和市场秩序的依据；要求形成以道德为支撑、产权为基础、法律为保障的社会信用体系。这是建设现代市场体系的必要条件，也是规范市场经济的治本之策。要增强全社会的信用意识，政府、企事业单位和个人都应把诚实守信作为基本行为准则。要按照完善法规、特许经营、商业运作、专业服务的要求，加快企业和个人信用服务体系的建设。要建立信用监督和失信惩戒制度，逐步开放信用服务市场。

健康信用是健康中国国家发展战略实现的基本保障，建立健康信用档案是一项庞大的系统工程，光靠哪个部门是不可能的，需要政府力量来加强管理。信用体系的建立，要有完整的原始档案材料筛选和强大的现代化信息平台支持。这个平台的搭建要由政府来投资完成。需从人本主义健康学的理念入手，营养、心理、运动等信息要成为个人健康档案的基础信息数据库，而数据的采集范围、采集方式、智能数据库、智能数据管理平台、健康管理服务平台、人本主义健康理念宣传等具体方式都要有一一对应的细则和详细实施计划。建立科学的个人健康信用档案智能管理体系，个人信息资料是随个人活动动态而变化产生的，对有争议的个人信息有时需要经历一段时间验证后才可做出定论。个人健康信用档案信息记录管理是一个动态的过程，如何建立适应性强的智能数据收集分析平台，建立档案库，制定查询者的权限、查询的途径等。在社会范围内，让健康管理成为社会生活的正面促进剂，服务健康中国国家发展战略。健康信用的建立、健康理念的宣传、确立健康教育的长效机制、逐步实现健康信用档案的全覆盖是一个逐步完善成熟的过程。随着社会的发展，人类对健康需求的日益增加，社会健康问题的日益凸显，人类已经进入了必须进行自我健康管理的阶段。通过健康信用的建立，社会制度的保障，健康信用档案制度的建立势在必行。强化健康信用意识，树立健康信用观念，能够解决人类对健康需求的日益增加与健康问题凸显之间的矛盾。提高全民健康信用，实现全民主动自我健康管理，需要出台一系列相关政策，迅速提升全民健康力，实现全面健康水平大幅度提升，降低人类"自我制造疾病"的发生。

将健康信用纳入单位年终绩效考核，与工作表现，社会活动紧密联系，良好健康信用的保持者可以在社会活动中有相关的激励体现。同时，健康信用差的人们将由相关的社会服务部门提供健康管理方案，监督其进行健康信用的维护和重建，对于拒绝对健康信用维护和提升的人们，要有相应的惩罚措施。随着健康信用的建立，人本主义健康学理念的宣传，人们会明白自我健康管理以及保持良好的健康信用既是一种道德品德，更是一种无形资产。人类在积极进行社会活动的同时，必须把维护自己的健康信用放在首位，因为健康是保障一切社会活动的基础，是所有社会信用的基本保障。在人类长期预期的活动中，做到以人为本，以人本主义健康理念为指导的主动自我健康管理，建立良好的健康信用是实现健康和谐自我实现的基本保障。健康信用的建立是被动健康管理的过程，健康信用可以体脂指数（BFR）及身体质量指数（BMI）为基本主要参数，配合其他主要健康指标，作为初步健康管理的标准，之后可以逐步完善数据库及健康评价指标，对人群进行细分，进行个性化智能精准健康管理。

三、社会体制机制的保障

随着健康中国国家战略的深入推进，全民健康成为建设健康中国的根本目的，围绕全人群和全生命周期两个关键点，提供公平可及，系统连续的健康服务，实现更高水平的全民健康，要惠及全人群，不断完善制度，扩展服务，提高质量，使全体人民享有所需要的，有质量的，可负担的预防、治疗、康复、健康促进等健康服务，突出解决好妇女儿童、老年人、残疾人、低收入人群等重点人群的健康问题。要覆盖全生命周期，针对生命不同阶段的主要健康问题及主要影响因素，确定若干优先领域，强化干预，实现从胎儿到生命终点的全程健康服务和健康保障，全面维护人民健康。健康信用的建立将使国家的健康管理体系进一步实现智能精准化管理及服务。智能健康信用系统的打造要遵循的基本原则："以点带面，循序渐进，风尚树立，主动健康"，创建崇尚健康的社会风尚，多手段促进公民选择健康，最终形成动态一体化的智能精准健康信用管理、健康服务、健康促进系统。

健康的生活是所有人都可以享受的、自然的、毫不费力的生活状态。从人本主义健康学理念出发，以影响健康信用的三大基石为根本，国家从体制机制上应在全国范围内实行双向激励，建立表彰与处罚并重的机制。从正面激励上看，通常给予资金划拨、树立表彰示范的支持。如政府划拨资金给健康信用平均水平优秀的领跑者，健康信用良好的民众可以在合作商铺中享受优惠，鼓励企业重视员工健康信用，对优秀者给予政府表彰。从负面激励上看，通过立法，对健康信用及健康管理不达标的个人和企业给予处罚。从具体措施上应从以下三点着手。

（一）制定食品策略，鼓励健康饮食

通过提高公众的健康意识和优化食品供应链，鼓励人们根据自身的健康状况，进行自我营养摄入的调整，实现健康饮食。根据健康信用数据，利用智能精准健康管理平台，进行按人群分类的健康食品选择和健康饮食计划，推动供应，支持食品行业开发和使用更健康的食材；通过各种宣传手段，如各种APP、新媒体等平台宣传健康食品，让人们购买更健康的食品。

（二）建立以人为本的社会风尚，保持心理健康

通过人本主义健康理念的宣传，树立社会健康新风尚，让人们在和谐健康的前提下完成自我实现需求，降低心理冲突对人类的影响，实现心理健康。人们以自己的生理需求、安全需求、爱和归属需求，尊重需求为基本出发点，健康地步入自由而全面的发展。党的十八大以来，以习近平同志为核心的党中央高度重视心理健康问题，明确提出加强心理健康服务。在新的发展阶段，我们要大力加强心理健康服务，不断提升国民心理健康素养，培育自尊自信、理性平和、积极向上的社会心态，助力实现"两个一百年"奋斗目标和中华民族伟大复兴的中国梦。

（三）塑造健康理念，主动参与运动

通过在全国范围内组织不同水平的趣味体育活动，鼓励积极地参与锻炼。鼓励体重指数超标的成年人发展健康的生活方式，通过社会双向激励机制，对慢病患者和高危人群进行个性化健康管理服务及监督管理，塑造健康的社会风尚。通过健康理念的宣传，个性

化运动方案的落实降低慢性疾病发生率，提升慢性疾病康复率，全面提升人们的健康水平。[1]

四、形成社会主流风尚

2019 年 3 月 4 日，习近平总书记提出"要坚持用明德引领风尚"。风尚或者说社会风尚，是指一个特定的社会中广大人民群众在思考什么、追求什么以及由此所产生的社会风气或社会时尚。在社会的发展进程中，社会风尚兼具被决定性和决定性两种属性。也就是说，一方面，社会风尚是被决定的，是被特定社会的道德内在决定的，是社会道德的外在的感性的呈现。另一方面，社会风尚形成后，又会反过来影响一个社会的道德塑造，强烈地影响着人们对是和非、正和邪、美和丑的判断和认识。让健康管理成为主流风尚，是使人们从被动健康管理到主动健康管理的核心要素。

（一）要深刻认识不良生活方式的危害性

生活方式的含义有广义、狭义之分。广义生活方式的内容相当广泛，它包括人们的衣、食、住、行、劳动工作、休闲娱乐、社会交往、待人接物等物质生活和精神生活的价值观、道德观、审美观以及与此相联系的在一定的历史时期与社会条件下，各个社会群体的生活模式。生活方式是人的社会化的一项重要内容，决定了个体社会化的性质、水平和方向。生活方式是一个历史范畴，随着社会的发展而变化。不同社会、不同历史时期、不同阶层和不同职业的人，有着不同的生活方式。生活方式取决于一个人的思想意识，又会反作用于一个

---

[1] 郭清等编：《健康管理学》，人民卫生出版社 2015 年版。

人的思想意识。总之,生活方式的变化直接或间接影响着一个人的思想意识和价值观念。因此,社会生活方式是通过一个人的思想意识与心理结构的形成影响着一个人的行为方式和对社会的态度,反映了一个人的价值观念,即世界观的基本倾向。狭义的生活方式即消费方式,包括物质消费生活、精神文化生活以及家庭生活、闲暇生活等内容及其特征。本书采用广义生活方式的含义。科学合理健康的社会生活方式会产生正能量,给社会传递正效应,而不良的社会生活方式则会给社会带来危害。不良生活方式严重危害人们的身心健康,由不良生活方式引起的生活方式病,比如肥胖、高血压、心脏病、糖尿病和部分恶性肿瘤,现代医学还难以完全治愈,严重危害人们的生命和健康。生活方式病是人们在追求开私家车上下班、坐电脑前完成一天的工作、餐桌上推杯换盏、灯红酒绿的夜生活等过程中产生的,而今生活方式病已经取代传染病,成为健康的"头号杀手"。现代人类所患疾病中有45%与生活方式有关,而死亡的因素中有60%与生活方式有关。生活方式病已经不再以老年患者为主,已经有年轻化的趋势。据世界卫生组织的资料证实,人类的健康寿命问题40%在于遗传和生存的环境条件,其中15%为遗传因素,10%为社会因素,8%为医疗条件,7%为生活环境和地理气候条件,而60%需要靠自己努力去建设良好健康的生活方式。目前因生活方式病而死亡的人口比例在中国达到67%。在我国已公布的前三位死因分析中发现,在心血管疾病中不良生活方式与生物因素的比例为45.7%:29.0%;脑血管疾病为43.3%:36.0%;恶性肿瘤为43.6%:45.9%,该三类疾病占全部死因的67.6%,换句话说目前有2/3的人死于与不良生活方式有关的疾病。与此相对应,生活方式病花去了人们大部分医疗费。据统计,与生活方式相关的疾病约占去了 70% 的医疗费用。如果人们克服不良生活习惯，养成良好生活方式，从中年就注意养生，65 岁后就能少花 2/3 的医疗费。著名的医学家、社会学家诺勒斯说：危害健康的三大疾病，即生活方式病、心理障碍性疾病和性传播疾病。生活方式涉及人们生活的方方面面，我们要树立的健康生活方式是一个全方位的社会系统工程，要从多方面着手。

（二）形成示范人群，引领健康风尚

一种生活方式和新风尚的形成，示范人群的引领和带动效应非常重要。首先由健康管理意识非常强，自我健康管理成功的一批人形成示范人群，向大众辐射，向下传播，形成社会风尚。当人们将健康管理、合理运动、注重心理调节、注重营养饮食等视为日常生活的一部分和新的社会主流风尚时，生活方式病将大大减少。（图 2-2）

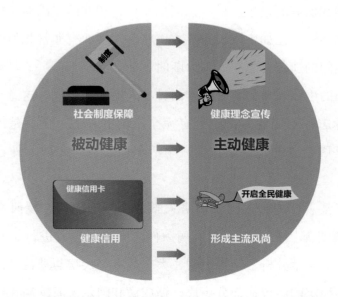

图 2-2 从被动健康管理到主动健康管理，通过人本主义健康学理念实现人们自我主动健康管理的过程

第三章
人本主义健康学的科学依据

大多数人类疾病是由内在因素（基因等遗传物质）和外在因素（饮食、生活习惯、情绪表现等）共同作用的结果。

研究表明，人与人之间在基因组上的差异非常小，相似程度高达99.9%，然而，正是这0.1%的不同，加之外在的影响因素，导致了我们在个性特征、疾病易感性等方面都存在着差异，也导致了各种出生缺陷和疾病的发生。科学家们也发现，相同的基因对于疾病的表征有很大不同，比如中国人和日本人在基因层面有非常相似的遗传标志，但相同的遗传标志在病理诊断时表征却完全不同——具有同一个遗传标志的中国人易得心脏病，而日本人更容易中风，这意味着相同的基因标志在不同的人群中会有完全不同的表型，也就是说，疾病不仅是基因造成的，也是饮食、生活习惯、情绪表现等外在因素造成的。

更有甚者，加拿大阿尔伯塔大学戴维·维萨特教授研究团队对20年来常见基因突变与不同疾病条件之间的数据，进行了有史以来最大规模的荟萃分析。结果表明，大多数人类疾病与遗传基因之间的联系是不稳定的，包括部分癌症、糖尿病和阿尔茨海默病在内的多种疾病，在遗传病因上的占比最多为5%—10%。也就是说，DNA等遗传物质并不能从根源上预示人们的健康状况，更无法决定命运，人类 95% 的疾病是由后天的外在致病因素造成的。

目前，人类还不能通过基因编辑等手段修改或去除致病基因，但基因检测可以使受检者预先知道自身存在的某些发病风险高的疾病，从而指导个体在健康状态时，从饮食、生活习惯、情绪表现等外在致病因素的角度出发，采取针对性的预防措施，帮助个体避免或推迟疾病的发生，提高生活质量，享受健康生活。

人本主义健康学正是通过基因检测和常规体检等手段，全方位、全生命周期地监测个人健康情况，关注人类致病因素的外因，研究营养、心理、运动与健康和疾病预防、治疗及康复之间的辩证统一关系，实现最优饮食、最佳心理，最合理运动，以人的身心需求为根本，制定个性化健康方案，达到精准预防疾病，保持健康的目的，最终助力人类自身健康的发展。

第一节　营养与健康

一、营养对健康的重要性

"共建共享、全民健康"，是建设健康中国的战略主题。《"健康中国 2030"规划纲要》提出了"引导合理膳食"，要求制定实施国民营养计划，深入开展食物（农产品、食品）营养功能评价研究，全面普及膳食营养知识，发布适合不同人群特点的膳食指南，引导居民形成科学的膳食习惯，推进健康饮食文化建设 ①。

---

① 《健康中国 2030》规划纲要，由中共中央、国务院于 2016 年 10 月 25 日印发并实施。

合理营养是健康的重要基石。科技发展及经济全球化促使许多国家和地区发生营养转型，与营养有关的慢性非传染性疾病不断增长。2015 年，全球范围内约有 1.1 亿儿童和 6 亿成年人为肥胖，肥胖总体患病率分别为 5％和 12％，成年肥胖人口数最多的国家是美国和中国，儿童肥胖人口数最多的国家是中国和印度[①]。超重和肥胖是一些慢性非传染性疾病（例如Ⅱ型糖尿病、高血压、心脑血管疾病及一些癌症）的主要危险因素，因此合理营养、避免超重和肥胖对于预防上述相关疾病非常重要。

人类为了维持生命与健康必须摄取食物，食物中对人体有用的主要成分有水、蛋白质、脂肪、碳水化合物、维生素、矿物质和膳食纤维七大类，通常被称为营养素或营养物质。营养素对人体健康的调控十分重要，它们是机体进行生长发育、修补更新组织、保护器官、制造各种体液、调节新陈代谢的重要物质基础，也是维持生命活动的能量来源[②]。

水是维持生命所必需的，是人体内体液的重要成分，在人体组织成分中含量最多，约占人体体重的 60％—70％。水参与物质代谢过程，有助于物质的消化、吸收、生物氧化及排泄；它是人体内几乎所有生化过程的溶剂和载体；它还是器官、关节及肌肉的润滑剂；它还具有调节体温的作用。

蛋白质是一切生命的物质基础，在体内不断地进行合成与分解，是构成、更新、修补人体组织和细胞的重要成分，在人体中比例一般

---

① 杨月欣、葛可佑主编：《中国营养科学全书》（第二版），人民卫生出版社 2019 年版。

② 孙长颢、凌文华、黄国伟等编：《营养与食品卫生学》（第八版），人民卫生出版社 2017 年版。

约为 15%—18%。蛋白质参与物质代谢及生理功能的调控，保证机体的生长、发育、繁殖、遗传并供给能量。

脂肪是能量的重要来源之一，也是含热量最高的营养物质，约占人体体重的 10%—20%。脂肪是机体细胞生成、转化和生长必不可少的物质，它能够保护皮肤和内脏，构成人体组织细胞，促进脂溶性维生素溶解、吸收和利用，可防止热量散失来维持体温。

碳水化合物是人体的主要能源物质，人体所需能量的 70%以上由碳水化合物供给，其在人体中的比例约为 1%—2%，广泛存在于动植物中，包括果胶、粘多糖以及淀粉、糊精、糖原等。它参与构成人体组织细胞、调节脂肪代谢。其中，肝糖原有助于肝脏的解毒功能、糖蛋白能增强人体的免疫力，还可使身体更有效地利用蛋白质，并有助于保持体内适宜的酸碱平衡。

膳食纤维主要包括纤维素、抗性低聚糖、木质素、抗性淀粉、果胶等。其主要功能包括：增加饱腹感；促进排便；降低血糖和胆固醇；促进体内有毒重金属的排出和改变肠道菌群。摄入的膳食纤维还可在肠道益生菌作用下发酵产生短链脂肪酸，影响机体健康。

维生素是维持人体健康所必需的物质，在人体内需要量虽少，但由于其在体内不能合成或合成量不够，必须不断从食物中摄取。维生素分为脂溶性（维生素 A/D/E/K）和水溶性（包括 B 族维生素和维生素 C 等）两类，参与体内的各种代谢过程和生化反应途径，参与和促进蛋白质、脂肪、糖的合成和利用。许多维生素还是多种辅酶的重要成分，对维持人体正常生长发育和调节生理功能至关重要。

矿物质是人体的必需的营养成分，约占人体体重的 5%—6%。矿物质是骨骼、牙齿和某些人体组织的重要组分；有助于维持细胞内、外液适宜的渗透压和体内酸碱平衡；参与构成功能性物质；有助于维持神经和肌肉的正常兴奋性及细胞的通透性。矿物质在体内的分布极不均匀，在体内不能合成，必须由食物和饮水提供，各种矿物质之间可能存在相互协同或拮抗作用。某些微量元素在体内含量虽然很少，但是生理剂量和中毒剂量范围较狭窄，容易因摄入过多产生毒性作用。

二、营养素与基因表达

营养素可以参与和调节基因表达调控过程，几乎所有的营养素都对基因的表达有调节作用。虽然营养素不可以改变机体的遗传性状，但可以通过启动或终止一些基因表达而调控人体部分遗传特征的表达。营养素本身或其代谢产物可作为信号分子，作用于细胞表面受体或细胞内受体，从而激活细胞信号传导系统，并与转录因子相互作用激活基因表达。部分营养素可以直接激活基因表达或者通过次级调节因子对基因表达进行调节，该过程涉及多种信号传递以及激素和细胞因子，例如：通过环磷酸腺苷（cyclic adenosine monophosphate, cAMP）或环鸟苷酸（cyclic guanosine monophosphate, cGMP）蛋白激酶途径；酪氨酸激酶系统；离子通道；磷酸肌酸介导途径；细胞内受体途径。在生物体内，基因表达的调控极为复杂，涉及多种因素相互作用。目前，对于营养素在基因表达调控作用机制上的认识尚未完全清楚，但现有研究表明，多种营养素参与了基因表达的调控[1]。

---

① 李敏编：《现代营养学与食品安全学（第2版）》，第二军医大学出版社2013年版。

（一）蛋白质和氨基酸对基因表达的调控作用

1. 蛋白质能够影响胰岛素生长因子（insulin-like growth factor 1, IGF-1）和生长激素（growth hormone, GH）及其受体基因表达

生长激素是控制动物出生后生长的主要激素，其对动物生长速率的控制必须通过 GH 受体（growth hormone receptor, GHR）及 IGF-1 的作用实现，而营养状况是调控 IGF-1 的重要因素。研究表明，蛋白质能量摄入不足时，IGF-1 合成量下降，生长速率受阻[1]。同时，蛋白质对生长调节基因的表达可能具有组织特异性，在不同器官和组织，例如肝脏和脂肪组织中有不同的调控效果。

2. 蛋白质对脂肪酸合成酶（fatty acid synthase, FAS）基因表达的影响

Mildner 等的研究表明，高蛋白含量饲料喂养的猪脂肪组织中 FAS mRNA 的含量下降，肝脏中含量基本没有变化，但具体调控作用机制尚未明确[2]。

（二）氨基酸对基因表达的影响

自然界中存在的氨基酸中仅有 20 种参与蛋白质的合成。氨基酸除了作为合成蛋白质底物以维持器官和机体蛋白质的内稳态以外，还具有多种重要生理功能，包括作为合成糖异生的底物、氮的运载体、神经递质、蛋白质代谢转换的调控物、酶活性及离子流动的调控物。还可以作为信号转导剂、核苷酸和神经递质的前体物质，对基因表达

---

[1] H. Sakkas, et al., "Nutritional Status and the Influence of the Vegan Diet on the Gut Microbiota and Human Health", Medicina-Lithuania, Vol.56, No.2, pp.1-15.

[2] A. M. Mildner, et al., "Porcine Fatty Acid Synthase: Cloning of a Complementary DNA, Tissue Distribution of its mRNA and Suppression of Expression by Somatotropin and Dietary protein", The Journal of Nutrition, Vol.121, No.6, 1991, pp.900-907.

调控具有重要作用。

1. 氨基酸缺乏可上调部分基因表达

氨基酸可以增强编码一种调控蛋白质的基因转录，这种调控蛋白质能够抑制广泛存在的中性氨基酸转运体蛋白系统 A 的活性；而氨基酸缺乏可以上调控制系统 A 介导的转运过程，而在其他氨基酸转运系统均存在类似的调控。已有研究表明，多种氨基酸缺乏可以增强精氨琥珀酸合成酶、天冬酰胺合成酶、核糖体蛋白 L17 和 L25 等 mRNA 合成，上调基因表达。

2. 氨基酸补充可上调部分基因表达

超过生理浓度的氨基酸可以特异性上调某些基因，促进基因表达。例如，高浓度的 L- 色氨酸可以提高胶原酶和金属蛋白酶组织抑制剂的表达。研究表明其主要通过启动子内的活化蛋白 -1（activator protein-1, AP-1）结合调控元件介导的，但其具体分子机制尚待研究。在人成纤维细胞中，用白介素处理可诱导胶原酶，而 γ 干扰素可消除白介素的作用。用干扰素处理后，分解代谢色氨酸的吲哚氨 -2,3- 氧化酶的活性显著增高，导致细胞内色氨酸水平显著降低，补充色氨酸可以消除 γ 干扰素对胶原酶基因表达的抑制性作用。

精氨琥珀酸合成酶和鸟氨酸脱羧酶（ornithine decarboxylase, ODC）也会受到氨基酸的诱导。研究表明，添加氨基酸后，肝细胞中精氨琥珀酸合成酶的 mRNA 表达增高。补充天冬酰胺可以通过影响 ODC mRNA 转录后的稳定性，诱导 ODC 的表达。同时，天冬酰胺还可以特异性地参加蛋白质的合成，抑制 ODC 蛋白质降解。

（三）脂类对基因表达的调控作用

营养学上重要的脂类主要有甘油三酯和类脂，类脂包括磷脂和固醇类。人体内储存的脂类中，甘油三酯含量高达99%。人体内的甘油三酯主要分布在机体腹腔、皮下和肌肉纤维之间。这些脂肪具有储存和提供能量、维持体温正常，保护内脏，内分泌功能，构成机体成分，有效利用碳水化合物和节约蛋白质等作用。

脂肪酸是供能物质和生物膜的重要组成部分，同时可以影响细胞膜受体信号途径和转录因子活化途径而具有调节基因表达的功能。例如，不饱和脂肪酸具有抑制脂类物质合成、降低血中三酰甘油和胆固醇、增加葡萄糖利用率、增加胰岛素敏感性及改善胰岛素抵抗等作用。此外，不饱和脂肪酸还可诱导细胞增殖分化，增加T淋巴细胞系上一些抗原的表达，增强免疫功能。脂肪酸调节基因表达的机制包括：通过G蛋白相关细胞表面受体途径，过氧化物酶增殖物激活受体（peroxisome proliferater-activate dreceptor，PPAR）途径以及其他转录因子途径，如通过肝核因子（hepatocyte nuclear factor 4，HNF-4），核因子-κB（nuclear factor kappa-B，NF-κB）和固醇调节元件结合蛋白1c（Sterol regulatory element binding protein 1c，SREBP-1c）等转录因子，调节基因表达。

脂肪酸对基因表达的具体影响包括：脂肪酸对脂肪合成酶系的直接作用以及调节生脂酶表达抑制生脂作用。n-6系十八碳二烯酸可抑制肝脏中脂肪合成，n-3和n-6多不饱和脂肪酸（Polyunsaturated fatty acids，PUFAs）可抑制肝脏脂肪酸合成所需的多种酶，包括脂肪酸合成酶、硬脂酰CoA脱饱和酶、乙酰辅酶A羧化酶、L-丙酮酸激酶和甲状腺激素应答蛋白THRSP (thyroid hormone responsive SPOT 14 homolog，Thrsp，也可简称为Spot 14或S14，为参与脂肪代谢的一种蛋白质，主要存在于肝脏、脂肪组织和乳腺）等。有研究报道，脂肪酸可使脂肪酸合成酶 mRNA 下降 70%—90%，这表明脂肪酸合成转录受到了抑制，而抑制作用的大小与链长及饱和程度有关。

脂肪酸还可以影响葡萄糖转运蛋白基因的表达。在葡萄糖转运蛋白的作用下，葡萄糖进入细胞膜进一步代谢[1]。葡萄糖进入细胞的多少取决于蛋白质编码基因的表达程度。有研究表明，脂肪酸特别是花生四烯酸（arachidonic acid, ADA）能够调节脂肪细胞葡萄糖转运系统[2]。ADA 能够抑制 3T3-L1 脂肪细胞中葡萄糖转运蛋白（glucose transporter, GLUT4）等基因的转录率，调节 GLUT4 基因的表达。将完全分化的 3T3-L1 脂肪细胞放入 ADA 中培养 48 小时，GLUT4 基因的转录下降 50%，GLUT4 mRNA 含量下降 90%且稳定性明显下降。

胆固醇是最重要的一种固醇，是哺乳动物合成生物膜和某些激素的原料，适量摄入胆固醇是维持机体正常生理功能的必要条件，但过量摄入可导致动脉粥样硬化，引发冠心病和脑卒中等。机体可通过负反馈机制调节胆固醇摄入和代谢的关键基因，从而维持体内胆固醇平衡。当细胞内胆固醇水平降低时，参与胆固醇生物合成和摄取的基因被激活；当细胞内有充足的胆固醇后，相关的基因表达又将被抑制。

（四）碳水化合物对基因表达的调控作用

碳水化合物是人类膳食能量的主要来源，提供能量是其最重要生理功能。其分为糖、寡糖和多糖三类，而葡萄糖是构成食物中各种糖

---

[1] A. Pradhan, et al., "Review on Sodium-glucose Cotransporter 2 Inhibitor (SGLT2i) in Diabetes Mellitus and Heart Failure", Journal of Family Medicine and Primary Care, Vol.8, NO.6, 2019, pp.1855-1862.

[2] J. Singh, et al., "Modulation of Liver Function, Antioxidant Responses, Insulin Resistance and Glucose Transport by Oroxylumindicum Stem Bark in STZ Induced Diabetic Rats", Food and Chemical Toxicology, Vol.62, 2013, pp.722-731.

类的最基本单位。葡萄糖对糖代谢、脂肪代谢、蛋白质代谢相关酶及其基因表达都有重要的意义 [1]。

高糖类在激活 FAS、乙酰 CoA 羟化酶（acetyl-CoA carboxylase, ACC）、ATP- 柠檬裂解酶（ATP citrate lyase, ATP-CL）等酶活性的同时，相应的 mRNA 含量增加。这是由于葡萄糖在葡萄糖激酶的作用下形成的葡萄糖 -6- 磷酸，成为刺激基因表达的直接信号分子。葡萄糖激酶的表达受到胰岛素调控，因此胰岛素通过刺激葡萄糖激酶的表达，加速葡萄糖代谢，从而对基因表达间接发挥作用。而一旦葡萄糖激酶数量和活性足够，在基因转录中便不再需要胰岛素。

（五）维生素对基因表达的调控作用

维生素是维持机体正常生理功能和物质代谢所必需的一类低分子有机化合物。维生素的种类很多，化学结构各不相同。人体对维生素的需要量很小，但一旦缺乏就会引发相应的维生素缺乏症，对人体健康造成损害。维生素 A、D 和水溶性维生素都能够通过维生素受体发挥生物学效应，调控基因的表达。

维生素 A 的天然及合成衍生物包括视黄醇、视黄酸、视黄醛、视黄基酯等。视黄酸为维生素 A 在机体内重要的中间代谢产物。视黄酸受体（Retinoic Acid Receptors, RARs）和类视黄醇 X 受体（Retinoid X Receptors, RXRs）是核受体超家族中的重要成员。RARs 和 RXRs 分别存在 α、β 和 γ 三种亚型共六种受体蛋白。在细胞内形成异二聚体，配体和受体结合可以调节基因表达，在体内对脊椎动物的发育和

---

[1] M. A. Paterson, et al., "Impact of Dietary Protein on Postprandial Glycaemic Control and Insulin Requirements in Type 1 Diabetes: a Systematic review", Diabetic Medicine, Vol.36, No.12, 2019, pp.1585-1599.

第三章 人本主义健康学的科学依据

/ 045

分化产生影响。RARs 和 RXRs 是控制细胞生长和分化及功能的复杂内分泌网络焦点，任何受体的异常均可导致内分泌紊乱、肿瘤或畸形的发生。视黄酸及其代谢产物可以通过与 RARs 和 RXRs 激活靶基因的转录和特异性蛋白的合成。

维生素 D 类是指含有环戊氢烯菲环结构，并具有钙化醇生物活性的一类物质，包括维生素 D3（胆钙化醇）和维生素 D2（麦角钙化醇）两种。维生素 D 需要在机体内转化为活性形式才能发挥其生理功能。维生素 D 受体（vitamin D receptor,VDR）是介导 1,25-（OH)$_2$D3（是维生素 D 的活性形式，参与维持细胞内外钙浓度以及钙磷代谢的调节、参与多个器官的细胞分化和调节）发挥生物学效应的生物大分子。VDR 介导的转录通过与维生素 D 反应元件相互作用实现。目前发现 VDR 可抑制编码甲状旁腺激素、心房利钠素、白介素（IL-2）等的基因转录。VDR 异常可导致多种骨代谢疾病[①]，最为典型的是维生素 D 依赖性佝偻病 II 型，此病为隐性遗传，出现佝偻病典型临床体征并伴有明显的 1,25-（OH)$_2$D3 水平升高。分子遗传学研究证明，VDR 基因不同位点的点突变可影响 VDR 异常表达。如编码锌指结构的 2、3 外显子和编码配体结合区的外显子突变，可改变 VDR 与配体或 DNA 结合能力而导致靶组织对维生素 D 的抵抗。

水溶性维生素对基因表达的调控可通过间接作用实现，主要表现为通过影响能量代谢而影响基因表达，如硫胺素、维生素 B2 和烟酸等；也可以通过直接作用，即影响嘌呤和嘧啶的合成。维生素 C 可以通过其抗氧化功能与 DNA 损伤影响部分基因表达。由于维生素 C 转

---

① R. Bouillon, et al., "Skeletal and Extraskeletal Actions of Vitamin D: Current Evidence and Outstanding Questions", Endocrine Reviews, Vol.40, No.4, 2019, pp. 1109-1151.

化为脱氢抗坏血酸的过程中可以提供两个 H^+，作为体内有效的还原剂，在保护和维持一些物质处于还原状态起到重要作用。维生素 C 能够有效清除在细胞新陈代谢过程中产生的自由基和其他活性氧，避免许多物质的氧化损伤。但近年来，有关维生素 C 的两面性作用已有报道。有研究表明维生素 C 潜在的促氧化作用可能导致 DNA 氧化损伤。

维生素 C 不仅能够通过影响 mRNA 的稳定性进而影响细胞外基质的合成和组成，也可以通过直接调节基因的翻译水平对基因表达产生影响，同时还可以在翻译后对蛋白质功能进行调控。维生素 C 还是 Fe^{2+} 和 α- 酮戊二酸依赖的双加氧酶的辅助因子，这些双加氧酶包括大量不同的酶，包括胶原脯氨酰羟化酶以及组蛋白和 DNA 甲基化的表观遗传调节因子。

维生素 B6 是固醇类激素受体发挥功能的重要生理性调控剂。维生素 B6 与固醇类激素受体结合，抑制固醇类激素受体复合物与特异性 DNA 结合，从而反向控制固醇类激素的作用。

（六）矿物质和微量元素对基因表达的调控作用

部分矿物质和微量元素可通过影响细胞内外离子浓度参与众多基因的表达调控。膳食中钙的增加或减少可以影响细胞外液 Ca^{2+} 水平的变化，从而来调控一些基因的表达。研究表明，钙摄入不足能促进甲状腺增生，使得甲状旁腺激素（parathyroid hormone，PTH）mRNA 水平升高，VDR mRNA 水平下降，反之结果相反。细胞外钙能增强甲状腺滤泡旁细胞（又称 C 细胞）中降钙素基因的表达水平，细胞内钙是信息传递过程中的中间产物。钙不只作为细胞内第二信使起作用，在细胞核中可直接发挥第三信使的功能，同时细胞外钙可以直接调控 PTH 的分泌，具有第一信使的功能。

三、营养素调控细胞功能

营养素不仅是构成机体细胞组成成分的重要物质，同时能够参与调控细胞代谢过程。

（一）蛋白质和氨基酸对细胞功能的调控作用

大部分物质出入细胞是靠转运子即细胞膜结合蛋白质来实现的。细胞膜上有各种类型的转运蛋白，每种转运蛋白可以识别不同物质的构型，其对物质的亲和力和转运机制决定了物质出入细胞的能力。例如，物质只有在氨基酸转运蛋白、葡萄糖转运蛋白、磷脂蛋白等转运蛋白的作用下，才能进入细胞膜进行下一步代谢[1][2]。

有研究表明，氨基酸可以改变细胞内的能量代谢从而影响葡萄糖的吸收和释放[3]。当营养物质供应不足或运动状态下，AMP 激酶被激活，有助于增加能量产生。在人和鼠肝细胞中可以发现 AMP 激酶在丙氨酸的作用下活化。给小鼠灌胃丙氨酸后发现其 AMP 激酶水平升高。同样接受一定剂量葡萄糖的两组小鼠，提前服用丙氨酸的试验组其血糖水平显著低于对照组。Joslin 等人发现葡萄糖降低并不是由于胰岛素分泌增加或胰高血糖素减少所导致的，而是 AMP 激酶促进肝

---

[1] Y. J. Cha, et al., "Amino Acid Transporters and Glutamine Metabolism in Breast Cancer", International Journal of Molecular Sciences, Vol.19, No.3, 2018, p. 907.

[2] W. Ren, et al., "Amino-acid Transporters in T-cell Activation and Differentiation", Cell Death & Disease, Vol.8, 2017, p. 2655.

[3] C. Chen, et al., "Glucose and Amino Acid in Enterocyte: Absorption, Metabolism and Maturation", Frontiers in Bioscience-Landmark, Vol.23, 2018, pp.1721-1739.

脏中葡萄糖的摄取并降低了葡萄糖的释放 ①。由此证明，丙氨酸可能是改变葡萄糖代谢的潜在方式。

氨基酸除了能够合成蛋白质，维持机体生长发育和日常活动外，对多种生物活性物质的合成也是不可或缺的，并与免疫系统密切相关。例如，谷氨酰胺是一种中性氨基酸，在维持机体新陈代谢及正氮平衡方面作用显著。谷氨酰胺是公认的特殊免疫营养素之一，既是 RNA 和 DNA 合成的调节剂，也是很多免疫细胞的重要能源物质 ②，其对淋巴细胞分泌增殖都能够起到重要作用。谷氨酰胺可促进淋巴细胞、巨噬细胞的有丝分裂和分化增殖，增加细胞白介素（IL-1）等细胞因子的产生。谷氨酰胺能够促进蛋白质合成，提高免疫球蛋白水平，对 B 细胞的增殖分化、浆细胞的形成和免疫球蛋白的合成与分泌都具有促进作用。

精氨酸在正常情况下可以在体内合成，但不足以满足机体需要。精氨酸可以提高应激状态下（比如严重创伤、感染、大型手术）机体的免疫功能，减轻应激对免疫功能的抑制。精氨酸既能够通过自身生理作用来调控免疫系统功能，增强机体巨噬细胞及自然杀伤细胞溶解靶细胞的作用，也是合成生物活性物质一氧化氮（Nitric oxide,NO）的底物。低浓度的 NO 可以刺激 T 细胞分裂，高浓度则表现为抑制作用。

---

① PMN, Joslin, et al., "Obese Mice on a High-fat Alternate-day Fasting Regimen Lose Weight and Improve Glucose Tolerance", Journal of Animal Physiology and Animal Nutrition, Vol.101, No.5, 2017, pp.1036-1045.

② Y. J. Cha, et al., "Amino Acid Transporters and Glutamine Metabolism in Breast Cancer", International Journal of Molecular Sciences, Vol.19, No.3, 2018, p. 907.

（二）脂类对细胞功能的调控作用

脂质是所有细胞的基本组成部分，食物中的脂肪除了能够为人体提供能量和作为人体脂肪的合成材料以外，还可以提高脂溶性维生素的吸收[1]。脂肪不仅是脂溶性维生素的食物来源，同时还可以促进这些维生素在肠道中的吸收。

细胞膜中含有的大量脂肪酸，是细胞维持正常的结构和功能所必不可少的重要成分，也是人体内许多重要活性物质的合成材料。由于磷脂具有极性和非极性双重特性，因此可以帮助脂类或脂溶性物质如脂溶性维生素、激素等顺利通过细胞膜，促进细胞内外的物质交流。磷脂的缺乏会造成细胞膜结构受损，使毛细血管脆性和通透性增加，通透性增高可引起水代谢紊乱，产生皮疹。

（三）葡萄糖对细胞功能的调控作用

碳水化合物是构成机体组织的重要物质，并参加与细胞的组成和多种生命活动。每个细胞都含有碳水化合物，其含量约为 2%—10%，主要以糖脂、糖蛋白和蛋白多糖的形式存在，分布在细胞膜、细胞器膜、细胞质以及细胞间基质中。

可溶性糖在多细胞生物中具有五个主要用途：作为碳骨架的主要来源，可调节细胞内外渗透压，还可作为信号、瞬态能量存储的来源以及作为运输工具。糖类和蛋白合成的糖蛋白具有识别细胞的作用。

（四）维生素和矿物质对细胞功能的调控作用

细胞外钙离子（Ca^{2+}）浓度调节是由甲状旁腺分泌的 PTH、甲状旁腺细胞（C 细胞）分泌的降钙素以及维生素 D 活性代谢产物维生

---

[1] M. Edidin, et al., "Lipids on the Frontier: a Century of Cell-membrane Bilayers", Nature Reviews Molecular Cell Biology, Vol.4, No.5, 2003, pp.414-418.

素 D3 这 3 种激素以不同的方式作用于骨、肠以及肾脏，形成血钙调节系统，维持细胞内外钙离子 Ca^{2+} 的平衡稳态，从而保证人体的正常生理功能。通过调控细胞内外电解质环境和细胞内外的离子浓度差能够保障细胞的完整功能，当浓度差发生变化时可能会引起细胞功能受损伤，甚至引起细胞死亡。同时，在侵袭性睾丸生殖细胞肿瘤中，25- 羟维生素 D 可诱导多能睾丸癌细胞的中胚层分化 [1]。

维生素 E 是所有细胞组织中最重要的脂溶性抗氧化剂，是对抗脂质过氧化的第一道防线，保护细胞膜免受自由基的破坏，对免疫细胞的正常功能具有重要作用。

维生素 C 可以调节胚胎干细胞功能，促进成纤维细胞重编程为诱导的多能干细胞，并通过增强组蛋白去甲基酶或 Tet 酶介导的 DNA 羟甲基化的活性来阻止造血干细胞的异常自我更新 [2]。

四、营养素调节机体组织及其环境

（一）蛋白质和氨基酸

体液内可解离为阴阳离子的可溶性蛋白质能使体液的渗透压和酸碱度得以稳定，有助于维持机体的体液平衡，蛋白质丢失过多或摄入不足可引起肢体水肿。

体内氨基酸的代谢主要通过脱氨基作用以及由此产生的 α- 酮酸

---

[1] M. B. Jensen, et al., "Vitamin D and Male Reproduction", Nature Reviews Endocrinol, Vol.10, No.3, 2014, pp.175-186.

[2] Y. Dai, et al., "Effect of Electrical Stimulation on the Differentiation of Induced Pluripotent Stem Cells into Cardiomyocytes Induced by Vitamin C in Vitro", Chinese journal of cellular and molecular immunology, Vol.29, No.4, 2013, pp.364-367.

及氨的代谢来完成 ①。其中，联合脱氨基方式（氨基酸脱氨基后生成 α-酮酸进一步代谢），经氨基化生成非必需氨基酸，转化为碳水化合物及脂类，氧化供给能量。在正常情况下，氨基酸脱氨作用产生的氮主要在肝脏合成尿素而解毒，少部分在肾脏以铵盐形式由泌尿系统排除。未被分解吸收为氨基酸的蛋白质可产生对人体有害的含氮产物，以及少量脂肪酸和维生素。

（二）脂类

脂质在炎症、自身免疫性疾病、癌症和神经变性等各种疾病的发病过程中起着重要作用。人体的脂肪组织具有内分泌功能，现已发现脂肪组织能够分泌瘦素等激素物质，参与机体的代谢、免疫、生长发育等生理过程。

磷脂的消化吸收和甘油三酯相似。胆固醇则可直接被吸收，如果食物中的胆固醇和其他脂类呈结合状态，则先被酶水解呈游离的胆固醇，再被吸收。胆固醇是胆汁酸的主要成分，胆汁酸乳化脂肪后，一部分被小肠吸收，由血液到肝脏和胆囊，被重新利用；另一部分和食物中未被吸收的胆固醇一起被膳食纤维（主要为可溶性纤维素）吸附由粪便排出体外。

必需脂肪酸（essential fatty acid,EFA）是合成前列腺素（prosta-glandins, PGs）的前体。前列腺素存在于许多器官中，有着多种多样的生理功能，如使血管扩张和收缩，神经刺激的传导，作用肾脏影响水的排泄，母乳中前列腺素可以防止婴儿消化道损伤等。EFA 缺乏可以引起生长迟缓、生殖障碍、皮肤损伤（出现皮疹）以及肾脏、肝

---

① C.D. Santos, et al., "Isolated Branched-chain Amino Acid Intake and Muscle Protein Synthesis in Humans: a Biochemical Review", Einstein-Sao Paulo, Vol.17, No.3, 2019,

脏、神经和视觉方面的多种疾病。

n-3 多不饱和脂肪酸主要包括 α- 亚麻酸（α-linolenic aicd, ALA, 18:3, n-3），二十碳五烯酸（eicosapentaenoic acid, EPA, 20:5, n-3），二十二碳六烯酸（docosahexaenoic acid, DHA, 22:6, n-3）等。植物油（含有 ALA）和鱼油（主要含 EPA、DHA）是 n-3 多不饱和脂肪酸的主要来源。n-3 多不饱和脂肪酸不但对正常生长发育是不可缺少的，而且在冠心病、高血压、关节炎、其他炎症性和自身免疫性疾病、肿瘤的防治中可能都具有重要的作用。

脂类还可以提高抑制血管紧张素转换酶的活性来实现降血压功能。

（三）碳水化合物

糖结合物广泛存在于各个组织中，如脑和神经组织中含大量糖脂。同时，其可以和蛋白质结合形成糖蛋白，参与的生理功能包括凝血、免疫、分泌、内吞、物质转运、信息传递、神经传导、生长及分化的调节、细胞迁移、细胞归巢、创伤修复及再生等。糖蛋白的糖链还参与维持其肽链处于有生物活性的天然构象及稳定肽链结构，并赋予整个糖蛋白分子以特定的理化性质（如润滑性、黏弹性、抗热失活、抗蛋白酶水解及抗冻性等）。

（四）维生素和矿物质

矿物质也能够调节机体酸碱平衡和细胞间溶液的平衡，维持正常组织间内环境稳态。维生素 D 是一种多功能的信号分子，在调节钙稳态和骨骼健康方面具有广泛的作用。

水溶性维生素摄入过多时，常以原形从尿液中排出体外，几乎无毒性，但过高（非生理剂量）时，常干扰其他营养素的代谢；脂溶性维生素摄入过多，则会在体内积存而造成中毒。一般长期摄入超过膳食营养素参考摄入量 DRIs 推荐剂量的 5—10 倍，则可出现中毒症状，因此必须严格遵循合理营养的原则，不宜盲目加大摄入剂量。

机体通过内分泌系统的甲状旁腺激素及 1,25-(OH)-D3 调节钙的含量维持动态平衡。脑 5- 羟色胺是由色氨酸通过色氨酸羟化酶 2 合成的，而色氨酸羟化酶 2 的转录可被维生素 D 激活，补充维生素 D 和鱼肝油可预防受 5- 羟色胺途径影响的神经系统疾病 [①]。

五、营养素对机体各系统功能的影响

（一）免疫系统

人体内的抗体可以抵御外来微生物及其他有害物质的入侵，发挥机体免疫调节作用。免疫调节肽主要来源是酪蛋白，对免疫系统既有抑制又有增强作用。而氨基酸是免疫系统的基本结构物质之一。氨基酸不仅能参与免疫器官的发育、免疫细胞的增殖分化，还能够影响细胞因子的分泌及免疫应答的调节。氨基酸缺乏会导致免疫器官的萎缩以及免疫细胞的功能障碍。合理补充氨基酸对调节机体的免疫功能具有积极作用。氨基酸既是机体生长发育的物质基础，也是机体免疫系统的物质基础。氨基酸补充不足或过量都会影响机体免疫系统的作用。

最近的研究表明，脂质通过调节上皮细胞，树突状细胞和 NK–T 细胞的先天免疫应答来影响致敏过程，因此对致敏作用至关重要。脂

---

① R.P. Patrick, et al., "Vitamin D and the Omega-3 Fatty Acids Control Serotonin Synthesis and Action, Part 2: Relevance for ADHD, Bipolar Disorder, Schizophrenia, and Impulsive Behavior", Faseb Journal, Vol.29, No.6, 2015, pp.2207-2222.

质是否以及如何影响变态反应的效应功能尚未完全阐明。

维生素 A 是一类含有视黄醇生物活性的化合物的总称，参与机体免疫系统成熟的全过程，特别是在生物膜、黏膜屏障中作用突出，可以通过改善细胞膜的稳定性，维持黏膜屏障的完整性。B 族维生素介导的免疫调节，主要针对不同的免疫细胞和免疫反应。维生素 B6、维生素 B12 和叶酸均参与肠道免疫调节。维生素 C 支持上皮屏障功能对抗病原体，维持固有屏障黏膜细胞结构和功能的完整性，从而保护机体免受环境氧化应激的损伤[1]。在免疫功能方面，维生素 D 受体广泛存在于免疫细胞，故其能参与多种免疫细胞的增殖和分化，参与调节机体免疫功能，发挥多种生物学功能；另外，维生素 D 既能增强先天免疫应答，又能抑制适应性系统，从而调节免疫应答。

n–3 多不饱和脂肪酸具有免疫调节和抗炎作用：来源于鱼油的 n–3 多不饱和脂肪酸（EPA 和 DHA）比 α– 亚麻酸活性更高。n–3 多不饱和脂肪酸尤其是 EPA 的抗炎效应归因于其与环氧化酶（COX）和 5– 脂氧合酶（5–LOX）的作用，在生理功能上花生四烯酸与 EPA 兼有协同和拮抗作用。来源于 n–6 和 n–3 脂肪酸的类二十烷酸具有相反的活性。n–3 系的白烯酸 B5（Leukotriene B5, LTB5）和血栓素 A3（Thromboxane 3, TXA3）、白烯酸 B4（Leukotriene B4, LTB4）是潜在的白细胞化学毒素，TXA2 为血小板凝聚因子和血管收缩剂。因此膳食中富含的 n–3 多不饱和脂肪酸具有抗炎和抗凝血的作用，故被认为对炎症性疾病（如关节炎）有预防作用。

---

①   L. Cimmino, et al., "Vitamin C in Stem Cell Reprogramming and Cancer", Trends Cell Biol, Vol.28, No.9, 2018, pp.698-708.

（二）循环系统

细胞膜和血液中的蛋白质担负着各类物质的运输和交换信号传递，例如血红蛋白，能够在机体血液循环系统中运送氧气和二氧化碳，支持人体正常的代谢活动。矿物质中钾、钠、氯等正负离子，在细胞内外和血浆中分布不同，其与蛋白质、重碳酸盐一起，共同维持各种细胞组织的渗透压，使得组织保留一定水分，维持机体电解质的平衡。

（三）神经系统

血钙、磷等参与神经系统调控，参与神经系统中神经递质的传递。铁缺乏易引起潜在的远期智能危害，且常常是不可逆转的终生性损害。补充 n–3 多不饱和脂肪酸和维生素 D 可以改善脑部疾病中认知功能和行为方面的症状，有研究提出 EPA 可能通过减少前列腺素来增加从突触前神经元释放的血清素，而 DHA 可能通过增加突触后神经元的细胞膜流动性来影响 5– 羟色胺受体的作用。

（四）生长发育系统

营养素对机体生长发育具有重要作用，营养物质的缺乏或过剩都可能会导致营养不良或营养失衡。尤其是在儿童生长发育过程中，营养素的缺乏可能会导致多种疾病的发生。维生素 D 和钙的缺乏会加速骨转换、骨丢失和骨质疏松性骨折，可能会导致儿童佝偻病的发生，造成骨骼发育不全，毛发稀疏，发育迟缓等症状。而蛋白质的缺乏，可能会导致营养不良，造成体貌消瘦、发育迟缓等情况。而缺铁可能导致缺铁性贫血、异食癖、失眠多梦、神经性耳聋等情况，长期过量又可能导致肝硬化，影响儿童生长发育。

（五）生殖系统

固醇类激素如性激素能够影响机体生殖系统，对第二性征的发育和生殖功能的维持具有重要的作用。维生素 D 受体（VDR）和代谢维生素 D 的酶在睾丸、男性生殖道和人类精子中都有表达，说明维生素 D 可影响生殖系统的功能。

维生素 A 缺乏还会导致男性睾丸萎缩，精子数量减少、活力下降，也可能影响胎盘发育。

（六）内分泌系统

消化吸收的葡萄糖或体内其他物质转变而来的葡萄糖进入肝脏和肌肉后，可分别合成肝糖原和肌糖原，此过程为糖原的合成作用。肝糖原可在肝脏分解为葡萄糖，此过程称为糖原的分解作用。[1] 糖原的合成分解在维持血糖相对恒定方面具有重要作用。

体内内分泌系统受到多种激素的作用，不同的激素作用于各类内分泌器官。肾上腺皮质激素能够调节糖代谢，抑制糖的氧化，促进蛋白质转化为糖，升高血糖。

在糖尿病发作前，硒和维生素 E 的联合使用，可拮抗糖尿病致病因素引起的胰岛损害，具有重要的胰岛细胞保护作用。维生素 D 具有多种心血管多效性作用，能够激活心肌细胞和血管内皮细胞中的核受体，调节肾素—血管紧张素—醛固酮系统以及调节胰腺细胞活性。维生素 D 缺乏与以下疾病有关：血管功能障碍、动脉硬化、左心室肥大以及糖尿病、高血压和高脂血症的指标恶化。

六、精准营养与药食同源食品

精准营养旨在研究个体遗传背景、代谢特征、生理状态、肠道微

---

[1] L.Q. Chen, et al., "Transport of Sugars", Annual Review Biochemistry, Vol. 84, 2015, pp.865-894.

生态及临床参数等对营养需求和干预效果的影响，从而达到满足人体生长发育、维持人体健康和正常机体生理功能以及预防和控制疾病发生发展的目的。2019 年我国慢性病患病率约达 23%，死亡数约占总死亡数的 86%。过去十年，平均每年新增慢性病例接近两倍。心脏病和恶性肿瘤病例增加了近一倍！2019 年全球人口老龄化问题加剧，中国人口老龄化增速居世界第一。慢性病将成为威胁中国人健康的致命因素。因此预防和控制慢性病是现今迫切需要解决的问题。

精准营养不仅有利于预防和控制慢性病的发生发展，而且在人类全生命健康过程中起着重要作用，尤其是一些药食同源食品在精准营养中发挥着关键作用。2019 年卫健委已公布了 101 种药食同源名单。"药食同源，医食同根"，说明营养和药物有异曲同工之处。合理均衡的营养不仅可以预防疾病，还可以减少疾病和手术的并发症，促进疾病的康复。

在预防和抑制肿瘤方面，药食同源食品发挥着重要作用。2017 年上海第十人民医院郑军华教授团队发现[1]，丹参根中提取的天然化合物隐丹参酮能显著抑制癌细胞生长，同时通过抑制 Tyr705 上 STAT3 的磷酸化及阻断易位可促进癌细胞凋亡。2019 年，美国哈佛医学院贝斯以色列女执事医疗中心癌症研究所主任 Pier Paolo Pandolfi 博士发现西兰花中的天然成分吲哚-3-甲醇（I3C）可使 WW 结构域 E3 冷链接酶 1（WWP1）失去活性，从而释放了 PTEN（一种抑癌基因）抑制肿瘤的能力。[2]2018 年，

---

[1]　Z. Chen, et al., "Cryptotanshinone Inhibits Proliferation Yet Imduces Apoptosis by SupPressing STAT3 Signals in Renal cell Carcinoma", Oncotarget, Vol.8, No.30, 2017, pp.50023-50033.

[2]　Y. R. Lee, et al., "Reactivation of PTEN Tumor Suppressor for Cancer Treatment Through Imhibition of a MYC-WWP1 Inhibitory Pathway", Science, Vol.364, No.6441, 2019: eaau0159.

天津医科大学研究人员发现枸杞子、威灵仙、当归、五味子等中药的成分抑制了酪氨酸激酶受体 2（ERBB2）、血管内皮生长因子受体 VEGFR、AKT1 等，减少了肿瘤坏死因子诱导的炎症反应，极大的延长了结直肠癌患者的平均生存期。[①]2017 年，卡西姆大学的研究人员综述了石榴成分（特别是鞣花藤素和果胶藤素）可诱导细胞凋亡，调节多种细胞信号通路（如 NF-κB 和凋亡蛋白 BCL2 等），最终抑制肿瘤的发生发展。[②]2006年，广东省微生物研究所发现灵芝中的多糖可以抑制人乳腺恶性癌细胞 MT-1 的生长，降低 ERK 的表达，并通过 ERK 信号通路抑制肿瘤细胞的增殖。[③]2016 年，上海交通大学研究团队综述了姜黄中的姜黄素在乳腺癌治疗中的作用，姜黄素能通过增殖、雌激素受体和人表皮生长因子受体 2 路径等复杂的分子信号网络发挥其抗癌作用。此外，实验表明姜黄素还能调节乳腺癌细胞中的凋亡和微小核糖核酸等。[④]2013 年，韩国庆熙大学的研究团队发现菊花提取物通过抑制 STAT3 的激活诱导前列腺癌 DU145 细胞凋亡。[⑤]2019 年，新乡医科大学的研究团队发现蒲公英多糖能够通过抑制 PI3K/AKT/mTOR 通路，增强免疫应

① H. Zhu, et al., "Molecular Targets of Chinese Herbs: a Clinical Study of Metastatic Colorectal Cancer Based on Network Pharmacology", Scientific Reports, Vol. 8, No. 1, 2018, p. 7238.

② A. Rzhmani, et al., "Potential Antiumor Effects of Pomegranates and its Ingredients", Pharmacognosy Reviews, Vol. 11, No. 22, 2017, 136.

③ A. Yee, et al., "Ganoderma Lucidum Inbibits Tumour Cell Prolifetation and Induces Tumour Cell Death", Enzyme & Microbial Technology, Vol. 40, No. 1, 2007, pp.177-185.

④ Y. Wang, J. Yu, et al., "Curcumin in Treating Breating Breast Cancer: A Review", Journal of Laboratory Automation, Vol. 21, No. 6, 2016, pp.723-731.

⑤ C. Kim, et al., "Chrysanthemum Indicum L. Extract Induces Apoptosis through Suppression of Constitutive STAT3 Activation in Human Prostate Cancer DU145 Cells", Phytotherapy Research, Vol. 21, No. 1, 2013, pp.30-38.

答，对肝癌具有一定的抑制作用。①2020 年，北京中医药大学的研究团队发现甘草中黄酮类化合物通过阻断细胞周期和调节多种信号通路来抑制癌细胞。这些甘草黄酮类化合物靶向的主要途径有：MAPK 通路、PI3K/AKT 通路、NF–B 通路、外源性死亡受体依赖的细胞凋亡通路、线粒体凋亡通路。②2018 年，广西师范大学研究团队发现葛根中分离出来的异黄酮葛根素能够通过 PI3K/Akt 和 MAPK/Erk1/2 信号通路轻度诱导细胞自噬。另外，在建立的裸鼠肿瘤移植瘤模型中，检测到葛根素对肿瘤生长的抑制作用。③2013 年，印度巴拉蒂尔大学研究团队发现莲子胚胎中分离出来的莲心碱能够激活 MAPK 和细胞周期阻滞抑制人类肺癌细胞的生长。④2011 年，宁波大学研究团队发现，枸杞中的枸杞多糖具有长期抗增殖作用，能通过阻断细胞周期抑制人结肠癌细胞的生长。⑤

在免疫增强方面，药食同源食品也发挥着重要作用。2017 年兰州大学洪妍研究黄芪的不同提取部位对小鼠免疫调节作用的药理活性，通过检测其吞噬指数、迟发型变态反应程度（Delayed Type

① F. Ren, J. Li, et al., "Dandelion Polysaccharides Exert Anticancer Effect on Hepatocellular Carcinoma by Inhibiting PI3K/AKT/mTOR Pathway and Enhancing Immune Response", Journal of Functional Foods, Vol. 55, 2019, pp. 263-274.

② Z. Zhang, L. Yang, et al., "Molecular Mechanisms Underlying the Anticancer Activities of Licorice Flavonoids", Journal of Ethnopharmacology, 2020, p. 113635.

③ Y. Hu, X. Li, et al., "Puerarin Inhibits Non-small Cell Lung Cancer Cell Growth Via the Induction of Apoptosis", Oncology Reports, Vol.39, No. 4, 2018, pp. 1731-1738.

④ P. Poornima, et al., "Neferine, an Alkaloid From Lotus Seed Embryo, Inhibits Human Lung Cancer Cell Growth by MAPK Activation and Cell Cycle Arrest", Biofactors, Vol. 40, No. 1, 2014, pp. 121-131.

⑤ F. Mao, B. Xiao, et al., "Anticancer Effect of Lycium Barbarum Polysaccharides on Colon Cancer Cells Involves G0/G1 Phase Arrest", Medical Oncology, Vol. 28, No. 1, 2011, pp.121-126.

Hypersensitivity，DTH）、外周白细胞总数、脏器指数以及 IFN–γ、IL–4 水平等，对其药效学进行综合比较研究，发现黄芪水煎液的小分子部位为免疫活性最佳的部位，黄芪药材提高免疫功能的效果较好。2013 年中国中医科学院有研究表明，经黄芪多糖治疗的 H22 肝癌模型小鼠脾脏和胸腺指数以及巨噬细胞吞噬力均有所提高，且血清白介素 –2，白介素 –12 分泌均增加，表明黄芪多糖有体内抗肿瘤作用，此作用是通过调节机体免疫功能实现的。[①]2015 年第四军医大学唐都医院胸外科王玉英通过建立 Lewis 肺癌小鼠，研究人参多糖对肿瘤影响，并测定相关免疫指标，发现经人参多糖治疗后的抑瘤率均比模型组高，且胸腺和脾脏重量增加、NK 细胞活性增强等，说明人参多糖可通过加强免疫功能抗肿瘤。[②]2006 年上海交通大学第九人民医院研究表明，血管内皮生长因子（Vasular Endothelial Growth Factor, VEGF）等一些促血管生长因子能诱导 T 细胞凋亡，抑制树突状细胞（Dendritic Cell，DC）的分化与成熟，导致肿瘤微环境中免疫监视功能异常，引起肿瘤的发生、侵袭及转移，丹参中的丹酚酸 B 能降低 VEGF，从而降低金仓鼠的鳞状细胞癌发病率，说明丹参能通过提高机体的免疫功能，发挥抗肿瘤作用。[③]2018 年吉林大学樊艳霞对保健

① Y. Bin, X, Bing, S. T. Yu, "Antitumor and Immunomodulatory Activity of Astragalus Mem-Branaceus Polysaccharides in H22 Tumor-bearing Mice", International Journal of Biological Macromlecules, Vol. 62, 2013, pp. 287-290.

② W. Y. Yu, M. Yi, S. R. Lin, et al., "Extraction, Characterization of a Ginseng Fruits Polysac-Charide and its Immune Modulationg Activities in Rats with Lewis Lung Carcinoma", Carbohydrate Polymers, Vol. 127, 2015, pp. 215-221.

③ Z. Z. Tong, Y. Ya, G. J. Ping, "The Preventive Effect of Salvianolic Acid B on Malignant Transformation of DMBA-induced Oral Premalignant Lesion in Hamsters", Carcinogenesis, Vol. 27, No. 4, 2006, pp.826-832.

食品人参红景天片进行研究，结果表明人参红景天片可增强小鼠体液免疫和细胞免疫，具有较好的免疫调节作用，能明显提高小鼠胸腺和脾脏系数。人参红景天片以人参、红景天、刺五加、灵芝和当归为主要原料，遵循传统中医药养生理论，从而达到增强机体免疫力的功效。2007年韩国放射医学研究所研究了人参多糖对环磷酰胺治疗的正常小鼠和荷瘤小鼠的化疗保护和辅助作用，发现其能显著提升小鼠的免疫功能。[1]2009年韩国尚志大学研究发现党参提取物可能通过调控小鼠活化巨噬细胞产生的细胞因子IL-2、IL-10和IFN-γ的能力来增强免疫功能。2014年福建中医药大学周芬霞对保健食品孢子粉灵芝粉剂增强免疫力功能进行研究，结果表明其诱导的小鼠脾淋巴细胞增殖能力明显增强，中、高剂量组均能升高血清溶血素水平，并能明显促进小鼠抗体生成，高剂量组小鼠腹腔巨噬细胞对鸡红细胞的吞噬率、吞噬指数明显升高。孢子粉灵芝粉剂具有增强免疫力功能。2012年西北工业大学研究发现结果表明，白术可以改善仔猪的代谢状况，调节免疫功能，提高仔猪的生长性能，超微粉碎可提高其药用效率。[2]

在慢性病康复方面，药食同源食品也发挥着重要作用。2014年心血管病湖北省重点实验室研究葛根对酒精性肝病（全球最常见的慢性肝病）的作用，研究发现，葛根的甲醇提取物能够显著增强酒精诱导小鼠肝脏乙醇脱氢酶（ADH）和乙醛脱氢酶（ALDH）的活性，加

①　H. S. Ryu, "Effect of Codonopsis Lanceolatae Extracts on Mouse IL-2, IFN-γ, IL-10 Cytokine Production by Peritoneal Macrophage and the Ratio of IFN-γ, IL-10 Cytokine", The Korean Journal of Food and Nutrition, Vol. 22, No.1, 2009, pp. 69-74.

②　C. L. Xu, et al., "The effects of Supplementing Diets with Atractylodes Macrocephala Koidz Rhizomes on Growth Perfomance and Immune Function in Piglets", Journal of Animal & Feed sciences, Vol. 21, No. 2, 2012, pp. 302-312.

速酒精代谢；提高抗氧化酶谷胱甘肽过氧化物酶（GSH–Px）和过氧化氢酶（CAT）的活性，抵抗肝脏过氧化损伤。[1]2014年上海中医药大学研究报道木犀草素（菊花的主要活性成分之一）能够通过激活AMPK/SREBP通路，抑制脂质和炎症相关基因的表达，减少肝脏脂质堆积，减轻炎症反应，从而明显改善酒精诱导小鼠的酒精性肝病。[2]2013年福建中医药大学研究人员通过整合化学成分信息及虚拟筛选，构建网络药理学模型研究桃红四物汤的分子作用机制，根据化合物–靶标网络的分析结果表明：桃红四物汤（当归、熟地、川芎、白芍、桃仁、红花）中的19个化合物与多个靶标相关，"靶疾病网络"表明桃红四物汤可能对69种疾病（多种慢性疾病）有效。桃红四物汤中的多种组合成分是骨关节炎相关的靶蛋白潜在的抑制剂。[3]2020年河北省医疗气功医院杨伟海采用柴芍六君子汤加减（柴胡、清半夏、陈皮、白术、茯苓、白芍、党参、炙甘草）治疗脾虚肝郁型慢性萎缩性胃炎（Chronic Atrophic Gastrits, CAG），发现其能治疗脾虚肝郁型CAG，可改善患者胃功能及临床症状，临床疗效确切。2014年温州医科大学药学院研究补肾活血汤（熟地、破故纸、菟丝子，杜仲、枸杞、归尾、山萸肉、苁蓉、没药、独活，红花）对慢性肾病的治疗作用，发现其能通过调节凝血、纤溶平衡、炎性因子表

---

[1]　X. Chen, F. Cai, S. Guo, et al., "Protective Effect of Flos Puerariae Extract Following Acute Alcohol Intoxication in Mice", Alcoholism-Clincal and Experimental Research, Vol. 38, No.7, 2014, pp. 1839-1846.

[2]　G. Liu, Y. Zhang, C. Liu, et al. "Luteolin Alleviates Alcoholic Liver Disease Induced by Chronic and Binge Ethanol Feeding in Mice", Journal of Nutrition, Vol. 144, No. 7, 2014, pp. 1009-1015.

[3]　C. S. Zheng, X. J. Xu, H. Z. Ye, et al., "Network Pharmacology-based Prediction of the Multi-target Caphbilities of the Compound in Taohong Siwu Decoction and Their Application in Osteoarthritis", Experimental and Therapeutic Medicine, Vol. 1, 2013, pp. 125-132.

达、抑制 ECM 异常积聚等多通路发挥治疗作用。2018 年暨南大学附属顺德医院呼吸内科梁惠芳观察小青龙汤加减（含川芎、茯苓、人参、黄芪等）联合有氧运动对慢性阻塞性肺疾病急性加重期（Acute Exacerbation of Chronic Obstructive Pulmonary Disease, AECOPD）患者肺功能及动脉血气分析指标的影响，发现小青龙汤加减联合有氧运动治疗 AECOPD，能改善患者肺功能及动脉血气，提高运动耐力及生活质量。2017 年北京中医药大学研究银黄清肺胶囊（北葶苈子、麻黄、苦杏仁、浙贝母、枇杷叶、大青叶、石菖蒲、穿山龙、一枝蒿、银杏叶、五味子、枳实、甘草）对慢性支气管炎的治疗作用，发现其能通过调节嗜酸性粒细胞趋化因子和嗜酸性粒细胞过氧化物酶等发挥治疗作用。[1]2014 年中山大学生命科学学院通过研究复方血栓通（含黄芪、丹参、三七、玄参）对心血管疾病的治疗作用，发现复方中 22 个成分可作用于 41 个与凝血、纤溶和血小板聚集相关的靶点蛋白，显著改善凝血系统的活性。[2]2014 年清华大学研究葛根芩连饮（葛根、黄芩、黄连、炙甘草）对 2 型糖尿病的作用，发现其能增加 RIN–5F 细胞中的胰岛素分泌，改善 3T3–L1 脂肪细胞的胰岛素抵抗。[3]2015 年南京

[1] Y. G. Hua, et al., "Network Pharmacology-based Identification of Key Pharmacological Pathways of Yin-Huang-Fei Capsule Acting on Chronic Bronchitis", International Journal of Chronic Obstructive Pulmonary Disease, Vol. 12, 2017, pp. 85-94.

[2] S. Sheng, J. Wang, et al., "Network Pharmacology Analyses of the Antithrombotic Pharmacological Mechanism of Fufang Xueshuantong Capsule with Experimental Support Using Disseminated Intravascular Coagulation Rats", Journal of Ethnopharmacology, Vol. 154, No. 3, 2014, pp. 735-744.

[3] H. Li, et al., "A network Pharmacology Approach to Determine Active Compounds and Action Mechanisms of ge-gen-qin-lian Decoction for Treament of Type 2 Diabetes", Evidence-Based Complementary and Alternative Medicine, Vol. 2014, 2014, pp.495-507.

中医药大学研究四妙丸（苍术、牛膝、黄柏、薏苡仁）对痛风的治疗作用，发现其能显著提高人脐静脉内皮细胞（Human Umbilical Vein endothelial Cells, HUVEC）的活力，减弱细胞间黏附分子 -1（Intercellular Cell Adhesion Molecule-1, ICAM–1）的表达，从而达到治疗痛风疾病的目的。[1]

第二节　心理与健康

一、心理对健康的重要性

早在几千年前，古代哲学家就开始思考心与身的关系。中国古代哲学主张人体是形神合一的能量平衡系统。人的性情思想是由一定的器官承担的，并且其活动会在器官上反映出来。春秋时代的道家思想提出"人与自然统一"的哲学思辨。因此，中医处理疾病时关注的是人这个整体，考虑人体所有系统之间的关系在疾病中的作用，而不只是把患病的某一器官分开来考虑。在西方，最早对心理学对疾病的影响进行系统地探索可以追溯到古希腊时期。古希腊的哲学家柏拉图和亚里士多德，以及名医希波克拉底开始探索心理的基本性质以及它的各种机能和组成部分。有人认为亚里士多德《论灵魂》是西方最早的一部论述心理学思想的著作。因此长期以来，早期心理学研究属于哲学范畴，称为哲学心理学。此后，心理学这个术语大约在 16 世纪才出现，而我们称之为"科学"的心理学研究却在 18 世纪中期才建

---

[1]　F. li, et al.,"A Network Pharmacology Approach to Determine Active Ingredients and Rationality of Herb Combinations of Modified-Simialwan for Treatment of Gout", Journal of Ethnopharmacology, Vol. 168, 2015, pp. 1-16.

立起来。正如德国心理学家艾宾浩斯所说："心理学有着漫长的过去，但只有短暂的历史。"不论是基于哲学理念，还是心理学的发展，都不能否认生理和心理不可分离，身体和思维也不可分离。它们是相依存在的，共同构成健康的基石。健康是多层面呈现的整体概念，疾病也是多方面因素的裂变结果。

联合国世界卫生组织（WHO）对健康的定义是"健康不仅是没有疾病，而且包括躯体健康、心理健康、社会适应良好和道德健康"。由此可知，健康不仅是指躯体健康，还包括心理、社会适应、道德品质相互依存、相互促进、有机结合。当人体在这几个方面同时健全，才算得上真正的健康。做一个健康的人并不是一件容易的事，因为一个真正健康的人也就意味着是一个全面发展的人。[①]

所谓心理健康，就是一种良好的、持续的心理状态与过程，表现为个人具有生命的活力，积极的内心体验，良好的社会适应，能够有效发挥个人的身心潜力以及作为社会一员的积极的社会功能。对心理健康含义的理解有广义和狭义之分。狭义的心理健康，主要目的在于预防心理障碍或行为问题；广义的心理健康，则是以促进人们的心理调节，发挥更大的心理效能为目标。

需要指出的是，心理健康具有高低层次之分。我们常说的没有心理疾病，只是低层次心理健康的要求；高层次（积极的）心理健康不仅要求没有心理疾病，而且能充分发挥个人潜能，发展建设性人际关系，从事具有社会价值和创造性的活动，追求高层次精神需求以及生活的意义。心理健康既是一种状态，也是一种过程。心理健康不是指

---

① S. G. Post, "Altruism, Happiness, and Health: It's Good to be Good", International Journal of Behavioral Medicine, Vol. 12, No. 2, 2005, pp.66-77.

个体没有失败或者痛苦和烦恼，而是能在这些情况下做出有效的自我调整，在困境面前保持韧性。讨论心理健康问题也不能脱离社会这个大环境，个体的心理健康离不开社会环境的支持。不同社会由于其主流文化、价值观念、社会规范不同，对于同一行为正常与否，往往会做出不同的判断。[①]

心理疾病和身体健康相互影响，患有心理疾病会侵蚀身体健康。心理疾病的产生与遗传、心理易感性、童年经历和社会环境有着千丝万缕的联系。心理疾病会显著增加慢性疾病的患病率，包括心血管疾病、糖尿病、癌症，并且影响这些疾病的治疗和预后。身体疾病也会反过来影响心理健康，例如癌症患者往往承受严重的心理和社会影响方面的压力，25%—45%的癌症患者在不同的病程和疗程中并发抑郁障碍。过去我们常常忽略影响行为的内在情绪和情感，随着"生物—心理—社会"医学模式的转变，人们对心理问题逐步重视起来。这一新医学模式认为除了生物学观点外，还必须考虑人的心理和人与环境的关系，进而从生物学、心理学和社会科学这三个不同的角度之间灵活转换态度和知识，帮助人类实现真正的健康。

二、常见心理困扰和心理障碍

在现代社会，传染病、寄生虫病、营养缺乏病已经不再是威胁生命的主要疾病，它们在"疾病谱"和"死因谱"中所占的地位已不重要。相形之下，与心理性、社会性因素有关的疾病却显著增高，以排名前三位的死因恶性肿瘤、心血管疾病和脑血管疾病为例，都包含有

---

① 张海钟：《心理健康标准研究的争鸣综述及其进一步的思辨》，《心理学探新》2001 年第 3 期。

心理紧张、吸烟、环境污染等心理社会因素在内。

根据世界卫生组织定义显示，精神疾病（mental disorders）的定义很广泛，表现可能各不相同。它们的一般特点包括异常的思维、观点、情绪、行为以及与他人的关系。在 21 世纪，精神、心理和行为问题至少占疾病总负担的五分之一。通常人们所认为的精神病是有比较严重症状、需要强制治疗的患者，比如严重精神分裂、痴呆、自闭生活无法自理、有扰乱社会秩序、攻击他人或自残行为等。但实际上精神疾病范围要广得多。较轻的精神疾病可以包括常见的失眠、抑郁、老年痴呆、游戏成瘾、酗酒、滥用药物等。

在探讨人的心理健康时不应将其与伦理道德相分离。许多心理问题、健康问题在本质上就是道德问题。心理健康是一个动态的过程，可以从智力、情绪、意志、人格、自我意识和人际关系等各方面加以界定。但是心理健康的内在前提是道德健康。只有符合道德标准，才能为人生各阶段的心理发展提供一个正确的方向。而一个道德不健康的人，其心理的发展可能会发生偏差，从而引起各种心理问题。如果没有道德的引领，人的心灵成长就会迷失方向，处于无序和混乱状态，心理的健康也就无从谈起。

道德对身体和心理健康具有积极的作用。孟子主张养生要善养"浩然之气"，即正义行事，从而仰无愧于天、俯无愧于地，自然正气充盈。从宏观来看，道德可能与人的积极的心理过程和情绪相关。道德有助于主体形成正确的价值观，在是非对错、善恶荣辱之间做出理性的选择，久而久之形成健全的道德人格，有助于防范心理健康问题的发生。遵守道德规范的人能够保持内心平静，不受惭愧、懊悔、内疚等不良情绪的干扰，而平静的内心世界正是我国传统的中医和养生理论都非常强调的。①

美国几项心理学调查都发现，在生活中乐于助人、性格积极向上的人比同龄人更健康，也较少罹患癌症等疾病。具有利他主义思想的人，也往往容易与人建立深刻的社会关系，对生活更加满意和幸福。人们在对利他行为之后体验到积极的情绪，从而产生满足愉悦等积极的情绪反应。从微观来说，注重道德修养的人，在生活中心理平衡，情绪稳定，这时，人体分泌出激素、酶类和乙酰胆碱等能把血液的流量、神经细胞的兴奋调节到最佳状态。反之，如果行事不正，心绪不宁，不良的情绪反应会影响大脑，并由此通过植物神经，内分泌和运动神经系统的作用，使内脏、心血管系统、内分泌系统、肌肉骨骼系统、皮肤及免疫机制等受累而引起各种症状的疾病。因此，早在 3000 多年前的《黄帝内经》里，就明确地提出了七情六欲致病说，发现了人类疾病的深层病根在于主观因素，并提出了"精神内守，病安从来"的保健治疗方法。所以，善于养生者以德行为主，以调养为佐。由此可见，提升道德修养有助于身体健康，提高生活质量，有利于提高个体的人际关系能力和社会适应性。良好的人际关系是现代人身心健康和社会适应性的重要标志，又是维护心理健康和社会适应性的必要条件，加强道德修养可以在生理和心理维度上维持健康。尽管背后的机制尚未完全破解，但是加强道德修养建设需要引起我们的高度关注。建设社会主义和谐社会，加强良好的社会风尚和社会公德、家庭美德，不断提升整个社会的道德水平，既要重视人的生存和发展，同时也要鼓励每个社会成员为他人、为社会奉献，从而不断达到

---

① 周永奇：《道德与健康的伦理透视》，《江苏省社会科学》2016 年第 5 期。

更高的道德境界。在一个稳定的社会和文化环境中，道德象征和文化价值观可以得到广泛的肯定，从而向人们提供及时的心理保障。而当个体发现过去的价值观和道德观受到怀疑或分裂时，有可能产生相应的心理健康问题，进而可能会影响到家庭、团体和社会的和谐。

心理健康也涉及积极的社交活动。人类的精神活动得以产生和维持，其重要的支柱是充分的社会交往。社会交往的贫乏，往往与异常心理或者精神崩溃相关。道德健康是心理健康的内在前提，这一命题的提出，实质上扩大了心理健康的内涵。基于道德对健康的决定性作用，我们应该加强道德修养，发挥道德的价值导向功能，构建道德环境。以道德的方式开发自身的心理潜能，提升自己的精神世界和生命的质量，使心理健康教育达到内在价值与外在价值的统一。

生活中常见的心理困扰和心理障碍包括以下几种。

（一）负面情绪

心理学上把焦虑、紧张、恐惧、愤怒、沮丧、悲伤、痛苦等情绪统称为负性情绪（Negative emotion），有时又称为负面情绪。人们之所以这样称呼这些情绪，是因为此类情绪体验是不积极的，身体也会有不适感，甚至影响工作和生活的顺利进行，进而有可能引起身心伤害。美国宾夕法尼亚州立大学的一项研究表明，负面情绪与更高程度的炎症相关，可能预示着糟糕的健康情况。一天多次测量的消极情绪与炎症生物标志物水平较高有关。过去的研究表明，临床抑郁和敌意情绪与更高程度的炎症相关。炎症是机体对感染、伤口和组织损伤等免疫反应的一部分。慢性炎症会导致多种疾病，包括心血管疾病、糖尿病和某些癌症。长期的负性情绪可直接影响大脑皮层对下丘脑内分泌系统及植物神经系统的作用，破坏身心稳态，导致体液内环境的不稳定，进而影响机体的生理、心理活动，引起或加重心身疾病。从另一方面来说，心身疾病的持久不愈又反过来加重负性情绪，从而形成恶性循环。有研究发现，哮喘患者的焦虑与抑郁情绪较正常人明显，而乳腺癌患者中多有悲哀情绪。不良的情绪往往导致患者的生活质量下降，影响治疗效果。[1]

（二）工作倦怠

"倦怠是一种由长期的过度的压力导致的情绪、精神和身体的疲劳状态。"工作倦怠（Job burn out）是一种情绪衰竭、人格解体、个人成就感降低的综合征，具体表现为对工作的冷漠和距离感，在工作中产生衰竭、沮丧和怠慢的心理，从而缺乏同理心，对客户或同事产生怠慢态度甚至有放弃工作的想法。工作倦怠是一种应激状态，会导致注意力难以集中以及问题解决能力降低。降低的专业效能进一步使工作者对过去或现在的期望难以产生满足感。对于从工作目标和期望中寻找人生意义的工作者而言，过高的工作目标和期望可能与实现目标的能力不足相冲突，继而产生对人生的无力感和挫败感。职业倦怠者的社交生活也深受影响，可能会变得孤僻，减少或拒绝参与家庭或工作场所的活动。这些因素都可长期消耗人的情绪和精力，最终表现为身心疲劳与耗竭的状态。

工作倦怠在服务行业中比较典型和突出，例如社会工作者、医生、护士、教师、律师、警察等职业人群往往处于高压的工作环境，要求超强的情感投入却往往无法得到与投入相关的回报。一项面向超

---

① G. D. Batty, T. C. Russ, E. Stamatakis & M. Kivimäki, "Psychological Distress and Risk of Peripheral Vascular Disease, Abdominal Aortic Aneurysm, and Heart Failure: Pooling of Sixteen Cohort Studies", Atherosclerosis, Vol. 236, No. 2, 2014, pp.356-385.

过 29 个专业的 15000 名医生的研究，调查了关于医生职业倦怠和抑郁情况。报告显示 44% 的医生感到倦怠；11% 的医生有通俗上讲的抑郁；4% 的医生已有临床诊断的抑郁。这种状态产生的长期压力往往引起头痛、感冒、失眠以及疲劳等综合征，导致全面的健康问题。同时还会危害医疗机构本身。研究结果发现，医生的工作倦怠与患者安全和医疗质量呈负相关关系。[①]

（三）压力

压力（Stress）是现代生活的一部分。无论在学校或是进入社会，人们时刻都受到压力的考验。压力反应主要是由神经系统协调，身体通过释放应激激素（如肾上腺素和去甲肾上腺素）来应对生理、心理或情绪压力。应激激素会增加血压，提高心率和血糖水平，这些变化有助于一个人以更大的力量和速度行事，以逃避感知到的威胁。处于正常范围的压力使我们更加警惕，反应更加迅速。但是随着压力逐渐增加，人们会表现出疲劳、焦虑、疼痛、愤怒和崩溃等情绪。持续几个星期或几个月压力下的紧张和担心很可能会使你的健康状况亮红灯，经历强烈和长期（即慢性）压力（Chronic Stress）的人会面临多方面的疾病风险：如病毒感染（流感或普通感冒），消化或泌尿系统疾病，甚至导致高血压和心理健康问题，如心脏病、睡眠障碍、抑郁症和焦虑症等。

很多研究集中于压力对免疫系统的影响。一项心理研究显示，面对考试的压力，学生的各项免疫细胞应答指标均有下降，如 NK 细胞

---

① M. Kivimäki, et al., "Long Working Hours and Risk of Coronary Heart Disease and Stroke: a Systematiic Riview and Meta-analysis of Published and Ynpublished Data for 603838 Individuals", Lancet, Vol. 386, No. 10005, 2015, pp. 1739-1746.

的活性和淋巴细胞的增殖能力降低，反之疱疹病毒的抗体数增加。而生活中的积极事件会导致免疫球蛋白 IgA 的增加。这个实验证实了日常生活事件对免疫系统的调节作用，并且提示人们积极生活事件有助于疾病的康复。长期生活压力对人体免疫系统也有持续影响。例如学者发现曾经发生严重事故的基地附近的居民近十年来一直处于相对较强的应激状态，而且其疱疹抗体的数量明显多于后者。细胞因子白介素 6（IL–6）在压力应激时期会引发炎症，IL–6 还被证明在自身免疫性疾病、癌症、肥胖症、糖尿病、抑郁症和焦虑症中都会产生刺激作用。①

　　压力应激具体影响免疫系统的机制尚未完全清楚，实验室研究揭示了部分应激影响免疫力的生理机制。最新的荟萃（Meta）分析汇总了 300 多篇文献，发现应激状态下交感神经系统高强度兴奋的人往往表现出最明显的免疫力变化。在急性压力和慢性压力下，自然免疫系统的一些参数被上调，在细胞水平和体液水平都影响免疫因子的表达。相反那些交感神经系统在应激状态下不被激活的人，其免疫力的改变也微乎其微。这个结论已被多次重复实验所证实。交感神经与免疫应答间的相互关系暗示着一种可能，即由应激引发的交感神经系统的反应会引起免疫系统的改变。然而这种影响的因果关系尚需要实验来证明。最近的两个实验研究试图证明这种影响的因果性。与同类实验有所不同，这两个实验均增设了一个自变量。测试对象被分成两组，实验时一组服用安慰剂，另一组服用作用于免疫细胞防止交感神经分泌的荷尔蒙药物。如果应激对免疫细胞机能的影响是通过交感神

---

① H. Yang, et al., "Stress-glucocorticoid-TSC22D 3 axis compromises therapy-induced antitu-mor immunity", Nature Medicine, Vol. 25, 2019, pp. 1428-1441.

经系统传递的，那么药物组应该有效地消除由应激引起的免疫系统的改变。Bachen 等人的研究表明：药物组有效地抑制了由应激引起的 NK 细胞的活性与数量的变化。两个研究结果都提示我们：免疫力的改变是由应激状态下交感神经的活动引起的。交感神经系统是主要传递者的结论也为那些以体液免疫为研究对象的研究所证实。[1][2] 佛罗里达大学的科学家 Michael Antoni 研究了患有早期乳腺癌的 200 名妇女。[3] 她们中的一部分人被安排参加了一个为期十周的压力管理训练，与只参加了一天该课程的人群对照相比，她们的炎症相关基因表达明显下调，同时 I 型干扰素响应基因（对抗肿瘤）也相应上调。

（四）焦虑

焦虑（Anxiety）指对于预期性、未来可能发生的事件及问题感到忧虑和烦恼的感受。焦虑可以是一种因情境引发的短暂情绪状态，也可能是一种长期稳定的情绪特质。在生活中我们都曾因面对压力或危险而感到焦虑。当焦虑变得过度和不合理，以致影响了学业、工作、社交或日常生活，就发展为焦虑症。患者具有长期地感到紧张与不安的人格和心理倾向，这种倾向并非全由情境因素所引起，而是具有跨情境的普遍性。焦虑症以焦虑情绪体验为主要特征。主要表现为：无明确客观对象的紧张担心、坐立不安以及植物神经紊乱的症状，如心悸、手抖、出汗、尿频等。焦虑症可分为多种，如社交焦虑

---

① L. Galluzzi, et al., "Immunological Efects of Conventional Chemotherapy and Targeted Anti-Cancer Agents", Cancer Cell, Vol. 28, 2015, pp. 690-714.

② D. W. Cain & J. A. Cidowski, "Immune Regulation by Glucocorticoids", Nature Review Immunology, Vol. 17, 2017, pp. 233-247.

③ F. Baker, et al., "A POMS Short form for Cancer Patiests: Psychometric and Structural Evaluation", Psycho-oncology, Vol. 11, 2002, pp. 273-281.

症、特殊恐惧症、广泛性焦虑症、强迫症、创伤后压力症和惊恐症。成人和儿童都可能有焦虑问题，虽然其症状可能不同。焦虑的产生由遗传、基因、环境、性格特质等多种因素共同参与。在迄今为止最大规模的焦虑基因研究中，美国退伍军人事务部研究人员发现了有关这种疾病潜在生物学原因的新证据。这项研究使用百万退伍军人项目（MVP）的数据，识别了人类基因组中与焦虑风险相关的区域。研究人员比较了近 20 万名 MVP 参与者的基因组。他们确定了 5 个与欧洲裔美国人焦虑相关的位点，以及一个与非洲裔美国人焦虑相关的位点。这些位置的基因变异可能增加焦虑风险。与焦虑相关的基因组位置也与其他精神疾病有重叠。其中一个已确定的位点以前曾被认为与双相情感障碍和精神分裂症的风险有关。研究还显示，焦虑症状与抑郁、创伤后应激障碍和神经质之间存在遗传重叠。环境因素，如应激性生活事件，可能使有遗传易感性的人更容易患焦虑症。除基因易感性外，也有学者认为，心理冲突引起了焦虑，这是潜意识的过程。而且通过自主神经系统对机体产生生理性影响，持续性的生理性改变最终导致了器官的功能失调。以溃疡病人为例，由于过分依赖和爱的需求得不到满足而产生了情绪压抑，情绪压抑会增加胃酸分泌，最终导致胃黏膜糜烂并造成胃溃疡。

很多研究表明，过度压力和焦虑会导致免疫力低下。焦虑紊乱病人的氧化压力标准会呈上升的趋势。焦虑心境与 NK 细胞活性的降低有关，同时也与免疫细胞对植物血球凝集素（PHA）和伴刀豆球蛋白 A（ConA）的增殖应答的抑郁有关。免疫系统在压力导致的焦虑行为中也扮演了不可或缺的角色。在正常情况下，线粒体会促进葡萄糖通过糖酵解模式实现能量释放，使葡萄糖水解后变成丙酮酸，进入三羧酸循环为细胞正常运行提供能量。科研人员发现，在线粒体碎裂的 CD4 阳性 T 淋巴细胞内，葡萄糖并未通过正常的糖酵解途径代谢，而是通过戊糖五磷酸途径合成了大量嘌呤类物质（黄嘌呤）释放到细胞外。这些黄嘌呤可以通过血脑屏障，到达大脑的情绪处理中心——杏仁核。黄嘌呤通过细胞表面的嘌呤受体作用于杏仁核中的少突胶质细胞，引起少突胶质细胞的异常活化与增殖，最终造成恐惧中心局部神经元的过度活跃，引发小鼠严重的焦虑行为。

（五）抑郁

抑郁（Depression）的概念包括从日常生活中某种持续的情绪状态到与精神病学定义上的抑郁障碍（Depressive Discorder）。因此，抑郁至少有 3 种不同的含义：一是一种心境，一种感觉，一种情绪，一种情感状态；二是抑郁障碍的一个症状；三是抑郁障碍的本身。实际上，抑郁本质上是一种情绪，它不是一种诊断或一种疾病，或者说抑郁是一个连续谱。

抑郁是一种常见的精神疾病，属于情感性精神障碍，主要表现为情绪低落、兴趣减低、悲观、思维迟缓、缺乏主动性、自责自罪、饮食及睡眠差，担心自己患有各种疾病，感到全身多处不适，严重者可能出现自杀念头和行为。据世界卫生组织（WHO）披露数据显示，全球有超过 3.5 亿人罹患抑郁症，近十年来患者增速约 18%。在中国，抑郁症的终身患病率为 6.9%，12 个月患病率为 3.6%。根据估算，中国目前有超过 9500 万的抑郁症患者。世界卫生组织预测，到 2030年，抑郁症将位居全球疾病总负担排名首位。其中，中国女性患者居多占 65%，35 岁以上患者占总患者比例的 67%，且存在患者低龄化的趋势。

抑郁症不同于通常的情绪波动和对日常生活中挑战产生的短暂情绪反应。长期的中度或重度抑郁症可能成为一个严重的疾患，患者可能会受极大影响，在工作中以及在学校和家庭中表现不佳。最严重时，抑郁症可引致自杀。每年因抑郁症自杀死亡人数估计高达100万人。同焦虑症一样，抑郁症也是社会、心理和生理因素复杂的相互作用产生的结果。抑郁症可导致更大的压力和功能障碍，影响患者的生活并加剧抑郁症状。抑郁症与身体健康状况相互关联。例如，心血管疾病可导致抑郁症，反之亦然。抑郁症不仅是一种精神紊乱，事实上它的影响范围不仅限于脑部，还是一种影响全身的疾病。①

抑郁症会引起皮质醇长期处于高水平，这是我们在压力下产生的激素。皮质醇过多会导致神经胶质细胞停止正常工作。同时，释放出称为促炎细胞因子的蛋白质。它们会损害神经胶质细胞，从而又释放更多的促炎细胞因子，引起炎症的恶性循环。抑郁症与炎性应答系统的激活有关，是一种心理神经免疫紊乱性疾病。免疫激活与焦虑，抑郁心境和记忆损伤正相关，而这些情绪紊乱和认知功能损伤与LPS所诱导的细胞因子的水平正相关。有关抑郁症患者免疫应答研究的因素分析表明：与健康组相比，抑郁症患者的各项免疫指标均偏低，包括NK细胞的活性、淋巴B细胞、T细胞的数量等。队列研究则显示：抑郁症痊愈后其NK细胞活性偏低的现象不复存在。因素分析的另一结果显示：抑郁症与免疫系统的关系在老年患者、住院病人那里表现得最为明显。至于原因尚不清楚，也许是这些病人的抑郁症更严重，也许是住院因素或年龄因素本身在起作用。临床数据显示，免疫系统

---

① T. N.K. Raju, "The Nobel Chronicles", The Lancet, Vol. 353, No. 9150, 1999, p.416.

也会导致神经系统的变化，肠道炎症性疾病患者往往会伴有焦虑抑郁情绪。大脑与肠道之间的相互作用也可能发生在大脑和免疫系统之间（因为肠道拥有大量免疫细胞），以及大脑和内分泌系统之间。早期研究多数关注神经系统对免疫系统的影响，也发现了抑郁症的临床状态与免疫应答的异常相关联。然而目前在压力等应激状态下，外周免疫细胞对中枢神经系统的调控作用尚存在巨大的研究空白。不少研究者认为：抑郁症之所以会导致免疫系统的改变是由于行为因素的影响，这些行为因素包括：抑郁症患者的睡眠不足、缺乏活动、食欲减退、吸烟多、酗酒、药物滥用等。

三、心理对人体健康的影响机制

人类的心理状态，包括情绪、情感、认知等，都受到神经递质或激素的调控。某种情绪的产生需要通过神经递质与特定的受体成对匹配来完成，兴奋性神经递质能刺激大脑并导致其更加活跃，例如肾上腺素经常与充满活力的性格和心跳联系在一起。而多巴胺则属于抑制性神经递质，人在参与运动或约会等喜欢的活动时释放出来。影响情绪的物质主要有多巴胺、内啡肽、血清素、肾上腺激素、催产素等。这些生物活性分子又被称为机体生理系统的"分子语言"。[1] 现已证明，神经系统、内分泌系统和免疫系统之间主要通过它们各自产生的生物活性分子（神经介质、激素和细胞因子）及其相应受体来相互传递信息并进行功能调节的，从而进行复杂的生物学对话。

免疫细胞上存在着各种内分泌激素（如皮质激素）和神经递质

---

① 　姚泰主编：《生理学》第八版，人民卫生出版社 2003 年版。

（如 β 内啡肽等内源性阿片样物质）的受体。同样，在神经细胞上也存在各种免疫细胞因子（如白细胞介素、干扰素等）的受体。过去也曾经证明，经典的神经递质如乙酰胆碱、肾上腺素和去甲肾上腺素都参与免疫功能的调节。生理应激和心理应激能激活免疫系统，导致细胞因子的产生，从而影响中枢神经系统的多个方面，包括神经递质代谢、神经内分泌功能、神经可塑性以及与行为改变有关的信息过程。大脑和免疫系统细胞膜在结构上存在特定的神经肽受体，使神经肽和神经递质可直接作用于免疫系统。更有研究表明，情感与应答机制通过心理—免疫通路的高度相互依存来实现，而免疫和内分泌系统也受到包括大脑在内的中枢神经系统（CNS）的调节。心理因素对人体免疫系统的影响可能有助于揭示身心关系的奥秘，而且为疾病的心理干预提供了新的证据与思路。以下为常见的生物活性分子。

（一）神经递质

人总会对外界事物有不同的反应及情绪变化。这些情感及行为可能使我们体内一些化学物质（大分子、小分子）在神经系统中发挥作用。神经系统包括中枢神经系统（Central Nervous System，CNS）和周围神经系统（Peripheral Nervous System），中枢神经系统的基本结构和功能单位是神经元（即神经细胞），脑内大约有一千亿到一亿亿个神经元。神经元之间在结构上并没有原生质相连，仅互相接触，其接触的部位称为突触。突触小体中有突触小泡，突触小泡中有神经递质（Neurotransmitter），神经递质由突触前膜释放到突触后膜，使后膜产生兴奋（或抑制）。因此所谓神经递质，就是在神经突触信号传递中担当"信使"的一组特定化学物质，按生理功能可分为兴奋性神经递质和抑制性神经递质。① 但是考虑到效应机制（受体和靶器官）的差异，最终展现的宏观效果大相径庭。基本情绪是由在神经系统的不同神经元成分和神经元之间的不同连接方式决定的，神经递质会激活大脑中负责不同情绪的部分，或激活大脑中触发自主神经系统刺激的部分。所以神经递质的种类和数量是影响人体验情绪的一个重要影响因子。情绪变化是生物体应激反应或行为的准备阶段，与事物（内在或外在）的评价有关，对外部或内部刺激做出的潜意识的身体变化，其主要体现在生理（血压、心跳频率、呼吸频率、腺体分泌）和行为（面部表情、肌体语言、行为模式）上。

现在已知的神经递质有很多（大约 60 多种），主要分为四大类：单胺类（生物胺，包括单胺类与多胺类）、肽类、氨基酸类、其他类。

单胺类有：儿茶酚胺类、血清素（5–羟色胺或称 5–HT）、组胺、苯乙胺、色胺等。

肽类有：阿片类、催产素（神经肽）、P 物质（神经肽）等。

氨基酸类有：谷氨酸、GABA（γ–氨基丁酸）等。

其他类有：乙酰胆碱、花生四烯乙醇胺、腺苷等。

其中上述子类细分如下：

儿茶酚胺类有：多巴胺、去甲肾上腺素、肾上腺素。

阿片类有：强啡肽、脑啡肽、内啡肽（也称脑内啡，即脑内吗啡）。

1. 乙酰胆碱

乙酰胆碱（Acetylcholine，Ach）是人类所认知的第一个神经递质，可以通过激动受体而改变神经元兴奋性，影响突触传递，诱导突

---

① C. Kendra, "The Role of Neurotransmitters", 见 https://www.verywellmind.com/what-is-a-neurotransmitter-2795394.

触可塑性并协调神经元组的激发，在整个外周和中枢神经系统中均发挥着重要作用。20世纪初，根据乙酰胆碱受体对天然生物碱——毒蕈碱和烟碱的药理学反应特性不同，将其分为毒蕈碱受体（muscarine-acetylcholine receptors，mAChRs）和烟碱受体（nicotini cacetylcholine receptors，nAChRs）。研究发现，这两类受体在结构和功能上有着巨大差别，毒蕈碱受体属于G–蛋白偶联由第二信使介导的受体家族；而烟碱受体属于离子通道偶联的受体家族其激活后主要通过对膜电位的调节而影响细胞功能活动。[①] 早期研究表明，中枢 mAChRs 激活后介导的效应与认知功能活动有关，而中枢型 nAChRs 包括神经节烟碱受体和脑烟碱受体，由于其分布广泛、作用复杂，长期以来对其在脑内介导的生物效应认识不足。直到20世纪90年代以后，才有越来越多的研究表明，脑内烟碱受体的激活也与认知功能等有关。研究发现胆碱能受体在脑内某些负责认知、学习和记忆的区域分布最广泛。当人思考时，胆碱能受体区域将显示出高活性，局部乙酰胆碱浓度将迅速升高，另一方面，在丧失了思考能力的人（比如老年痴呆患者）脑内同区域的乙酰胆碱就十分稀少。以上表明，思考能力和乙酰胆碱可能直接存在着关联性。

2. 多巴胺

多巴胺（Dopamine）的化学名称是 4–（2–乙胺基）苯 –1，2–二酚，简称DA，是下丘脑和脑垂体腺中的一种关键的抑制性神经递质，具有传递快乐、兴奋情绪的功能，因此被称为"快乐物质"。多巴胺是多巴胺能神经元内酪氨酸在酪氨酸羟化酶的催化作用下生成前体左旋

---

①   J. Crow & G. G. White, "An Analysis of the Learning Deficit Following Hyoscine Adminis-tration in Man", British Journal of Pharmacology, Vol. 49, No. 2, pp. 322-327.

多巴（Levodopa，L–DOPA），再经多巴脱羧酶（氨基酸脱羧酶）脱羧合成，储存于囊泡内，当神经冲动来临，释放大量 DA，突触间隙中的大部分多巴胺被多巴胺转运体再摄取，回收于囊泡中，其余则经儿茶酚胺氧位甲基移位酶和单胺氧化酶降解为高草酸而失活。突触前膜也能再摄取多巴胺加以重新利用。

多巴胺的浓度受精神因素的影响，同时也直接影响人们的情绪。当我们经历新鲜、刺激或具有挑战性的事情时，大脑中就会分泌多巴胺。多巴胺能影响每一个人对事物的欢愉感受，传递亢奋和欢愉的信息，但会使人上瘾。[①] 多年来，人们研究多巴胺与成瘾机制的关系，发现多巴胺的效用产生于期待，而不是获得奖赏。它伴随的更多是渴望和幻想。舒尔茨（Schultz）使用经典的巴普洛夫条件反射试验，即给猴子喝糖水的前一秒播放一种声音来提示猴子，在猴子习惯了这一关联后，它一听到提示音就会渴望糖水。[②] 此时多巴胺能神经元的活动也在提示音响起后增强。因为这一提示预测未来的奖励，但在尝到糖水时多巴胺能神经元的活动不再增强。所以现代社会普遍的"低头族"即"手机上瘾症"也同理，在"刷手机"的过程中多巴胺系统保持兴奋，寻求奖赏，不断的期待下一条刺激。这种对快感的追求是一种饥渴，所以当强迫自己放下手机时，会产生焦虑。多巴胺在前脑和基底神经节（Basal Ganglia）出现，基底神经节负责处理恐惧的情绪，但由于多巴胺的缘故，取代了恐惧的感觉，因此有很多人的上瘾行为，都是因多巴胺而起的。吸毒、吸烟、酗酒等行为刺激神经元分泌

①　J. Wu, et al., "Role of Dopamine Receptors in ADHD: a Systematic Meta-Analysis", Molecular Neurobiology, Vol. 45, No. 3, 2012, pp. 605-620.

②　J. van Os & S. Kapur, "Schizophrenia", Lancet, Vol. 374, No. 9690, 2009, pp.635-645.

多巴胺而获得快感，它们几乎有着相同的上瘾机制。例如长期吸烟会对烟草中的尼古丁产生耐受性，使耐受性阈值增加。当过多的尼古丁随血液进入神经系统时，人体会产生更多的乙酰胆碱受体与尼古丁结合，激活愉快中枢（多巴胺奖励回路），使人感到愉快。一旦不吸烟或者减少吸烟，尼古丁含量下降，就会产生心理和生理的不适感。抑郁症与多巴胺浓度偏低相关，精神状态表现为：快感缺失，动机、兴趣减弱，语言贫乏，不愿说话和社交。躯体症状表现为运动抑制，常见为躺床上不想动。

多巴胺可通过作用于免疫细胞中的 T 细胞，树突状细胞，嗜中性粒细胞等表面上的多巴胺受体，来调节人体的免疫系统。与血清素和免疫系统的关系一样，某些免疫细胞也可以在细胞内合成、存储与释放多巴胺，这也就说明多巴胺起着神经细胞和免疫细胞之间的双向介质的作用。正常条件下的多巴胺的释放对于免疫系统作用的发挥有着积极的作用，反之，因为焦虑或者不安等负面情绪，多巴胺的分泌水平下降，则会降低免疫系统的能力。研究人员还对受试者进行 DNA 测试，检测他们体内 DARPP–32 基因的类型。DARPP–32 基因共有三种变体，分别为"TT""TC"和"CC"。这些变体决定大脑中多巴胺的水平，而多巴胺是影响愤怒和攻击情绪的重要物质。比起拥有"CC"型基因变体的人，"TT"和"TC"型的受试者更易发怒，他们大脑杏仁核中灰质较少。"T"基因能提高多巴胺水平，"T"基因越多，人就会越焦躁易怒。

3. 内啡肽

内啡肽就是"体内的吗啡"（Endogenous Morphine），当然实际上它不过是一种类吗啡生物化学合成物，也可以和吗啡受体结合，从而发挥效用——止痛、镇静、轻微的快感。[①] 内啡肽（Endorphin）亦称安多芬或脑内啡，是内源（Endogenous）和吗啡（Morphine）的缩略词。它是一种哺乳动物体内由脑下垂体分泌的类吗啡生物化学合成物激素。整个内啡肽系统是由内源性肽类物质、阿片受体和内啡肽神经元共同组成的。这些肽可能参与感情应答的调节作用。它包括 α– 内啡肽、β– 内啡肽、γ– 内啡肽、蛋氨酸 – 脑啡肽、亮氨酸 – 脑啡肽、强啡肽 A、强啡肽 B 等，它们都属于内源性阿片肽，是机体抗痛系统的组成部分，都具有很强的类吗啡活性。其中较重要的是 β– 内啡肽，由 31 个氨基酸组成，主要由阿黑皮素神经元和促阿黑皮素原的前体 β– 促脂解素加工合成。β– 内啡肽在体内作用广泛，涉及摄食、性行为、学习、奖励和疼痛调节等。[②] 内啡肽是一种神经递质或化学信使，它们有助于缓解疼痛和压力。通常情况下 β– 内啡肽只有少量释放到血液中，在应激状态下释放入血增多，当机体有伤痛刺激时，可以与吗啡受体结合，引发体内积极的感觉，产生跟吗啡、鸦片剂一样的抗应激和抑制疼痛的作用，除了减少疼痛感之外，内啡肽的分泌导致欣快感，调节食欲，释放性激素和增强免疫反应。高水平的内啡肽会减少压力等负面影响。当我们做事情时它会激发我们产生美好的感觉，使身心处于轻松愉悦的状态中。这是因为内啡肽的释放与"奖赏前路"有关。它会使人在受伤的状态下继续保持兴奋感并坚持做一件事情。同时它的释放与某种特定的脑电波模式有关，当人们通过过

---

① N. Fountoulakis & J. Möller, "Efficacy of Antidepressants: a Re-Analysis and Re-Interpretation of the Kirsch Data", International Journal of Neuropsychopharmacology, Vol. 14, No.3, 2011, pp.1-8.

② G. B. Stefano, et al., "Endogenous Morphine: Up-to-Date Review" Folia Biologica, Vol. 58, No. 2, 2010, pp. 49-56.

度饮食或吸毒企图刺激多巴胺的分泌来获得快感时，可以听脑波音乐，通过 Alpha 波频率激发释放 β– 内啡肽。另外运动也会促使身体释放内啡肽。跑步或锻炼到一定程度后会产生欣快感，它被称为"跑步者的高潮"。内啡肽只是运动时释放的许多神经递质中的一种。身体活动也会刺激多巴胺、去甲肾上腺素和血清素的释放。这些大脑化学物质在调节情绪方面起着重要作用。

4. 血清素

血清素（Serotonin）因首先在血清中被发现而得名，后来人们发现，它就是大脑中存在的 5– 羟色胺（5–HT）。5– 羟色胺是一种具有稳定作用的神经递质，对平稳人的情绪非常重要。因此，血清素也被称为"治愈物质"。在它分泌旺盛且活性较强时，可以让内心稳定和平静，可以控制激动和冲动。在它分泌不足或活性低下时，人就会陷入心烦意乱、坐立不安，易怒、易抓狂的状态。血清素水平影响着心理健康与免疫功能，特别是对焦虑与抑郁的调节更起到了积极的作用。[1]

血清素广泛存在于哺乳动物的组织中，是一种抑制性神经递质。它的合成主要由限速酶色氨酸羟化酶（Tryptophan hydroxylase，Tph）控制，Tph 由 Tph1 和 Tph2 组成，Tph1 主要集中在肠内，刺激嗜铬细胞分泌血清素；除了一部分刺激肠胃蠕动外，一大部分经 5– 羟色胺转运体（5–hydroxytryptamine transporter，5–HTT）转移至血小板储存。Tph2 主要存在于脑内，影响着脑内血清素的分泌。在 Tph 催化作用下色氨酸转化为 5– 羟色胺酸，再经 5– 羟色胺酸脱羧酶催化合成

---

[1] G. K. Isbister, et al., "Relative Toxicity of Selective Serotonin Reuptake Inhibitors（SSRIs）in Overdose", Journal of Toxicology-Clinical Toxicology, Vol. 42, No. 3, 2004, pp. 277-285.

5- 羟色胺。生效后经单胺氧化酶、硫酸等降解破坏随尿液排出，突触前膜也能再摄取 5- 羟色胺加以重新利用。

尽管血清素的实际生物功能是复杂和多面的，可调节认知、奖励、学习、记忆等许多生理过程，但它最为人熟知的作用是幸福感。中枢系统的血清素由 Tph2 合成，作为一种神经递质可以特定性的作用于脑组织，在调节情绪和认知方面发挥重要作用，是一种天然的情绪稳定剂。当血清素水平正常时，会感觉到幸福、平静、专注。而血清素水平的不平衡可能会导致情绪波动甚至抑郁。脑细胞产生的血清素的含量低、缺乏 5- 羟色胺的受体、血清素不能到达受体部位或者色氨酸（制造血清素的化学物质）的短缺，任何一种故障都可能导致抑郁，以及强迫症、焦虑、恐慌，甚至过度愤怒。血清素可以将免疫细胞募集到身体的炎症部位来保护机体，通过作用于人体免疫细胞上的血清素受体来调节身体的炎症与免疫系统。同时，一些免疫细胞如 T 淋巴细胞，还有着合成与释放血清素的能力，由此血清素与免疫系统可以相辅相成地保护着人体的正常运行。当血清素失衡时，焦虑便成了常见症状，同时免疫力也会有所下降。比如我们一遇到相对敏感的信息或对自身有重大影响的事情时就会反应很大，产生较高的消极情绪，睡眠质量也随之下降，这些现象都可能与血清素下降有关。

因此改变血清素水平可以有效治疗抑郁症，普林斯顿大学的神经科学家巴里·雅各布博士曾表明被称为 SSRIs 的常见抗抑郁药物可提高血清素水平，有助于产生新的脑细胞，从而治疗抑郁症。而常用的抗抑郁药物如百忧解主要是通过抑制中枢神经系统对血清素的再吸收来治疗抑郁症。

5. 肾上腺素和去甲肾上腺素

肾上腺素（Adrenaline）是一种战斗激素，也称压力激素，当人面临战斗或身处战斗之中时分泌。肾上腺素飙升时，心跳速度加快、血压上升，将血液输送到肌肉中，调动更多肌纤维，短时间内提高身体机能和肌肉力量。同时血糖升高、瞳孔放大，头脑清醒，专注力和判断力也得到提高。但如果压力过大，肾上腺素分泌过剩，便会使心跳急剧加速，陷入极度紧张的状态，丧失理智，做出自己都无法理解的事情来。身体上的表现则为肌肉僵硬，无法正常运动。与肾上腺素对应的是去甲肾上腺素（Norepinephrine），去甲肾上腺素也叫战斗或逃跑激素，在人直面精神压力、必须在战斗和逃跑之间抉择时分泌，使人注意力高度集中，帮助人做出判断。去甲肾上腺素主要作用于大脑和神经系统，而肾上腺素主要作用于大脑以外的身体内脏器官，尤其是心脏和肌肉。

工作压力大、熬夜会影响身体健康其实与肾上腺素和去甲肾上腺素有关。按照身体机能的规律，肾上腺素和皮质醇都是白天分泌量大，夜晚分泌量小。如压力仍会使身体在夜晚分泌大量肾上腺素和皮质醇，就会对身体造成伤害。皮质醇有"免疫抑制作用"，大量皮质醇会导致身体免疫力下降。皮质醇还会抑制淋巴细胞的机能，增高患癌风险。同时抑制胰岛素的作用，引发肥胖、糖尿病等。肾上腺在面对压力时所释放的皮质类固醇（Corticosteroid）已经证实会减低抗体和淋巴球的数量及威力。

抑郁症和去甲肾上腺素这类脑神经递质之间的关系，在 20 世纪 50 年代的早期开始被关注。哈佛大学学者提出关于抑郁症情绪障碍的去甲肾上腺素假说。该假说认为蓝斑核中分泌去甲肾上腺素的神经元细胞和抑郁症关系密切。此类细胞对大脑各脑区均有影响，尤其是对情绪调节起重要作用的边缘系统。压力激素刺激蓝斑核，起初过度兴奋的蓝斑核让我们觉得如坐针毡，而长时间的兴奋最终将耗竭蓝斑核中的去甲肾上腺素，从而导致抑郁。抑郁症患者往往去甲肾上腺素偏低，其精神状态表现为：记忆力、注意力变差。躯体症状表现为：精力不足、肢体无力、容易疲劳、嗜睡。抑郁症患者常常被一种深深的无助感所纠缠，这种认为自己一无是处是个无用之人的主观感受，就是由多巴胺和去甲肾上腺素水平降低所致。压力激素的长期慢性过度分泌，还将使大脑发生广泛性萎缩，其中边缘系统的海马区以及蓝斑核的受损格外显著，这是由于压力激素抑制神经营养因子的作用所引起的。长期抑郁症患者的学习和记忆能力障碍就和海马区受损有关系。而蓝斑核受损，将直接导致去甲肾上腺素水平的过度下降，而诱发重度抑郁，可能促使患者自杀。目前的抗抑郁药物，主要是通过间接增加大脑中的去甲肾上腺素和血清素的含量来治疗抑郁症。研究人员也试图利用基因疗法来治疗抑郁症，比如抑制杏仁核中引起麻烦的基因表达或者将产生分解压力激素的酶的基因导入海马中，以减轻甚至消除它对海马的伤害，从而避免学习能力和记忆力下降。

（二）激素

激素（hormone），是由内分泌腺或细胞产生的化学物质，随着血液输送到全身，通过调节各种组织细胞的代谢活动来影响人体的生理活动。激素是可以调节生化过程、传递信息，在希腊文原意为"兴奋活动"。

人的生理状态和精神状态无时无刻不处于体内各种激素的调控之下。激素在人体内的量虽然不多，但对机体的新陈代谢、生长发育、繁殖、神经信号传导等起重要的调节和控制作用。内啡肽有 α、β、γ、δ 四种类型。其中 β 内啡肽大量存在于垂体中。脑啡肽是内源性阿片样物质中两种特殊的五肽化合物，亮氨酸和甲硫氨酸脑啡肽，含有与吗啡相似的活性基团。它是归于药理学的范畴，并不是化学公式化。

人们常常把神经递质和激素混为一谈，它们实际上是不同的物质，但神经递质非常类似于激素，它们之间重要的区别是：

1. 神经递质和激素之间的主要区别是来自身体不同的地方。神经递质主要来自神经，而激素是由内分泌腺释放。

2. 除了产生的来源不同，神经递质传播的距离小于一微米，而血液中的激素可以附着在细胞激素受体上而获得更远的距离。

3. 神经递质由突触前膜释放后立即与相应的突触后膜受体结合，产生突触去极化电位或超极化电位，导致突触后神经兴奋性升高或降低。而腺体分泌的荷尔蒙直接进入血液，它们要么依附激素受体在细胞上，要么被人体代谢和排泄出体外。

4. 激素可以通过药物化学合成，可以以药物的形式进入人体。神经递质只能在体内产生。药物可以模仿神经递质活动或绑定到神经递质受体，使神经递质本身不能发挥其影响力，但神经递质只能在体内产生。

5. 肾上腺素既是神经递质也是激素。作为一种激素，它由肾上腺释放到血液中，从而影响心率。作为神经递质，肾上腺素由突触前神经元释放，并作用于附近的细胞。这种作为神经递质的肾上腺素被称为去甲肾上腺素。

例如，皮质醇是一种应激激素，也被称为压力激素，负责调节我们身体的多项功能，操纵着情绪与健康、免疫细胞与炎症、血管与血压之间的联系，而且在维护结缔组织（例如骨骼、肌肉和皮肤）等方面具有特别重要的功效。正常情况下，压力激素皮质醇使得身体产生抵抗力来消除一些身体的炎症反应，同时会起到保护身体的作用。但是长时间的压力与焦虑，会使得皮质醇过量分泌，从而抑制免疫细胞中的白细胞与T细胞的作用，降低身体免疫系统发挥的作用。此时，虽然身体并不会生病，但是免疫力下降了，如果有细菌或者病毒攻击，身体的抵抗能力就会下降，从而增加患病的风险。而长时间的焦虑，会使得皮质醇处于一种长时间释放的状态，影响了免疫系统的正常作用。

大脑、免疫系统和肠道微生物之间存在着错综复杂的联系。而化学分子则构建了肠道—大脑轴和从免疫系统到大脑的通路。神经递质和其他化学分子的正常分泌与否，很大程度上决定了这些系统能否正常工作。目前我们尚未完全了解心理与健康，心理与免疫的机制，但是诸多研究都显示可以通过积极的心理调控促进健康。例如冥想和保持情绪平衡，可能会提高免疫系统，进而使人体保持健康。积极的人际关系也有助于免疫力的提高，研究表明：几乎各种形式的社会支持（无论情感的还是特质的）都与NK细胞活性增强相关；积极的情绪还可以恢复逆境生物学效应的损伤。另外倾诉苦闷或创伤经历也对人体免疫力有影响。

第三节 运动与健康

运动是在人类发展过程中逐步开展起来的有意识地对自己身体素质进行培养的各种活动，采取了各种走、跑、跳、投，以及舞蹈等多种形式，用于增强身体素质。运动分为有氧运动和无氧运动，有氧运动是人体在氧气充分供应的情况下进行的运动，无氧运动则是人体肌肉在无氧供能代谢状态下进行的运动。

2019 年 9 月 5 日，世界卫生组织（WHO）在著名医学杂志《柳叶刀》上发布的一份最新研究报告指出，2016 年全球超过 14 亿的 18 岁以上成年人体育活动不足，使得罹患心血管疾病、Ⅱ 型糖尿病、痴呆，以及部分癌症的风险增加。[①] 研究显示，全球有三分之一的女性和四分之一男性没有达到专家推荐的、有益健康的身体活动水平，即每周至少进行 150 分钟中等强度的闲暇活动（比如健步走、骑单车或做家务），或是 75 分钟高等强度的体育锻炼（比如游泳、跑步或竞技体育）。报告指出，2016 年成年人体育活动不足状况较为严重的国家包括科威特（67.0%）、巴西（47.0%）、美国（40.0%）和英国（35.9%）等，而中国仅有 14.1%。体育活动不足比例下降最为明显的则是东亚和东南亚地区，从 2001 年的 26% 下降到了 2016 年的 17%，这主要是由于该区域人口数量最多的中国体育活动比例上升。（图 3-1）

《2019 国民健康洞察报告》显示，公众普遍认可运动对于健康的重要性，评分达 9.2 分，半数以上甚至认为运动的重要性为满分 10 分。[②] 但公众对于自身运动状态的满意度，却只有 5.5 分，仅有不到三分之一的公众认为自己的运动现状及格。锻炼频率少于每周 1 次的公众占比高达 47%，可以做到经常参加体育锻炼（每周大于 3 次）

---

① 《全球超过 14 亿人因运动不足面临疾病风险》，2019 年 11 月 27 日，见 https://www.sohu.com/a/356727279_763552。

② 南通市体育科学研究《2019 国民健康调查洞察报告》：《公众认可运动有助健康，但参与度不高》，2019 年 2 月 6 日，见 https://www.sohu.com/a/293482840_500007。

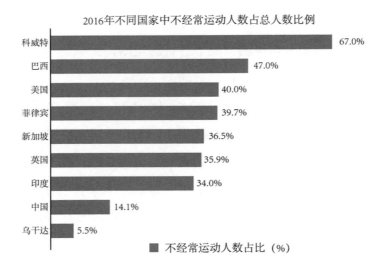

图 3-1　不同国家中不经常运动人数占总人数比例

的公众仅占 30%，反映出人们体育锻炼的参与度普遍不高。其中女性不参与体育锻炼（少于每月 1 次）的比例明显高于男性。从年龄分布来看，"80 后"和"90 后"的年轻人经常参加体育锻炼的比例较低，仅为 25% 左右；同时，调查呈现出随年龄增大，经常参加体育锻炼的人数百分比逐步上升的趋势，"70 前"人群可高达到 73%。散步和跑步因简单方便、适用性强成为公众最喜爱的运动方式，选择比例分别为 66% 和 45%。在休闲运动中，骑自行车最受青睐，占比 23%。"小球类"运动中，羽毛球的参与人数最多；而在"大球类"运动中，篮球最受欢迎。大众选择户外健身的比例最高，25% 的公众会选择室内健身房或专业健身场馆，还有 18% 的人会选择在家运动。

世卫组织总干事谭德塞博士 2018 年 6 月 4 日与葡萄牙总理安东尼奥·科斯塔一道发布新的《世卫组织 2018—2030 年促进身体活动全球行动计划：加强身体活动，造就健康世界》，目标到 2025 年力争使成年人和青少年的缺乏身体活动状况降低 10%，到 2030 年降低 15%。该行动计划建议在 20 个成套政策领域采取行动，其共同目标是改善所有年龄段人群的环境和机遇，并增进开展更多步行、骑车、运动、积极娱乐、跳舞和玩耍活动的能力，从而创建更加富有活力的社会。

为积极应对健康问题，必须关口前移，采取有效干预措施，努力使群众不生病、少生病，提高生活质量，延长健康寿命。2019 年 6 月 25 日，国务院发布《健康中国行动（2019—2030 年）》，大力提倡全民健身运动，目标到 2022 年和 2030 年，城乡居民达到《国民体质测定标准》合格以上的人数比例分别不少于 90.86% 和 92.17%；经常参加体育锻炼（每周参加体育锻炼频度 3 次及以上，每次体育锻炼持续时间 30 分钟及以上，每次体育锻炼的运动强度达到中等及以上）人数比例达到 37% 和 40% 以上；学校体育场地设施开放率超过 70% 和 90%；人均体育场地面积分别达到 1.9m² 及以上和 2.3m² 及以上；城市慢跑步行道、绿道的人均长度持续提升；每千人拥有社会体育指导员不少于 1.9 名和 2.3 名；农村行政村体育设施覆盖率基本实现全覆盖和覆盖率 100%。①

运动能够促进全身从整体—系统器官—细胞分子从上至下统一协调，使人体各级机能得到全面提高。通过运动人们可以在生理学的角度提高身体素质；可以在流行病的角度提高"宿主"质量；可以在生态学的角度提高人体的适应能力；可以在心理学的角度克服紧张、焦虑和不安；可以在社会学的角度建立新的社会关系。

运动既是一种身体活动，也是一种心理活动，因此运动不仅有益

---

① 《健康中国行动（2019—2030 年）》，2019 年 7 月 5 日，见 https://www.gov.cn/xin-wen/2019-07/15/content_5409694.htm。

于身体健康，而且也益于心理健康，对预防和改善慢性疾病的水平具有重要的意义。研究数据表明，运动可通过减少脂肪组织，改善脂类和糖代谢，在维持能量平衡方面起重要作用，从而减少慢性病发生的多种危险因素。①

一、运动对人体健康的影响

（一）运动阻止脂肪形成

肌肉的运动，使肌肉对血液内游离脂肪酸和葡萄糖利用率增高，使脂肪细胞缩小变瘦；另一方面，多余的糖被消耗而不能转化为脂肪，减少了脂肪的形成，从而降低了因肥胖而引起的一系列慢性疾病。另外，肌肉含量的提高会抬升基础代谢，身体本身也会消耗更多的能量。

（二）运动增强免疫系统功能

运动能使免疫功能细胞总数短暂升高，几个小时后才恢复正常。在白细胞数量升高期，有利于身体消灭侵入的病原微生物。长期的规律性运动对免疫功能的影响主要表现在免疫功能活性的增强，还能少量提高安静状态下免疫功能细胞的数量。因此长期适量的规律运动能加强身体的免疫机能，增强抗病能力。另一方面，运动时体温升高，有利于提高细胞对病毒、细菌的吞噬效果，能帮助身体阻止原微生物的入侵，抑制其在体内繁殖和扩散，从而能提高身体的抵抗力，增强体质。

（三）运动延缓慢性疾病

运动可以延缓各种慢性疾病，如肥胖症、高血压、糖尿病、心脑

---

① 马玉海编：《运动与健康》，清华大学出版社 2015 年版。

血管病等的发生和发展。有些疾病如动脉硬化等是因为衰老而发生，运动也可以延缓疾病的进展。研究表明，经常运动的老年人，发生这些慢性病的概率和程度都要低一些。

（四）运动改善心血管系统

运动有助于改善心肌代谢，提高心肌工作能力，加强心收缩力，改善了肥胖者心血管系统对体力负荷的适应能力，减轻心脏负荷，从而改善心血管系统的功能。运动还促进血液循环，放松血管，消耗游离血脂，增加血管弹性防止动脉硬化，从而调节血压，增强心肺功能防止心脑血管疾病的发生和发展。

（五）运动增强身体细胞对胰岛素的敏感性

运动可增加血糖的利用率，在机体对胰岛素的敏感性增加、利用度增高时，可以有效防治各种慢性病。一次科学合理的运动可使这种效果维持两天的时间，从而有效地避免糖尿病的发生和发展。

（六）运动延缓骨质疏松

运动可使老年人骨关节和肌肉系统能力提高，延缓骨质疏松及老年特有的退行性骨关节病和关节病变。俗话说"人老腿先老"，运动提高肌肉力量，改善骨关节机能，正是延缓衰老的一个表现。

（七）运动提高心理健康

运动还可以提高心理健康，调整积极的情绪，消除精神压力和孤独感。当人面临压力时，神经系统会分泌出一些化学物质，让人处于警戒状态。运动则可以消耗这些紧张时释放的化学物质，以减轻压力感，并且帮助神经系统恢复到均衡状态，所以运动是纾解压力的最好方法之一。

运动时，脑内会产生一种脑内啡，这种化学物质的功效有如天然的吗啡，可以让人变得振奋、愉快，但是却没有吗啡的副作用。在美国已经有研究中心利用运动来治疗忧郁症患者，效果非常显著。

二、运动对人体各系统的影响

（一）神经系统

大脑是神经系统的主要器官，大脑皮质是人类神经活动的主宰，它的机能状态对身体各器官生理病理过程起决定性作用。通过运动可使中枢神经系统引导部分大脑皮质的兴奋性增强，抑制加深使兴奋和抑制更加集中，从而改善神经过程的均衡性与灵活性。提高大脑的分析综合能力，保证了机体适应外界环境变化的能力，同时促进了中枢神经系统对内脏器官的调节作用。

运动就是在神经系统的控制下进行的，长期运动促进神经系统的调节机能，使神经系统对人体各器官的调节更迅速、准确，经常锻炼者反应速度比一般人快 0.2—0.3 秒。

（二）运动系统

运动系统是由 206 块骨、数以百计的关节，以及 600 多块肌肉组成。骨与骨之间以关节连接，构成人体的支架，起着承担身体重量，保护内脏器官和运动杠杆的作用。肌肉附着在骨骼上，在神经系统的支配下，产生收缩，牵动骨骼完成各种运动。运动系统的功能显示着人体的活动能力，也是人体健康的重要标志。运动会使人体骨性结构发生明显变化，肌肉发达，肌力增大，相反，久坐不动的人肌肉会衰退。

（三）心血管系统

1.运动对心脏的影响

（1）运动使心脏形态结构发生变化，心肌细胞能获得更充足的氧化及营养供应，因而心脏细胞产生营养性肥大（心肌细胞中的收缩蛋白和肌红蛋白增加），心肌纤维增粗，毛细血管增多，呈现出健康性心脏肥大，为心脏长时间有力地收缩结合提供了生理基础。

（2）运动使心脏功能提高。健康性心脏肥大使心脏重量增加，容积增大，搏动更有力（每搏输出量增加），一般人50—70毫米，经常参加体育锻炼的人可达90—120毫米。运动使心脏功能加强的另一重要表现在于，剧烈运动时长期运动者比一般人能承担更大的运动量。极限负荷运动时，一般人的每搏输出量在心率180次/分时达到最大值，以后心率随着负荷量增大而增大，而每搏输出量却随着心率的增加而减少，满足不了运动的需要就会出现气短、头晕、恶心、浑身无力等不良感觉，长期运动者心率达到200次/分以上，每搏输出量仍能保持最大值。

2. 运动对血液成分的影响

红细胞是行使血液运输功能的主要细胞，它能把人体生物氧化所需要的氧气运送到组织，同时把组织代谢所排出的二氧化碳运送到肺部，然后排出体外，运动能使人的红细胞和血红蛋白明显增加。

（四）呼吸系统

人体在新陈代谢过程中，必须不停地从体外吸入氧气，并排出二氧化碳，这种机体与环境进行气体交换的过程，叫作呼吸，参与呼吸活动的器官总称为呼吸系统。

呼吸系统一般指气体进出的通道——鼻、咽、喉、气管、支气管，以及气体交换的器官——肺。肺是由成千上万树枝一样的细支气管和数以亿计的球形肺泡组成，肺泡才是肺内气体交换的真正场所。呼吸运动的动力是呼吸肌的收缩，是由能够使胸廓容积发生变化的膈肌和肋间肌组成。

运动能促进胸廓和肺部的良好发育，经常运动者胸廓和肺活量远远大于缺乏运动者。长跑等耐力性运动使人的肺泡和毛细血管网发达，增强了换气能力。

运动能增加呼吸深度，提高呼吸效率。一般人的呼吸肌力量弱，常呈现浅而快的呼吸形式。安静时一般人呼吸频率为 12—18 次 / 分，常锻炼者呼吸深而慢，安静时呼吸频率为 10—14 次 / 分。据统计，在通气量一样的情况下，采用深而慢呼吸形式所获得的换气效率比浅而快的呼吸形式要高 10%—20%，无疑这是运动造成机能节省的又一表现。

（五）消化系统

人体维持生命，保持身体健康必须不断地从外界摄取必要的营养，而摄取营养的重要任务，就是由消化系统来完成的。消化系统由消化管道和消化腺组成，消化管道包括口腔、咽、食管、胃、小肠、大肠、肛门等，消化腺包括唾液腺、肝、胰腺等。人体的健康状况往往在很大程度上受消化系统功能的影响，体弱多病的脑力劳动者一般都同时患有消化系统疾病，保持消化系统旺盛的机能对人体健康有重要意义。

运动时能量消耗大，需要更多的营养补充，长此以往消化系统为满足摄取大量营养物质的需要而发生适应性变化，表现为食欲增强、消化能力改善。运动使人心情舒畅，具有增加消化活性的作用。运动时隔肌和腹肌的舒缩活动对骨肠有良好的按摩作用，可以加强消化道中食物的搅拌和排空。①

---

① 肖国强、曹娇编：《运动与能量代谢——锻炼身体的科学与健康》，人民体育出版社 2014 年版。

（六）内分泌系统

内分泌系统通过内分泌腺所分泌的各种激素调节人体的新陈代谢、生长发育和生殖等重要的生理过程。激素在体内含量甚微，但效能却非常大，激素分泌量过多或过少时都会造成人体机能紊乱，甲状腺素分泌过多时，会造成消瘦和粗脖病以及酸中毒症。生长素分泌不足会使人体生长发育进程减慢，严重时会造成侏儒症。运动不仅能保证激素分泌适量，还能提高激素对人体机能的调节能力，增强人体机能潜力。

（七）免疫系统

免疫是人体的一种生理功能，免疫能力是健康的又一重要标志，人体依靠这种功能识别"自己"和"非己"成分，从而破坏和排斥进入人体的抗原物质（如病菌等），或人体本身所产生的损伤细胞和肿瘤细胞等，以维持人体的健康。

适度运动可增强机体的抗病防病能力。实验证明，适当的运动能显著增强抗体反应，增强对肿瘤的抵抗力，减慢肿瘤生长。运动能够防癌的原因是：运动可以增加酶的活性，破坏产生癌变的诱发因素，健身活动能改善免疫功能，增加全身免疫功能和 T 细胞及 B 细胞功能的数目，增加杀伤细胞的数目和能力。

三、运动对人体激素的影响

激素是高度分化的内分泌细胞合成并直接分泌入血的化学信息物质，它通过调节各种组织细胞的代谢活动来影响人体的生理活动。激素的一般生理作用主要有调节三大营养物质及水盐代谢，维持内环境的自稳态；促进细胞分裂、分化，调节机体生长、发育、成熟和衰老过程；促进生殖系统发育成熟，影响生殖过程；影响神经系统发育活动，调节学习记忆及行为活动；调节机体造血过程；参与机体的应激反应。

运动对机体是一个非常强烈的刺激，会引起全身各个系统、器官、组织甚至细胞发生剧烈变化，机体的内环境也会发生明显变化。作为有机体重要的调控系统之一，内分泌系统必然会充分动员起来，同神经系统和免疫系统一起，整合性的调节机体不同系统和器官的功能状态，维持机体的稳态。运动对激素的影响分为两种情况：一种是急性运动的影响，一种是长期训练的影响。激素对前者会发生相应的应答性反应，对后者会产生相应的适应性变化。

（一）儿茶酚胺

儿茶酚胺是肾上腺素和去甲肾上腺素的统称。儿茶酚胺由肾上腺髓质所分泌，属于应激激素，在机体对内、外环境变化发生的应答性中起着非常重要的作用。

1. 儿茶酚胺对急性运动的反应特征

由于肾上腺髓质受交感神经支配，在运动应激状态下，交感神经系统被激活，所以在运动期间儿茶酚胺必然升高，而升高的程度与运动的强度密切相关，即运动强度越大，升高的幅度也相应越大。

研究表明，在对急性运动进行应答时，儿茶酚胺水平并非任何负荷强度都会升高，而是需要一个最低的激活强度。总结有关研究，这个激活强度大约为75%最大摄氧量。

2. 儿茶酚胺对长期运动的适应特征

这种适应性表现为随着运动训练的进行，儿茶酚胺对同一运动强度增高的幅度越来越小。经过一段时间运动训练后，完成同等运动负荷时，儿茶酚胺的反应降低，这表明运动能力得到改善，机体对同样负荷刺激的"总的"刺激变小，从而不需要发生如同过去那样强烈的应答性变化。

（二）糖皮质激素与促肾上腺皮质激素

糖皮质激素与促肾上腺皮质激素也属于应激激素。在机体对刺激的应答性反应中，具有加快能量代谢，更好地动员机体潜能作用。运动对糖皮质激素和促肾上腺皮质激素也有显著的增加作用。

（三）生长激素

运动期间，腺垂体所分泌的生长激素在血中的浓度升高，而且升高幅度与运动强度成正比，即运动强度越大，升高幅度越明显。

生长激素对长期运动适应主要表现在：第一，受过训练者与未受过训练者相比，在完成相同负荷时，前者血中生长激素浓度的增长幅度明显小于后者。第二，力竭性运动后，前者血中生长激素的下降速度明显快于后者。

（四）抗利尿激素和盐皮质激素

研究证实，抗利尿激素和盐皮质激素在完成急性运动后明显升高。但研究也同时发现，完成同等强度运动时，训练水平高与缺乏训练者血中抗利尿激素升高的水平相似。这表明，经过长期训练，这种激素也许并不能产生降低效应。

（五）胰岛素和胰高血糖素

运动的开始阶段，胰岛素慢慢降低，但长期运动者最终降低幅度较小，且趋于平稳。运动20分钟后，胰岛素水平逐渐升高，长期运动者升高较快，最高可能达到平时的2倍，显示了机体对糖的利用加快；而运动较少者的胰岛素水平恢复较慢，且恢复幅度与平时水平差别不大，显示了机体对糖的利用能力有限。

四、运动对人体细胞水平的影响

（一）运动对细胞因子的影响

细胞因子是由多种组织细胞（主要为免疫细胞）所合成和分泌的小分子多肽或糖蛋白，具有介导天然免疫，调节特异免疫、炎症反应，诱导细胞坏死等生物学活性。运动与细胞因子的关系研究较多的为白细胞介素 –1（IL–1），白细胞介素 –2（IL–2）、白细胞介素 –6（IL–6）、肿瘤坏死因子（TNF）。

白细胞介素，简称白介素，是指在白细胞或免疫细胞间相互作用的淋巴因子，它和血细胞生长因子同属细胞因子。两者相互协调，相互作用，共同完成造血和免疫调节功能。白细胞介素在传递信息、激活与调节免疫细胞、介导 T、B 细胞活化、增殖与分化及在炎症反应中起重要作用。运动对 IL–1 影响的研究趋于一致，总的看来运动可促进 IL–1 的生成。有研究报道，受试者以 60 最大摄氧量强度在功率自行车上运动 1 小时，血浆中 IL–1 的活性在运动后 2—3 小时升高达到安静时的 150％。另有报道，11 名男性自行车运动员在功率自行车上以递增负荷运动至力竭，采集运动前、运动后即刻和运动后 2 小时血液中的单核细胞，在体外用 LPS 诱导单核细胞产生 IL–1，发现运动后即刻单核细胞产生的 IL–1 比运动前增加了 78％，并在运动后 2 小时继续增加。运动对 IL–2 分泌的研究报道不多，且结果也不尽一致。研究发现，长期参加适度体育锻炼的老年人安静时血液中 IL–2 含量显著增高，但也有研究表明，自行车运动员经过 6 个月的高强度运动训练后，其 IL–2 含量显著低于训练前和对照组。可能适当的运动可以增加 IL–2 的分泌，而过度运动则抑制 IL–2 的分泌。运动对 IL–6 分泌研究发现，在长时间和高强度运动中，体内产生的 IL–6 水平都高于其他任何细胞因子。

肿瘤坏死因子（TNF），主要是由活化的单核细胞或巨噬细胞产生，能杀伤和抑制肿瘤细胞，促进中性粒细胞吞噬，抗感染等作用。TNF 杀伤肿瘤组织细胞可能的机理之一是通过其对机体免疫功能的调节作用，促进 T 细胞及其他杀伤细胞对肿瘤细胞的杀伤。有研究对 2—5 小时跑步测验和 5 公里跑步后受试者进行测定，结果均可见二者血浆中 TNF-α 含量显著升高。

（二）运动对细胞免疫的影响

细胞免疫又称细胞介导免疫，是清除细胞内寄生微生物最为有效的防御反应，也是排斥同种移植物或肿瘤抗原的有效手段。

有研究以无运动习惯的健康人为对象，连续 6 周进行运动负荷后，与运动开始时相比，其淋巴细胞反应性显著提高。另有研究对连续运动负荷 15 周的健康人进行免疫学测定，结果也表明其淋巴细胞的反应性和 NK 细胞活性均增加，提示长期系统地进行运动可以使人体细胞免疫功能明显增强。

第四节　辩证统一

辩证统一，即要求在认识事物时，既要看到事物相互区别的一面，又要看到事物相互联系的一面，要以坚持全面发展的高度为前提，把二者有机统一起来，以实现两者和谐发展的目的。

国际肿瘤研究小组发现：高风险基因携带者患癌风险比普通人高 1.2—3.5 倍。常见的癌症易感基因包括：乳腺癌（BRCA1、BRCA2、PTEN、TP53、RAD51C、CDH1 等）、肺癌（1L1RAP、RBMS3 等），肝癌（STAT4、HLA等）、胃癌（FKRP、CTNNB1等）等。已有研究表明，克己、压抑、焦虑、抑郁、无助、过分为别人着想等性格的人（C型性格者）癌症发病率比一般人高3倍以上，因为这类人内分泌功能更容易紊乱，器官功能活动更容易失调，特别是与激素相关的癌症，包括抑郁在内的心理压力会导致下丘脑垂体肾上腺（HPA）轴失调，增加皮质醇浓度以及免疫和炎性反应，并抑制DNA修复，从而影响多种癌症防御过程，而随着机体免疫能力的下降，免疫系统识别和消灭癌细胞的监视功能会大打折扣，因此容易患上癌症。其次，许多类型的癌症与饮食因素之间存在很强的相关性，研究表明，激素类食品（27%）、烧烤类食品（14%）、酒精类食品（16%）和可乐类饮料（7%）是导致癌症的主要原因，而这类食品在人们日常饮食中的比例相当高。此外，实验证明，适当的运动能显著增强抗体反应，增强对肿瘤的抵抗力，减慢肿瘤生长，这是因为运动可以增加酶的活性，破坏产生癌症的诱发因素，能改善免疫功能，增加全身免疫功能和T细胞及B细胞功能的数目，增加杀伤癌细胞的数目和能力。

影响心脑血管疾病发生和发展的基因主要源于以下几个方面：1）血压调控，ACE、NOS3等；2）脂质代谢，ApoE、LPL等；3）叶酸代谢，MTHFR等；4）免疫炎症反应，IL–6、TNF–α等。研究发现，抑郁的受试者更容易发生自主神经系统和下丘脑—垂体—肾上腺轴异常调节，这些异常调节通过释放儿茶酚胺和皮质类固醇来影响心血管系统，引起血液动力学改变，短期和长期心理压力均会引发心血管功能紊乱，压力会影响中枢神经系统和自主神经系统作用，可能导致交感神经系统和副交感神经系统激活的不平衡，触发氧化应激和炎症信号，从而加速新陈代谢和血管功能紊乱。其次，运动有助于改善心肌代谢，提高心肌工作能力，心收缩力加强，改善肥胖者心血管系统对体力负荷的适应能力，减轻心脏负荷，从而改善心血管系统的功能。运动还可以促进血液循环，放松血管，消耗游离血脂，增加血管弹性，防止动脉硬化，从而调节血压，增强心肺功能，防止心脑血管疾病的发生和发展。此外，进食过量的高脂肪食物后，血脂浓度突然上升，使血黏稠度增加，血小板聚集性增加，在冠状动脉狭窄的基础上可导致血栓形成，引发心梗。

年轻的成年发病型糖尿病（MODY）最常见的致病基因有HNF1A基因和GCK基因，新生儿糖尿病最常见的致病基因有KCNJ11，ABCC8和INS基因。现代医学和心理学研究发现，糖尿病的发生与心理因素有很大关系，不良情绪会对人体产生应激性影响，以致应激性激素分泌量迅速增多，而许多应激性激素都具有升高血糖的作用，且应激性激素的增多会抑制胰岛素的分泌，因此，每个人在情绪出现较大波动的时候，都会出现血糖升高的表现，此时，如果还存在肥胖和胰岛细胞分泌胰岛素功能减退等糖尿病危险因素，则易造成人体血糖水平的持续偏高，从而形成糖尿病。其次，运动促进肌肉和组织对糖的利用，从而降低血糖，减少尿糖并减少胰岛素需要量，一方面是因为肌肉收缩能引起局部缺氧，使肌肉细胞摄取葡萄糖的能力加强；另一方面在肌肉活动时肌肉会产生类似胰岛素作用的物质，促进细胞对糖的摄取，从而达到降低血糖的目的。此外，摄入高脂膳食时，游离脂肪酸的浓度较高，肌肉摄取脂肪酸进行氧化供能的作用则增强，从而使葡萄糖的利用减少，出现胰岛素抵抗（即在某种血浆胰岛素水平下，肌肉对葡萄糖的摄取减少），而且长期暴露于高浓度的游离脂肪酸情况下，可使胰岛B细胞分泌胰岛素的功能受损，发生糖尿病的危险性增高。

心理、运动和营养对癌症、心脑血管疾病和糖尿病等常见慢性病的预防及发生发展起着至关重要的作用，同时这三者之间又相互联系，相互影响。

心理学家认为，适度的运动能够促进人体释放一种多肽物质——内啡肽，它能使人们获得愉快、兴奋的情绪体验，尤其是那些自己喜爱和擅长的运动，可以使人从中得到乐趣，振奋精神，从而产生良好的情绪状态，且运动对焦虑症、抑郁症和心理压力等方面的心理疾病都能起到很大的积极缓解作用。

研究发现，有氧运动可以对心理状态如焦虑，抑郁和紧张有积极影响。运动除了增加心肺功能外，还能改变大脑的结构，生理机能和功能。实验发现运动有助于促进海马回产生新的脑细胞并增加容量，神经递质的分泌液增加。运动还能刺激前额叶皮质，可以通过集中注意力起到改变认知过程的作用。因此有规律的锻炼不仅使人产生正向的感觉和情绪，对总的健康也有积极的影响。运动对心情的积极影响，还有一部分来自外部因素，如社会活动以及参与感。在运动中获得的同伴关系，社会支持使人产生归属感，并能促使人们坚持自己的运动计划。运动对情绪的影响也可能是通过促进自我效能感的增强。

经常运动的人比不运动的人应激性更好，可减少某些疾病的发生。研究结果表明，运动使内啡肽分泌增多，从而调节由于心理应激而造成的免疫功能紊乱。随着运动水平的提高，应激性生活事件对健康的不良影响程度逐渐下降。因此，健康可能是一种对抗应激不良影响的有效资源。运动能提升自我概念，运动可以对抗应激，减少应激对机体造成的不良影响，其可能的机制是它改善了免疫系统的功能。

美国科学家发现，含糖量高的食物对忧郁、紧张和易怒行为有缓解作用，这可能与体内血管收缩素"5-羟色胺"有关。当人体摄入碳水化合物之后，这种血管收缩素便会在大脑中不断增加，使人的精神状况越佳。当心理压力过重、情绪欠佳之时，人体内所消耗的维生素C会比平时多八倍。此时不妨多吃些高含维生素C的新鲜水果和蔬菜，或者服用适当的维生素C片，这样会有助于消除精神障碍，使心情得以好转。富含维生素B类的食物，如粗面粉制品、谷物颗粒、酸啤酒的酵母、动物肝脏及水果等，对纠治心情不佳、沮丧、抑郁症亦有明显的效果。特别是B族维生素类有一种烟酸更能减轻焦虑、疲倦、失眠及头痛症状。

某些饮食方面的改变可能会影响情绪和人格。例如，低胆固醇饮食可以导致不良的情绪和人格问题。有些人不喜欢低胆固醇饮食，可能是因为吃过以后会变得烦躁不安，低胆固醇饮食与男性抑郁症状的增加也存在较大的关系。维持身体水平的omega-3脂肪酸、维生素B、牛磺酸、肉碱的缺乏会导致神经递质失衡。

就健康和疾病而言，心身是不可分离的。躯体健康与否很大程度上取决于良好的健康习惯，而所有的健康习惯受个人和社会控制，诸如外界应激和社会支持等社会性因素，个人的执行力。

营养和运动都是维持和促进人体健康的因素，营养是构成机体组织的物质基础，运动可增强机体机能，两者科学配合，可更有效地促进身体的发育和增强体质，提高健康水平。只注重营养而缺乏运动会使人肌肉松弛，肥胖无力，机能减弱；而只进行运动缺乏必要的营养保证，体内的物质能量消耗得不到补充，则会对身体健康和体格发育造成不良影响。实验证明，膳食的质量、摄取量和运动量对体质的发育都有影响，体重的增长与运动量呈负相关，运动量与食物的摄取量呈正相关。而在运动量相同的条件下，不同的膳食质量对体重增加也有影响，膳食优者，摄入量少，体重增长却高于膳食质量较差的。可见，在一定时期内机体的热能收支不平衡，首先反应在体重的变化上，然后可发展到降低身体机能，影响健康，甚至缩短寿命。

人本主义健康学所关注的，正是导致人类致病因素的外因，研究营养、心理、运动与健康之间的辩证统一关系，实现最优饮食、最佳心理、最合理运动，以人的身心需求为根本，制定个性化健康方案，达到精准预防疾病的目的，最终助力人类自身健康的发展。（图3-2）

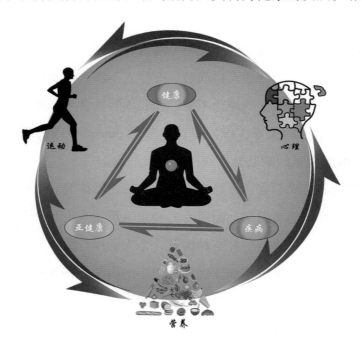

图 3-2　营养、心理、运动的辩证统一关系

第四章
人本主义健康学与慢性病

第一节　慢性病的现状

随着社会经济的发展，城镇化、工业化、人口老龄化以及人民生活方式的改变，高血压、糖尿病、心血管等疾病发病率快速上升，由于这类疾病病程长且通常情况下发展缓慢，我们将其称之为慢性病。常见的慢性病主要有心脑血管疾病（高血压、冠心病、脑卒中等）、糖尿病、恶性肿瘤、慢性呼吸系统疾病（慢性气管炎、肺气肿等）、精神异常和精神病等。

国家卫计委发布《中国疾病预防控制工作进展（2015 年）》报告显示，慢性病作为一种非传染性疾病，其致死率已居全国总死亡率之首。近年来，我国慢性病发病呈快速上升趋势，心脑血管病、恶性肿瘤等慢性病已成为主要死因。根据报告数据显示，2012 年全国居民慢性病死亡率为 533/10 万，慢性病导致的死亡人数已占到全国总死亡人数的 86.6%，其导致的疾病负担占总疾病负担的 70%。心脑血管病、癌症和慢性呼吸系统疾病为主要死因，占总死亡的 79.4%，其中心脑血管病死亡率为 271.8/10 万，癌症死亡率为 144.3/10 万，慢性呼吸系统疾病死亡率为 68/10 万。（图 4-1）

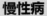

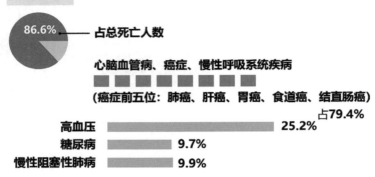

图 4–1　慢性病的死亡率

　　据世界卫生组织（WHO）官方报道，非传染性疾病（即慢性病）每年导致 4100 万人死亡，相当于全球总死亡人数的 71%。其中心血管疾病引起的非传染性疾病死亡人数最多，每年造成 1790 万人死亡，其次是癌症 900 万人、呼吸系统疾病 390 万人以及糖尿病 160 万人，这四类疾病占所有非传染性疾病死亡人数的 80%。

　　《"健康中国 2030"规划纲要》中明确指出："要加强体医融合和非医疗健康干预，发布体育健身活动指南，建立完善针对不同人群、不同环境、不同身体状况的运动处方库，推动形成体医结合的疾病管理与健康服务模式，发挥全民科学健身在健康促进、慢性病预防和康复等方面的积极作用。"健康是促进人全面发展的必然要求，是经济社会发展的基础条件，而慢性病由于病程长、流行广、医疗费用高、致残致死率高等特点，不断影响我国人群健康和生存质量，且发病年龄也呈现了年轻化的趋势，对国家劳动力资源造成重大损失，因此，加强对慢性病的预防与控制工作具有十分重要的医学、现实及社会价值。

慢性病的过程相当漫长，有可能十几年甚至是二十几年后才会出现严重的后果，但是到那时，身体已出现不可逆转的严重损伤。慢性病无处不在，在中国企业家这一群体，就有许多因慢性病而英年早逝，例如：

2011年7月，原凤凰网总编辑，百视通首席运营官吴征突发心脏病逝世，年仅39岁。

2012年11月，歼-15舰载机工程总指挥，沈阳飞机工业（集团）有限公司董事长罗阳突发急性心肌梗死，心源性猝死，经抢救无效去世，年仅51岁。

2013年7月，御泥坊前董事长吴立君突发脑疾去世，年仅36岁。

2013年8月，南阳通宇集团董事长王庆来突发脑溢血去世，年仅43岁。

2014年1月，知名影视公司小马奔腾董事长李明因突发心肌梗塞去世，年仅47岁。

2015年11月，金莱特创始人田畴因突发心肌梗塞逝世，年仅43岁。

2016年10月，春雨医生公司创始人兼CEO张锐因突发心肌梗塞去世，享年44岁。

2017年2月，大禹节水创始人王栋因突发心脏病医治无效逝世，享年53岁。

……

这些企业家正值年富力强的年纪，本该提刀跨马，在商业帝国的疆场上驰骋，却被慢性病所打败而黯然"退场"，给我们留下了沉痛的思考。

第二节 慢性病的社会危害

当前，慢性病患病率、死亡率呈现持续快速增长趋势，由于具有"患病人数多、医疗成本高、患病时间长、服务需求大"的特点，在疾病负担中所占比重达70%，我国已经进入慢性病高负担期，慢性病已成为重大公共卫生问题和社会问题。[1]

一、慢性病严重影响我国经济社会发展

我国现有3亿人超重，1300万人肥胖，2.7亿高血压患者，1300万脑卒中患者，1100万冠心病患者，9700万糖尿病患者和9300万慢阻肺患者，每分钟有6个人被诊断为癌症。这些疾病耗费了大量的卫生资源，仅2010年，我国慢性病防治费用占卫生总费用的69.98%，占GDP的3.2%。心脑血管疾病、消化系统疾病、骨骼肌肉系统疾病、生殖泌尿系统疾病、内分泌代谢疾病和恶性肿瘤，这6种类型的慢性病防治费用占全部慢性病费用的83.44%，其中，心脑血管疾病的防治费用所占比例高达34.08%，是我国慢性病最大支出部分。消化系统疾病、骨骼肌肉系统疾病、生殖泌尿系统疾病、内分泌代谢系统疾病和恶性肿瘤防治费用所占比例分别为16.42%、10.19%、7.98%、7.42%、7.35%。

另一方面慢性病降低了劳动生产能力，给个人、家庭和社会带来沉重的负担，成为新时期贫困的重要原因。世界银行的一项研究显示，心血管病对53%的家庭造成灾难性影响，在低收入家庭中这一

---

[1] 中国生命关怀协会：《名人天路——早逝名人的健康启示》，中医古籍出版社2007年版。

比例则高达 75%。数据显示，我国居民罹患急性心梗、脑卒中、肺癌、胃癌等常见慢性病一次住院费用，至少花费城镇居民人均年收入的一半，农村居民人均年收入的 1.3 倍。2009 达沃斯世界经济论坛《2009 年全球风险报告》指出，因慢性病造成的疾病风险和经济负担甚至高于当年全球金融危机所造成的影响。2011 年世界经济风险评估报告再次发出警告：人类五大慢性病（心血管疾病、癌症、呼吸系统疾病、糖尿病和精神类疾病）在未来 20 年不仅可能拖垮国家医疗体系，而且会对国家经济产生制动效应。

习近平总书记在党的十九大报告中指出："中国特色社会主义进入新时代，但我国仍处于并将长期处于社会主义初级阶段的基本国情没有变，我国是世界最大发展中国家的国际地位没有变"。我们还在实现中华民族伟大复兴的道路上奋力前行，科技、教育、基础设施建设、环境保护等领域需要投入大量资金，以实现全面建成小康社会。应努力防止慢性病制约国家发展的进程，影响我国经济社会发展。

二、慢性病严重影响国家整体竞争力

据 2009 年《中国公职人员健康白皮书》报告，我国公务员中超过 80% 的人都处于亚健康状态，且公职人员级别越高，健康状况越差，领导岗位的公职人员体检异常率高达 98.5%，其中血脂异常 37.8%、高血压 18.9%、高血糖 10.3%、脂肪肝 36.9%，这些都比普通公职人员高出 5%—10%。而另一项调查显示，我国精英人群和企业高管人群的亚健康比例分别为 91% 和 86%，40 岁以上企业家步入高风险人群，50 岁以上的企业家 90% 以上都患有以"六高"为特征的慢性病。公职人员和企业高管作为整个国家的政治精英和商业精英，对国家治理体系和经济发展起到至关重要的作用，然而，他们却被严重的慢性病所困扰，导致国家整体竞争力的下降。①

此外，近年来儿童青少年肥胖比例较高，据调查，7—18 周岁儿童青少年超重发生率为 12.20%、肥胖发生率为 7.30%。受肥胖的影响，儿童青少年肥胖会造成其成年阶段发生肥胖、糖尿病、心脑血管类疾病、肿瘤的风险，是导致成年期慢性疾病的主要因素之一。另有研究显示，超过 50.0% 肥胖儿童在其青少年阶段亦存在肥胖问题，长时间受到肥胖的影响，其成年阶段患糖尿病、冠心病、脑卒中风险有所提升，与体质量正常的儿童青少年相比，糖尿病风险约为 1.7 倍、冠心病风险约为 1.3 倍、脑卒中风险约为 1.1 倍。除了对身体上的影响，肥胖给孩子心理方面带来的危害同样不可小觑。许多肥胖儿童会产生心理压力，自我评价降低，较少与人交往，因而易形成孤僻、自卑，甚至自闭的性格。如果不加以重视，这种青少年时期形成的病态性格，日后很可能会导致病态的人生。

2013 年，习近平总书记在出席欧美同学会成立 100 周年庆祝大会上指出："综合国力竞争说到底是人才竞争。人才资源作为经济社会发展第一资源的特征和作用更加明显，人才竞争已经成为综合国力竞争的核心。谁能培养和吸引更多优秀人才，谁就能在竞争中占据优势。"而公职人员和企业高管以及青少年群体，作为国家人才和人才储备力量也正遭受着慢性病的折磨，严重影响国家整体竞争力。

---

① 南通市体育科学研究：《公务员当中，发生慢性病率较高的是哪些人？》，2018 年 6 月 8 日，见 https://www.sohu.com/a/234576354_500007。

第三节　心脑血管

心脑血管疾病是心血管和脑血管疾病的统称，泛指由于高脂血症、血液黏稠、动脉粥样硬化、高血压等所导致的心脏、大脑及全身组织发生的缺血性或出血性疾病。心脑血管疾病是一种严重威胁人类，特别是 50 岁以上中老年人健康的常见病，具有"发病率高、致残率高、死亡率高、复发率高，并发症多"即"四高一多"的特点，即使应用目前最先进、完善的治疗手段，仍可有 50％以上的脑血管幸存者生活不能完全自理。[①]2016 年，估计有 1790 万人死于心血管疾病，占全球死亡总数的 31％，居各种死因首位。

一、常见的心脑血管疾病

（一）高血压

高血压（Hypertension）是指以体循环动脉血压（收缩压和 / 或舒张压）增高为主要特征（收缩压 ≥ 140 毫米汞柱，舒张压 ≥ 90 毫米汞柱），可伴有心、脑、肾等器官的功能或器质性损害的临床综合征。

血压长期持续在较高水平可导致全身性动脉硬化，血管阻力增加，并会造成对心、脑、肾等重要器官的损害以及引发相关疾病，如脑中风、心肌梗塞和肾功能衰竭等。另外，高血压还可引发动脉硬化、心肌梗死、肾衰竭和失明等严重威胁生命与健康的并发症。研究表明，血压越高，并发症的发生率越高。

---

① 百度百科：《心脑血管疾病》，见 https://baike.baidu.com/item/ 心脑血管疾病 /1441397?fr=aladdin。

（二）冠心病

冠状动脉粥样硬化性心脏病是冠状动脉血管发生动脉粥样硬化病变而引起血管腔狭窄或阻塞，造成心肌缺血、缺氧或坏死而导致的心脏病，常常被称为"冠心病"。世界卫生组织将冠心病分为5大类：无症状心肌缺血（隐匿性冠心病）、心绞痛、心肌梗死、缺血性心力衰竭（缺血性心脏病）和猝死5种临床类型。

当冠心病导致的心脏缺血症状严重时，可发生心绞痛、心肌梗塞、甚至死亡；冠心病可引起乳头肌功能失调，乳头肌断裂，导致心脏破裂，造成心包积血引起急性心脏压塞而猝死；此外，慢性冠心病还可引起心绞痛、焦虑或紧张、疲劳、颈部疼痛等症状。

（三）高血脂

高脂血症是指血脂水平过高，形象的说法是"血稠"，逐渐堵塞血管，从而降低了人体血流速度，严重时血流被中断，可直接引起一些严重危害人体健康的疾病。

高血脂会危害冠状动脉，形成粥样硬化，使得血管腔内变窄，心肌的注血量会减少，从而就造成了心肌缺血的症状，导致心绞痛，最终会形成冠心病；导致动脉硬化闭塞症，会出现肢体坏死、溃烂，严重时会造成肢体截肢。

此外，高血脂可导致高血压、糖尿病、胰腺炎、脑中风、引发肝部功能损伤、胆结石，还会造成男性性功能障碍等多种疾病。（图4-2）

（四）脑卒中

脑卒中又称中风、脑血管意外，是由于脑部血管突然破裂或因血管阻塞导致血液不能流入大脑而引起脑组织损伤的一种急性脑血管疾

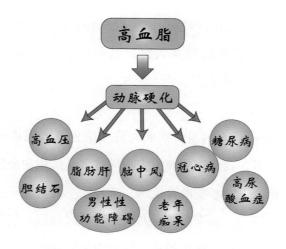

图 4-2 高血脂的并发症

病，包括缺血性和出血性卒中。缺血性卒中的发病率高于出血性卒中，占脑卒中总数的 60%—70%，具有发病率高、死亡率高和致残率高的特点，可造成偏瘫或死亡，是中老年人致死、致残的主要原因，一旦发病，多数很难完全治愈。

二、心脑血管疾病病因

心脑血管疾病主要是由内因（基因等遗传物质）和人本主义健康学研究的营养、心理与运动等外因共同作用的结果。

（一）基因缺陷

影响心脑血管疾病发生和发展的基因主要来源于以下几个方面：

1. 血压调控：如 ACE、NOS3 等。

2. 脂质代谢：如 ApoE、LPL 等。

3. 叶酸代谢通路：如 MTHFR 等。

4. 免疫炎症反应：如 IL-6、TNF-α 等。

在冠心病发病率高的国家和地区观察到：冠心病有较高的家族聚集性，有冠心病家族史的患病人群，其死亡率为一般人群的 2.4 倍，发病率也显著高于一般人群。①

（二）营养因素

临床研究表明，心脑血管疾病与许多膳食营养因素密切相关。例如，油脂摄入过多，会导致血液中脂肪酸过多，沉积在血管里造成动脉硬化，形成血栓，引发心脑血管疾病。流行病学调查显示，脂肪的摄入与人群动脉粥样硬化、高脂血症、高胆固醇血症和冠心病等心脑血管疾病的发病率和病死率呈明显正相关。脂质中的胆固醇能引起动脉粥样硬化，以动物性食品为主的膳食，会摄入较多的胆固醇，致使冠心病的患病率增加。血压与钾、钙的摄入呈负相关，高盐是高血压发病的重要因素，因此高盐、低钾、低钙的膳食可能会导致高血压，而高血压是心脑血管疾病的独立危险因素。此外有研究表明，无论是一次醉酒还是长期酗酒都会增加出血性脑卒中的概率，酒精摄入量对于出血性卒中有直接的剂量相关性。每天酒精摄入大于 50 g 者，发生心脑梗死的危险性增加。长期大量饮酒可使血液中血小板增加，进而导致血流调节不良、心律失常、高血压、高血脂，使心脑血管病更容易发生。在动脉硬化的基础上，若大量饮酒伴情绪激动，可导致脑血管意外发生。

（三）心理因素

心脑血管疾病是全球的头号死因，近几十年来，大多数研究开始关注心脑血管疾病及其病因。越来越多的证据显示心理因素，如精神压力、认知功能以及某些人格特征（如神经质和责任感）影响心脑血

---

① 《导致心脑血管疾病的六大因素》，2018 年 6 月 26 日，见 www.360doc.com/content/18/0626/23/1665954_76566745/.shtml。

管疾病的发展和预后。心理相关因子可以作为疾病的风险预测因子，未诊断病例特征的标志物以及亚临床疾病患者的临床事件触发因素。

1. 抑郁

抑郁症与冠心病之间关联的一种解释可能是抑郁症患者中冠状动脉危险因素的患病率更高。尽管目前尚未有充足证据表明抑郁症与胆固醇水平升高之间存在关联，但是研究发现，抑郁症患者患有高血压的风险更高，并且更有可能表现出不良的健康行为，例如吸烟和缺乏体育活动。而前瞻性队列研究控制吸烟和体育运动等混杂因素后，仍然发现抑郁与冠心病之间存在关联。而阵发性心理因子（反复发生，时间从数周至两年不等）和冠状动脉疾病间的关系，则与自律神经失调与神经荷尔蒙改变具有关联性。

另外，研究发现，抑郁的受试者更容易发生自主神经系统和下丘脑—垂体—肾上腺轴异常调节。这些异常调节通过释放儿茶酚胺和皮质类固醇来影响心脑血管系统，引起血液动力学改变，如心动过速、内膜损伤以及代谢改变。最新研究还显示抑郁的受试者更有可能降低心率变异性和增加血小板活化。血小板活化增强可导致血管损伤，引起动脉粥样硬化进展和血栓形成。

2. 压力

过去30年，大量基础和临床研究均指出，心理压力与心脑血管疾病存在相关性。目前已证实，短期和长期心理压力均会引发心脑血管功能紊乱。压力会影响中枢神经系统和自主神经系统作用，可能导致交感神经系统和副交感神经系统激活的不平衡，触发氧化应激和炎症信号，从而加速新陈代谢和血管功能紊乱。试验表明，排除心脑血管疾病其他相关危险因素的影响，即使是轻微的心理压力也可能造成系统性氧化应激和炎性反应的增加。此外，与血压和心率调节相关的中枢和自主神经系统的变化，可能与创伤后应激障碍和冠心病风险增加相关。最新一项研究在动物模型和人类中确认了将压力与心脑血管疾病风险联系起来的脑区——杏仁核通过提高免疫系统活性增加心脑血管疾病发病率，杏仁体活性也与发病时间相关，其活性越高心脑血管疾病发生时间越早。

慢性压力可导致肾上腺过度亢进，皮质醇过高，以及交感神经过度活化，引起儿茶酚胺、多巴胺、肾上腺素分泌，继而通过以下机制产生心脑血管疾病：1）心率变异性下降，总体自律神经功能下降，心率与血压上升；2）促进发炎激素增加，引起血管内炎症；3）氧化压力增加，活性氧自由基增加，抗氧化能力下降，脂质过氧化；4）血管内皮损害，一氧化氮活性下降，血管持续收缩；5）血管张力素增加，导致血管收缩以及高血压。此外，越来越多证据表明促凝剂与抗凝止血分子和它们可能产生的高凝环境与动脉粥样硬化进展和急性冠状动脉综合症的发展至关重要。压力导致血小板与凝血因子活性增加，促进凝血形成血块，因此易发生心肌梗死和脑中风。

3. 负性事件

一项大型流行病学研究表明，因重大生活事件或创伤引发压力相关的疾病可能与心脑血管疾病的风险增加有关。在诊断出与压力相关疾病后的前六个月，急性心血管疾病事件（例如心脏骤停和心脏病发作）的风险尤其高。另外一项研究发现，与未受影响的兄弟姐妹相比，患有压力相关疾病的人的风险增加了64%。

4. A 型人格和敌意

A 型人格行为模式特征是：以最少的时间获得更多的成就，一方面雄心勃勃、不知疲倦、好胜心强；另一方面表现为暴躁、易激怒、缺乏耐心，充满敌意，其患冠心病、高血压以及激发心肌梗死的可能性较大。

1976年，美国两位心脏病专家最早开展一项前瞻性研究，探讨A型人格与心脏病发病率之间的关系。实验包括3154名31—59岁的白人男性，分为A型和非A型人格两组人群，通过长期追踪八年半后发现，A型人格组罹患心脑血管疾病的风险高于非A型组2.4倍。因为A型人格大多个性急躁、要求完美，缺乏耐心，因此常导致心跳加快、血压上升，冠状动脉收缩。然而，A型人格特性与心血管疾病的因果关系在临床上仍然具有争议。

5.心理相关因子

急性心理因子（持续时间在一小时内，如生气）会立即触发一连串生理反应影响心血管系统。生气的情绪使儿茶酚胺分泌增多，心跳加快，血压上升，并导致电解质不平衡及心脏负荷增加。对容易生气的人而言，这些对心脏所产生的影响，很可能进一步促成病理性后果，包括心律不齐、心肌局部缺血、斑块形成与血小板破裂等。

慢性心理因子（持续时间超过十年，如敌意和人格特质），则可能通过交感神经加速动脉硬化的发生，因此，愤怒和敌意被认为是导致冠心病的危险因素。易怒不仅是引发心脏病的潜在风险因素，也可作为心脏病存活率的一个预测因子。愤怒与高血压、脑卒中及糖尿病也有关，这表明愤怒是导致冠心病、心血管疾病及其并发症的风险因素。值得注意的是，愤怒隐忍不发和爆发对心血管疾病也有同样的危害。

（四）运动因素

随着生活节奏的加快，现代人的运动量越来越少，特别是那些长期坐"办公室"的职业。科学研究表明，缺乏运动是心血管病的确定危险因素，约 1/3 的缺血性心脏病与缺乏运动有关。

如果长期久坐或躺着，血管容易僵硬，血管壁也不再有弹性，会引发动脉硬化等问题。冠心病的发病率一般是脑力劳动者高于体力劳动者。脑力劳动者平时活动量少，冠状动脉缺乏负荷锻炼，加之脂质沉着，易发生冠心病。

长期不运动，热量消耗自然就少，人体对心脏工作量的需求随之减少，血液循环减慢，心脏功能减退，代谢不掉的脂质在动脉壁中容易沉积，易患动脉硬化，使高血压、冠心病、脑卒中等心脑血管疾病发生率升高。

长期不活动，会使身体对心脏工作量的需要减少，导致心肌衰弱，心肌功能减退，如心率过快、过缓、不齐等。由于运动少，造成肌肉总体比例较少，导致人体的血管总开放量减少，从而使血液循环量变小、变慢。另外，血管在没有外力（运动或劳动）对其刺激时其弹性能力降低，引起血管的功能退化，从而会出现高血压、动脉硬化、血管栓塞、破裂等症状。

三、人本主义健康学与心脑血管疾病

（一）营养对心脑血管疾病预防，治疗和预后康复的影响

1. 预防心脑血管疾病的五大营养原则 [1]

（1）控制总热量摄入

膳食摄入总热量过多，超过人体的消耗，必然会以脂肪的形式蓄

---

[1] 《预防心脑血管疾病的五大营养原则》，2017 年 7 月 10 日，见 https://jingyan.baidu.com/article/11c17a2c4c8559f446e39d8f.html。

积于体内，造成肥胖，而肥胖是诱发心脑血管疾病的重要因素。因此，中国营养学会曾提出全国平均膳食热量，主食一般每日应摄入350—400克，避免过饱，晚饭的量宜少，少食甜食。

（2）控制总脂肪量及饱和脂肪酸的比例

控制饮食中总脂肪量及饱和脂肪酸的比例，对心脑血管疾病患者非常重要。肥肉、动物内脏等富含高脂肪且含有较多饱和脂肪酸食品的摄入，不利于心脑血管健康。

而不饱和脂肪酸对心脑血管疾病患者大有裨益，因为不饱和脂肪酸分为单不饱和脂肪酸和多不饱和脂肪酸，如鲭鱼和鲑鱼等肥鱼富含omega–3不饱和脂肪酸，可降低血压，有效调节血脂，清理血栓，减少炎症和降低甘油三酸酯。

（3）控制易引起血压升高的物质

日常饮食还要控制易引起血压升高的物质，如盐、味精等。饮食尽量清淡，盐的摄入量为每人每天不超过6克为宜。经常摄入一些可降血压血脂的食物，如豆腐可降低胆固醇，与芹菜同吃可降低血压；洋葱可降血脂，预防血栓；葱能够减少胆固醇在血管壁上的沉积，葱拌豆腐还可协同降低血压。新鲜的水果蔬菜含有丰富的钾、钙，其中钾有助于肾脏通过尿液排出更多的钠，能够控制血压升高，对健康大有裨益。

（4）增加膳食纤维的摄取

纤维素不提供热量，但能保留水分，使纤维在胃肠道中所占体积增加，热量密度相对减低，总热量因而减少。纤维素能使胃排空时间延长，小肠蠕动增加，使食物在小肠中停留时间缩短，从而使能量吸收减少。有些水溶性纤维素和木质素能与胆固醇结合，能使胆固醇从粪便的排出增加。纤维素还能与胆汁盐结合，使体内由胆固醇合成胆汁的活动加强，血脂及血清胆固醇水平因而降低。

（5）摄取适量优质蛋白

每天还应摄入适量的优质蛋白质，如瘦肉、海鱼、豆类等。如毛豆中含有大豆异黄酮，已被证明可以帮助降低胆固醇水平，毛豆还含有丰富的纤维和抗氧化成分，也有益于心脏健康。

2.几种心脑血管疾病的营养治疗方案

（1）冠心病的营养治疗原则

为了有效控制冠心病发病，饮食营养治疗冠心病应遵从如下原则：减少能量以控制体重，减少脂肪总量及饱和脂肪酸和胆固醇的摄入量，增加多不饱和脂肪酸，限制单糖和双糖摄入量，同时供给适量的无机盐及维生素。

（2）原发性高血压的营养治疗原则

膳食治疗要适量控制能量及食盐量，降低脂肪和胆固醇的摄入量，控制体重，防止或纠正肥胖，利尿排钠，调节血容量，保护心、脑、肾血管系统功能。采用低脂、低胆固醇、低钠、高维生素、适量蛋白质和能量膳食，必要时配合肠内营养相关制品调节营养代谢。

（3）高血脂的营养治疗原则

控制总能量摄入，建议能量摄入值每日在 1500 卡路里以下；限制脂肪和胆固醇摄入，脂肪供能占总能量的 20%—25% 为宜；适量的蛋白质和碳水化合物，蛋白质摄入量占总能量的 13%—15% 为宜，多选择植物蛋白尤其是大豆蛋白，后者有较好的降血脂作用，碳水化合物占总能量的 55%—65%；应摄入充足的维生素、矿物质和膳食纤维，多吃新鲜蔬菜和水果，适当吃些粗粮和杂粮；饮食宜清淡少盐；戒酒，多喝茶。

（4）脑卒中的营养治疗原则

限制总热量，达到或维持理想体重；采用复合碳水化合物，限制单糖和双糖的摄入，粗细粮搭配；限制动物脂肪、忌食肥肉，烹调用植物油，以增加不饱和脂肪酸摄入，脂肪占总热量的30%以内；适当限制胆固醇，无合并高胆固醇血症者，每日摄取胆固醇量应低于800 mg，合并高胆固醇血症者应低于300 mg，每日不能超过一个蛋黄；适当增加蛋白质，多选用鱼类和大豆制品，摄入优质蛋白的同时增加不饱和脂肪酸，以降低胆固醇；每天吃新鲜蔬菜和水果，适当食入香菇、蘑菇等菌类及紫菜、海带等藻类，以补充维生素、膳食纤维和矿物质，对降血脂有益；限制钠盐，每日应在5 g以下；戒除烟酒。

（二）心理因素对心脑血管疾病预防、治疗和预后康复的影响

心理因素对心脑血管疾病的发生、发展及预后有很大的影响。情绪激动是心脑血管病的大忌，因急躁使心率加快，血压升高，容易并发脑血管意外和心肌梗死，高怒者的急性心肌梗塞发病率比低怒者增高169%，中怒者亦比低怒者增高40%，因此保持健康平和的心理状态对预防心脑血管疾病具有重大作用。

心理状态对心脑血管患者的影响是双向的，一方面心脑血管患者患心理疾病的可能性大大高于正常人；另一方面心理异常的患者其心脑血管疾病治愈率较低，而复发率和死亡率明显较高。长期跟踪研究发现，有抑郁表现的患者发生急性严重心肌损伤的几率显著增高。此外研究结果也表明，有A型人格即抱负过高、占有欲强、快节奏、好争辩、冲动固执的人患有心脑血管疾病的概率显著大于其他人。因此通过心理行为治疗如针对"匆忙症"和"好胜心强"的训练可以很

好地矫正 A 型行为中的 AIAl 反应（即烦恼、激动、发怒和不耐烦），从而可以有效地阻止心血管疾病的发生和发展。

心脑血管疾病患者常见的异常心理状态有抑郁、焦虑、躁狂、惊恐等，对患者进行适度的心理引导和干预能够有效地改变这种情况。康复常用的心理治疗方法有精神支持疗法、行为疗法、认知疗法、生物反馈疗法以及森田疗法等。康复几乎与疾病发生同时进行，心理干预也必须贯穿整个康复过程。针对患者在康复过程中可能会产生的各种心理问题，进行及时有效的处理，从而保证康复治疗的顺利进行。心理干预带来的好处不仅仅局限于心理健康，甚至可能"辐射"到身体层面，这极大地推进了患者身体功能恢复和重返社会的进程。

心理因素贯穿心脑血管疾病的发生、发展及预后，这就需要我们保持健康心理状态：

第一，性格开朗、目标明确。无论在家、在单位或公共场所，都要保持愉快的心情，生活上要有意义、有目标，这样会使人情绪愉悦，在有限的时间内做更多有意义的事情。

第二，适应和改善现实环境。做自己命运的主人，积极参加并合理处理生活中的冲突；采取开放式的学习方法，不断增长生活经验；面对一种情境要力求有多种考虑和选择方法，把变化看成是学习的机会，学会应对变化的外界环境，并锻炼情绪的可塑性。

第三，保持人格的完整和健康。遇事莫慌，致力于问题解决，努力做生活的主动参与者，专注于目前的事业，努力成为受欢迎的人；要富有自尊与成就感，对自己的命运、思想、情感和行为有正确的估价，努力矫正消极行为与情绪。

（三）运动对心脑血管疾病预防、治疗和预后康复的影响

1.运动对血脂的影响

人体的血脂代谢能力随着年龄的增长而随之下降，逐渐出现紊乱的迹象，但是在生活中进行适宜的有氧运动能够有效地改良人体的脂质结构以及脂蛋白水平，促进人体的血脂代谢水平，降低人体血液中的甘油三酯以及胆固醇水平，有效地降低低密度脂蛋白胆固醇的含量，提升高密度脂蛋白胆固醇的含量，从而促进胆固醇向肝脏的运转分解，降低胆固醇在人体血管或者其他内脏中的积累，进而促进人体的血脂代谢水平。在生活中坚持做有规律的有氧运动可以预防动脉粥样硬化以及降低患心脑血管疾病的几率。

2.运动对血压的影响

高血压能够增加心脑血管疾病死亡的概率，并且其并发症的致死率也是很高的。血压在自然的状态下是很难得到缓解降低的，在实际的临床治疗中一般都是依靠药物维持，并不能够从根本上达到永久降低血压的目的。但是，有氧运动可以达到缓解高血压的作用，因为在做运动的时候能够降低胰岛素浓度，使得肾小管对于钠离子的回收率降低，另外运动可以加快人体的血液循环，能够使血管内的代谢速度加快，使血管扩张，从而使血压下降，如果长期坚持有规律的运动，那么不仅会有利于血管的弹性保持，还可以从根本上缓解高血压的症状。

3.运动对心血管疾病的影响

随着人们年龄的增长，血管内的结缔组织以及组织代谢机能、血管壁的弹性和韧度等都会发生老化现象，从而导致血管内的代谢机能下降。适当的运动可以达到扩张管状血管的作用，从而可以增大动脉

血管的流量，改善血管的韧性和弹性，增加机体的供氧量，改善心肌供血效率，增强心脏功能。另外，运动使人体的脂肪累积量大大降低，能够防止血栓以及动脉粥样硬化、心肌梗塞的产生。运动还能使人们身心得到放松，从而减轻了心脏的压力，有效地预防心血管疾病的发生。

4.运动对脑血管疾病的影响

在人体各个组织衰老过程中，脑血管的老化现象最为明显，脑血管的血管分布以及动脉弹性的改变导致了脑动脉的硬化以及血栓的产生，从而导致了记忆力下降甚至老年痴呆等严重的脑血管疾病的发生。运动就可以促进脑血管血流量的增加，提升脑血管壁的弹性，增加颅内的血流量，降低了脑血管内发生脑动脉硬化以及血栓等脑血管疾病的发生。

坚持运动可使组织器官功能正常，生命活动有序进行，停止运动，则组织器官功能衰退，生理活动紊乱。运动可以促进机体对氧气的吸收和运输，多进行适当的运动锻炼可以提高心脑血管疾病患者的呼吸系统和心血管的功能，促进患者保持良好的身体状态、强壮骨骼、调节食欲、提高工作效率，并能在一定程度上预防心脑血管疾病。

科学家已证实动脉粥样硬化是可逆的过程，而适量运动可以促进其逆转，还可降低血糖、减低血脂、降低血压，调整体重及改善心肺功能。选择可持续型的有节奏感的全身性有氧运动，如步行、慢跑、上下楼梯、体操、舞蹈、太极拳、游泳及其他小球类运动，持之以恒、坚持不懈，既增强了体质也锻炼了意志，使人心情舒畅充满活力。有氧运动能够降低胰岛素抵抗，改善血管内皮的功能，刺激免疫系统，调节免疫应答，从而有效减少心肌细胞的凋亡，降低心血管疾病的发生，但过量运动则是有害的，有时甚至会造成猝死。所谓适量运动是指运动者的年龄加运动后心律等于170，这样的运动可使人体进行优良代谢。因此运动必须遵循循序渐进原则，逐渐增大运动量。平常不太活动的人不能突然用劲或干重活，不宜做剧烈、竞技性或刺激性很强的无氧运动。这类运动可使机体产生应急反应，有关激素分泌增高、呼吸心跳加快、血压、血糖增高等，从而诱发心脑血管疾病的发生。另外，运动的时间不宜选择清晨。

很多医疗学者发现，长期久坐且很少牵涉体力工作的人患有冠心病的几率高于坚持有氧运动者及轻体力工作者。因此，进行适量的有氧运动或体力劳动可以降低血脂，改善血液循环，预防心脑血管疾病。但是运动强度应合理，一般运动的频率控制在每周4次左右，坚持20min/次左右为最佳。运动的次数和强度也要根据自己的实际情况而定，避免运动后出现不适的情况。

心脑血管疾病患者在日常锻炼的过程中应该遵循"循序渐进"的原则，采用动作比较轻柔的锻炼项目来进行锻炼，并随着自身体质情况的提高而适当加大锻炼强度。而在锻炼时患者应该尽量维持情绪的平稳，尽量防止出现波动比较大的情绪变化。同时在锻炼后注意保持科学合理的饮食，不可出现饮食过度或暴饮暴食等不良现象，并且注意少吸烟和喝酒，保持良好的作息习惯，保证足够的睡眠，进而发挥良好的保健效果。老年心脑血管疾病患者在运动时应该合理掌握运动的时间和频率，并根据自身的年龄和体质情况把握合适的运动量。比较适合的运动有大步走、慢跑、太极拳、五禽戏等，这些运动能增强心血管功能，改善供血。已经患有心脑血管疾病的患者更要有意识地加强主动和被动的肢体康复锻炼，避免肌肉萎缩和关节畸形。

心脑血管疾病具有"发病率高、致残率高、死亡率高、复发率高，并发症多"即"四高一多"的特点，全球每年心脑血管疾病致死居各种死因首位。但人本主义健康学所包含的运动、心理以及营养三方面调节可对心脑血管疾病起到精准预防的作用。适当地表达和控制自己的情绪，喜不狂、忧不绝、胜不骄、败不馁、谦逊不卑，保持心态平和；饮食均衡，控制总热量摄入，控制总脂肪量及饱和脂肪酸的比例，控制易引起血压升高的物质，饮食尽量清淡，增加膳食纤维的摄取，摄取适量优质蛋白；适量运动，以可持续型的有节奏感的全身性有氧运动为主，将有效地预防心脑血管疾病的发生。

第四节　肿瘤

一、肿瘤的现状与分类

肿瘤是一种基因病，各种环境的和遗传的致癌因素以协同或序贯的方式引起 DNA 损害，从而激活原癌基因和（或）灭活肿瘤抑制基因，加上凋亡调节基因和（或）DNA 修复基因的改变，继而引起表达水平的异常，使靶细胞发生转化。被转化的细胞先多呈克隆性的增生，经过一个漫长的多阶段的演进过程，其中一个克隆相对无限制的扩增，通过附加突变，选择性地形成具有不同特点的亚克隆（异质化），从而获得浸润和转移的能力（恶性转化），形成恶性肿瘤。原癌基因和抑癌基因都是在细胞生长、增殖调控中起重要作用的基因。原癌基因是指存在于生物正常细胞基因组中的癌基因。正常情况下，存在于基因组中的原癌基因处于低表达或不表达状态，并发挥重要的生理功能。但在某些条件下，原癌基因可被异常激活，转变为癌基因，诱导细胞发生癌变。遗传因素与环境因素在肿瘤发生中起协同作用，而环境因素更为重要。诱导癌症发生的环境因素比较广泛，如化学致癌因素包括石棉、烟草烟雾成分、黄曲霉毒素（一种食品污染物）和砷（一种饮水污染物）等；物理致癌因素如离子辐射和紫外线；生物致癌因素如某些病毒、细菌或寄生虫引起的感染等。

根据肿瘤的生物学特性及其对机体危害性的不同，肿瘤可分为良性肿瘤和恶性肿瘤两大类。良性肿瘤一般称为"瘤"，其生长缓慢，与周围组织界限清楚，不发生转移，对人体健康危害不大。恶性肿瘤从组织学上可以分为两类：由上皮细胞发生恶变的称为"癌"，这个类别包含大多数常见的癌症，如肺上皮细胞发生恶变就形成肺癌，胃上皮细胞发生恶变就形成胃癌等。而由间叶组织发生恶变的称为肉瘤，如平滑肌肉瘤、纤维肉瘤等。肿瘤扩散是恶性肿瘤的主要特征。具有浸润性生长的恶性肿瘤，不仅可以在原发部位生长、蔓延（直接蔓延），而且可以通过各种途径扩散到身体其他部位（转移）。恶性肿瘤（癌症）已经成为严重威胁人群健康的主要公共卫生问题之一。在 2017 年，全球新发癌症病例 2450 万，癌症死亡病例 960 万。其中，全球发病率排在前 10 位的癌症分别为：非黑素瘤皮肤癌、肺癌、乳腺癌、结直肠癌、前列腺癌、胃癌、肝癌、宫颈癌、非霍奇金淋巴瘤和膀胱癌。全球死亡率排在前 10 位的癌症分别为：肺癌、结直肠癌、胃癌、肝癌、乳腺癌、胰腺癌、食管癌、前列腺癌、宫颈癌和非霍奇金淋巴瘤。[1] 另有

---

① Global, Regional, and National Cancer Incidence, Mortality, Years of Life Lost, Years Lived with Disability, and Disability-Adjusted Life-Years for 29 Cancer Groups, 1990 to 2017.

研究①显示中国 2015 年恶性肿瘤发病约 392.9 万人，死亡约 233.8 万人。平均每天超过 1 万人被确诊为癌症，每分钟有 7.5 个人被确诊为癌症。与历史数据相比，癌症负担呈持续上升态势。近 10 多年来，恶性肿瘤发病率每年保持约 3.9% 的增幅，死亡率每年保持 2.5% 的增幅且每年恶性肿瘤所致的医疗花费超过 2200 亿元人民币。此外，随着我国人口老龄化逐渐加剧、工业化和城镇化进程的不断加快，慢性感染、不健康生活方式、环境等危险因素的累加，使得癌症防控形势严峻。除了对社会医疗造成的影响外，作为一种严重威胁生命的疾病，肿瘤对患者个人也带来了极大的负担，包括患者的心理压力、经济压力等。

癌症对病人身体的危害是巨大的，这主要与以下几方面相关。癌症会破坏器官的生理功能。因为当身体中有大量癌细胞增殖时，癌症所在的器官中的正常细胞得不到充足营养供应，癌细胞可释放出大量毒素，对正常器官带来影响，下降其功能。

癌症可导致恶病质。当癌症达到晚期时会引起全身无力、身体消瘦贫血以及全身衰竭等症状。因为持续性出血、感染以及癌组织坏死产生的大量毒素会导致代谢功能紊乱，癌细胞生长速度过快，会消耗体内的营养物质，引起生理节律上的食欲下降以及睡眠障碍等。

癌症可导致发热和疼痛。癌细胞导致的坏死组织分解物以及癌细胞代谢产物和继发性感染等可升高基础体温，主要表现为低热。当局部神经受到癌组织压迫或侵袭时可导致疼痛感。

此外，癌症还会引起机械性的压迫、堵塞、局部出血坏死和

---

① 郑荣寿等：《2015 年中国恶性肿瘤流行情况分析》，《中华肿瘤杂志》2019 年第 41 期。

感染。

目前肿瘤的治疗方法主要包括手术、放疗、化疗以及生物治疗。手术治疗是治疗恶性肿瘤最重要的手段，尤对早、中期恶性肿瘤应列为首选方法，某些早期肿瘤经手术切除，可完全治愈、长期存活。放射治疗（放疗）利用射线作用于组织细胞中DNA并促使其变化，使染色体畸变或断裂，液体电离产生化学自由基，最终引起细胞或其子代失去活力达到破裂或抑制肿瘤生长的目的。分化程度低的细胞和分裂期的细胞对电离辐射比较敏感且容易失活，因此恶性肿瘤可采用放射线治疗。常用放射源有同位素、X线治疗机和粒子加速器（产生高能电子束，中子束等），分为外照射和内照射两类方法。化疗不同于手术治疗和放射治疗之处在于它对人体治疗的整体性，通过口服及静脉给药在全身起作用。而癌症正是一种全身性疾病的局部表现，对病人的最大的威胁是扩散和转移。化学治疗对于消灭某种癌症的远处转移或防止复发有其独到之处，是癌症治疗方法中不可缺少的组成部分。但是，化疗的这种全身作用也给机体带来了极大的毒副作用（如脱发，皮肤红斑等），使其应用受到一定的限制。根据作用机制的不同，传统的细胞毒性化疗药物一般分为5种：①在复制过程中破坏DNA的稳定，引发DNA链间和链内交联的烷基化剂；②通过过量产生ROS和DNA插入来杀死癌细胞的细胞毒性抗生素；③抑制微管蛋白聚合/解聚并引起有丝分裂阻滞的微管毒素；④在DNA复制和转录期间干扰DNA解开过程的拓扑异构酶抑制剂；⑤破坏DNA和/或RNA合成的抗代谢物。目前，越来越多的研究集中于靶向治疗，靶向治疗是在细胞分子水平上针对已经明确的致癌位点（该位点可以是肿瘤细胞内部的一个蛋白分子，也可以是一个基因片段），来设计相应的治疗药物，药物进入体内会特异地选择致癌位点来相结合发生作用，使肿瘤细胞特异性死亡，而不会波及肿瘤周围的正常组织细胞，这种靶向治疗能够有效地减少药物作用于全身带来的毒副作用，所以又被称为"生物导弹"。肿瘤生物治疗是继手术、放疗和化疗之后的第四大肿瘤治疗技术，是一种自身免疫抗癌的新型治疗方法。它是运用生物技术和生物制剂通过从病人体内采集的免疫细胞进行体外培养和扩增后回输到病人体内的方法，来激发或增强机体自身免疫功能，从而达到治疗肿瘤的目的。主要包括免疫治疗、肿瘤疫苗、过继细胞治疗等多种方式，其在癌症治疗中也发挥着越来越大的作用。

此外，由于上述方法的治疗方式、作用机制和环节各不相同，每种方式都存在一些优点和缺点。手术能够使得一些较局限的肿瘤得到根治，但是不能防止术后的复发和转移；化疗虽可以作用于全身的肿瘤细胞，但是较大的毒副作用影响其药效的发挥；放疗虽然能根治多种肿瘤，但也无法完全杀死可能转移的癌细胞；免疫疗法通过调整和提高机体的免疫功能来达到治疗肿瘤的目的，并且无明显的副作用，但作用人群较为局限。所以通常会根据病人的机体状况、肿瘤的病理类型、阶段以及发展趋势，合理地应用现有的治疗手段，最大限度地提高治愈率，改善病人的生活质量。

二、人本主义健康学与癌症病因

（一）心理因素

1. 抑郁焦虑与癌症

心理压力与疾病之间的关系早在几个世纪前就被提出，越来越多的流行病学研究报道了心理困扰（包括抑郁和焦虑）与癌症之间的

关系。根据 2017 年的一项整合了 16 个前瞻性队列研究的荟萃分析 [1]
（Meta-analysis）显示，自我报告的心理困扰水平与多种癌症死亡相
关。在实际生活中，癌症患者经常会受到多种压力，如对死亡的恐
惧、对失去以前社会角色的恐惧、巨大的经济负担、担心被家人嫌弃
等。这些因素也与癌症病人较高的抑郁焦虑发病率有关。

反复暴露于情绪困扰可能会削弱人体的自然杀伤细胞功能，这与
肿瘤细胞的控制有关。特别是与激素相关的癌症，包括抑郁症在内
的心理压力可能导致下丘脑垂体肾上腺（HPA）轴失调，增加皮质醇
浓度以及免疫和炎性反应，并抑制 DNA 修复，影响了多种癌症防御
过程。

2. 压力与癌症

虽然压力可能导致一系列身体健康问题，但是其引发癌症的证据
很弱。过去的研究提示各种心理因素与癌症发展风险增加有关，但未
能建立两者之间的因果关联。除了影响免疫系统的正常运作，遭受压
力的人可能会发展出一些不利于健康的行为，如吸烟、喝酒、久坐、
饮食不良和肥胖，这些行为进一步增加了患癌风险。另外，心理压力
可以影响肿瘤生长和扩散的能力。当携带肿瘤的小鼠遭受隔离（增加
压力的条件），它们的肿瘤更可能生长和扩散（转移）。如果小鼠长期
承受压力，则移植到小鼠体内的乳腺肿瘤会更快地转移到肺和淋巴
结。对小鼠和人类癌细胞的研究中均发现，应激激素去甲肾上腺素可
能促进血管生成和转移，这种激素随着压力水平而升高。另外，压力

---

[1] G. D. Batty, et al., "Psychological Distress in Relation to Site Specific Cancer Mortality: Pooling of Unpublished Data from 16 Prospective Cohort Studies", British Medical Journal, Vol. 356, 2017, j108.

会抑制细胞凋亡，导致坏细胞累积；会提高生长激素释放，有利于癌细胞生长。

值得一提的是，癌症患者的家属具有较高的癌症风险，可能是与共有的遗传风险因素有关，而不是由家庭成员诊断引起的心理压力导致。然而，更多的研究表明，压力会对癌症患者有影响。对于癌症患者来说，疾病无疑会带来生理、心理和社会影响方面的压力。

3. 负性事件与癌症

负性生活事件是重创人们思维、情绪和行为的消极事件，易产生不愉快的心境，导致悲伤、厌恶或痛苦的心理反应，如亲人亡故、身患重病、长期失业等，是诱发癌症的一个重要因素。许多研究[①]观察了压力对乳腺癌风险的影响，其中大部分都是大样本量、长达十年以上的前瞻性队列研究。结果显示压力与癌症的相关性主要表现在严重压力上。例如，遭受离婚、配偶死亡、失去孩子、严重、赤字和悲惨的童年经历。此外，负性生活事件不仅影响癌症的发生，也会影响癌症的预后。美国康奈尔大学的米勒（Miller）教授发现，那些已经存活 15—20 年的癌症患者如果突然复发，通常是在复发前的 6—18 个月里发生了严重的情绪应激事件，至少在一段时间内导致了患者的情绪变化。

4. A 型性格与癌症

有一次，美国心脏病学家弗雷德曼和罗森曼请家具商到自己医院修理破损的家具。家具商修理家具时问两位医生："你们的病人是否

[①]　C. Metcalfe, et al. "The Role of Self-reported Stress in the Development of Breast Cancer and Prostate Cancer: A Prospective Cohort Study of Employed Males and Females with 30 Years of Follow-up", European Journal of Cancer, Vol. 43, No.6, 2007, pp. 1060-1065.

都有心急病？"弗雷德曼他们感到很惊奇，就问："为什么呢？"家具商告诉他们说："我看你们的椅子、沙发等家具的扶手都坏了，一定是病人们心急用手抓坏的。"这件事引起了弗雷德曼和罗森曼对这一问题的关注，他们对此进行了进一步研究，并依此研究结果提出了A型与B型性格理论。在现实生活中，总有一些人非常具有竞争性，并总是体验到一种时间上的紧迫性，这就是拥有A型人格的人。与A型人格相对应的是B型人格，其特点正好相反。B型人格通常表现为：从来不曾有时间上的紧迫感或其他类似的不耐烦情绪。充分享受娱乐和休闲，而不是不惜一切代价实现自己的最佳水平；充分放松而不感到内疚。后来，国际上有一些研究癌症与性格关系的科学家，把易患癌症的性格归为C型性格（与A型性格和B型性格相对应），被称之为"癌症性格"。这类人内心冲突大、情绪压抑、委曲求全、逆来顺受，但内心却又极不服气。

事实上，古罗马医生盖伦很早就提出，悲伤、沮丧或忧郁的个体比那些快乐、自信和精力充沛的人更可能发生恶性肿瘤（即癌症），忧郁的妇女比乐观的妇女更有可能发生乳腺癌。我国医书《外科正宗》也认为，乳腺癌是由"忧愁郁结，精想在心，所愿不遂，肝脾逆气，以致经络阻塞，聚集成结"。研究表明，C型性格的人肿瘤发病率比一般人高3倍以上。克己、压抑、焦虑、抑郁、无助、过分为别人着想的C型性格者，内分泌功能易紊乱，器官功能活动易失调。随着机体免疫能力的下降，免疫系统识别和消灭癌细胞的监视功能会大打折扣，因此容易患上癌症。

（二）营养因素

许多年来，科学家一直怀疑营养对罹患癌症风险具有重要影响。

早在 20 世纪 60 年代的流行病学研究表明，不同人群之间的癌症发病率差异很大，从低风险国家迁移到高风险国家的移民中的癌症发病率可能等于或超过东道国的比率。这些结果暗示存在导致癌症发生的重要环境原因，我国肝癌的地域分布与黄曲霉菌污染分布具有较高的相关性，食品受黄曲霉毒素污染严重的地区，肝癌的发病与死亡率也高。此外，土壤中富含高砷元素也会增加患肝癌的风险。其他研究表明，许多类型的癌症与饮食因素之间存在很强的相关性。例如，肉类摄入量高的国家大肠癌的发生率会较高。

癌症是仅次于心血管疾病的全球主要死亡原因。它是一种由基因突变引起的疾病，导致身体细胞的分裂和不受控制的扩展增殖，从而破坏身体的正常组织。这些突变是在复制过程中偶然获得的或者由致癌物引起的。致癌物是破坏基因组并可诱发癌症的物质或介质；其中一些与 DNA 直接相关，另一些则作用于某些分子上，这些分子在受到刺激后可通过共价加合物与 DNA 结合。在这些过程中至关重要的基因发生的突变，导致一些生物过程的紊乱。致癌物质可以是合成的化学物质，也可以是天然物质。诱发癌症的因素可分为外源性和内源性。外源的化学、物理和生物致癌物质通过被动扩散或膜受体进入到细胞后引起 DNA 的改变（图 4-3）。

内源性因素主要由新陈代谢产生的分子如活性氧（ROS）引起。ROS 可以引起自发的 DNA 复制错误并对细胞遗传密码造成重大损害。此外，这些 ROS 还会导致氧化应激，影响肿瘤生长和癌变的机制。

不当或者不好的食物属于外源性致癌物，是致癌的重要危险因素之一。热处理、烹饪习惯和食用转基因食品增加了体内大量具有毒性作用的物质。这些成分会影响 DNA 及其复制从而导致癌症。在

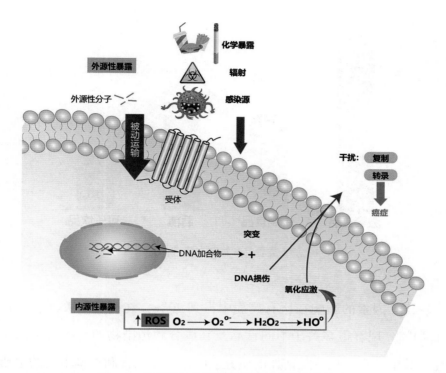

图4–3 外源性和内源性暴露对癌症发展的影响

致癌风险评估方面，国际癌症研究机构（IARC）已经测试了1000多种以提高人类癌症风险为标志的化学制剂和混合物。[①] 值得一提的是，饮食习惯在癌症中也扮演着重要的角色。研究表明，激素类食品（27%）、烧烤类食品（14%）、酒精类食品（16%）和可乐类饮料（7%）是导致癌症的主要原因（图4–4）。特别是对人类有潜在致癌性的食品中存在的一些化合物也引起了公众的关注，并引发了关于加热食品和饮料安全性的争论。

---

① 《世界卫生组织国际癌症研究机构致癌物清单》，2017年11月23日，见 https:// zhuannlan.zhihu.com/p/31346101。

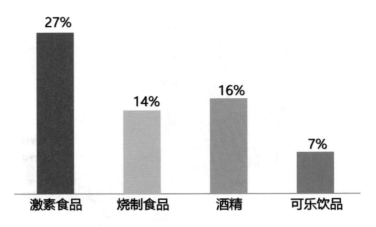

图4-4　加工类食品和饮料对癌症的影响百分比

　　营养因素的影响在所有癌症中占到70%，在癌症相关死亡中占比40%。现有很多关于不同食品及其成分和污染物的有害特性的研究。其中关于癌症风险增加的研究表明，不良饮食和久坐不动的生活方式是地中海国家乳腺癌复发和死亡率的主要因素。这种增长可能源于西方生活方式，并以几个不可改变的风险因素为主要特征，如年龄、遗传倾向，以及可改变的饮食选择。以不良饮食习惯为例，摄入高热量的含糖和饱和脂肪的食物将导致肥胖；这些食物还增加脂肪组织炎症从而导致乳腺癌生长。红肉是公认的癌症风险因素之一。烹饪过程、高温的使用以及肉类中铁的作用也是一种致癌因素。众所周知，铁是一种诱变剂，会增加致癌物质形成的风险。烹饪温度升高可以促成蛋白质变性、碳水化合物溶解度变化、维生素降解和氧化脂肪酸导致食物最终质量下降。由于乳制品含有饱和脂肪酸，在提高癌症生长的发生率中也起主要作用。同时，乳制品也是乳腺癌生长内源性胰岛素生长因子的促进剂。盐腌食物含有几种潜在的致癌物，如N-

亚硝基二甲胺，其产生过程极其不安全。同时，蒸馏酒精饮料也会导致癌症发生并促进肿瘤生长。

在一些食物中发现的致癌物质是人类接触的主要途径，它们被认为是最危险的。研究人员将其分为致癌性较高、中等和较低的几类。

黄曲霉毒素是迄今为止最危险的致癌物，主要来源于黄曲霉感染花生、坚果和谷类。动物食用受感染的食物提供了受感染的动物食品，这些食品将被转移到人类，并以肝脏为目标。然而，结肠和肾脏的肿瘤也会受到这种致癌物的影响。亚硝酸盐天然存在于水果和蔬菜中，在胃中转化为一氧化二氮，并与食物中的胺发生反应，它可以产生其他致癌物质，被称为亚硝胺。香烟烟雾产生的多环芳烃（PAHs）也是一种对人体有害的致癌物。它直接与 DNA 相互作用后，对基因组造成不可逆的损害。根据研究，香烟烟雾含有 60 种致癌物，并且其中 15 种对人类有致癌作用。尽管如此，在含碳物质燃烧后，以及在烹饪和家庭供暖等高温条件下产生的物质中，它们仍然不受限制地进入环境。丙烯酰胺是高温烹饪过程产物的另一种化合物，但其致癌作用比多环芳烃低。

接触农药处理的植物也能增加癌症风险。最著名的农药之一是二氯二苯三氯乙烷（DDT）。DDT 因其巨大的亲脂性而集中于脂肪和生物中。此外，由于直接接触和使用杀虫剂，特别是动物产品和某些蔬菜，所有人都有可能通过食物接触到 DDT。

摄入转基因食物（GMO）（如转基因蔬菜和水果）是癌症进展的原因之一。转基因生物影响 RNA 合成，导致消化系统增生，损害免疫系统和生殖基因。

下面我们将从不同的癌症类型入手，讨论与其相关的营养方面的病因。

1. 肺癌

肺癌目前仍然是全世界男女死亡的主要原因，2018年，全球新增210万肺癌病例，180万死亡病例，占癌症总死亡人数的近五分之一(18.4%)[1]，并且肺癌将是仅次于前列腺癌的男性第二大常见癌症，以及乳腺癌后妇女第二大常见癌症。肺癌分为两种主要的组织学亚型：非小细胞肺癌约占85%，小细胞肺癌约占15%。已知与肺癌发生有关的危险因素包括人口、遗传、环境和行为因素。

由于肺与环境直接接触，因此它仍然是环境污染造成伤害的主要目标器官。含烟草产品的使用是肺癌发展过程中最重要的风险因素。烟草燃烧产生至少60种不同的致癌物，进而产生大量能够造成基因破坏的自由基。这种氧化应激的结果是对DNA的损害，例如单链和双链断裂以及基因组加工中的改变。

2. 胃癌

尽管过去50年来许多地区的胃癌发病率和死亡率都大大下降，但它仍然是全世界癌症死亡的第二大常见原因。胃癌的发病率在世界不同地区和不同种族之间有所不同。尽管诊断和治疗取得了进步，但胃癌的5年生存率仅为20%。根据流行病学和临床病理特征，胃癌可分为弥漫型和贲门型胃癌。胃癌的病因是多因素的，包括饮食和非饮食因素。与胃癌发展有关的饮食方面的因素包括高硝酸盐含量和高盐摄入量。越来越多的证据表明幽门螺杆菌（H.pylori）感染参与胃癌发

---

[1] Freddie, et al., "Global Cancer Statistic 2018: Globocanlobocan Estimates of Incidence and Mortality Worldwide for 36 Cancer in 185 Countries", CA: a Cancer Journal for Clinicians, Vol. 68, No. 6, 2018, pp. 394-424.

病机理。胃癌的发展是一个复杂的，多步骤的过程，涉及抑癌基因、DNA 修复基因、细胞周期调节剂和信号分子的多种遗传和表观遗传学改变。饮食在胃癌的病因中起着重要作用的事实为营养化学预防提供了空间。动物模型已被广泛用于分析胃癌发生的过程并测试饮食中的化学预防剂。胃癌多目标预防和治疗策略的发展是未来的主要挑战。

以 PubMed 为搜寻平台，搜索饮食在胃癌发病机理中作用的文献调查显示，目前已有 2000 多项流行病学和实验研究。已经显示出患胃癌高风险的人群饮食富含淀粉，低质量的蛋白质，并且这些人不愿食用新鲜的水果和蔬菜。高淀粉和低蛋白饮食均可能促进胃酸催化亚硝化，并导致胃黏膜机械损伤。

流行病学和实验研究都强烈支持盐摄入过多在胃癌发生中的作用。D. Elia 等人在前瞻性研究[①]中指出，饮食中盐的摄入量与胃癌的风险之间存在直接的相关性，并且随着摄入量的增加，胃癌的风险也逐渐增加。食用大量腌制的蔬菜，腌制的肉和其他食品会增加幽门螺杆菌的定植，并通过直接破坏胃黏膜，导致胃炎而增加患胃癌的风险。还已知盐会诱导高胃泌素血症和内源性突变，促进上皮细胞增殖，最终导致壁细胞损失和胃癌进展。该实验室以及其他工作者的报告表明，饱和氯化钠（S–NaCl）促进 N– 甲基 –N'– 硝基 –N– 亚硝基胍（MNNG）诱导的大鼠胃癌的发展。

饮食中的硝酸盐天然存在于诸如卷心菜、花椰菜、胡萝卜、芹菜、萝卜、甜菜和菠菜等食物中，或在保存过程中添加。此外，肥料、土壤和水中的硝酸盐含量也有助于饮食中的硝酸盐含量的增加。亚硝酸

---

① L. D. Elia, et al., "Habitual Salt Intake and Risk of Gastric Cancer: A Meta-analysis of Prospectiwe Studies", C. Nutntion, Vol. 31, No. 4, 2012, pp. 489-498.

盐，硝酸盐和亚硝化剂可以通过细菌和（或）活化的巨噬细胞介导的反应内源性合成。许多天然存在的胍和含 L- 精氨酸的多肽亚硝化产生诱变化合物。饮食中的硝酸盐被胃酸转化为致癌的 N- 亚硝基化合物（NNC），从而增加了胃癌的风险。在某些食品中也可能存在少量预制的 NNC 和亚硝胺，包括腌制肉、奶粉、速食汤和直接用火焰烘干的咖啡。

除了饮食的特定成分外，某些烹饪方法还会增加患胃癌的风险。这些包括肉的烧烤、烘烤、在开放式炉中油炸、日晒干燥和腌制等，所有这些都增加了 NNC 的形成。

作为一种胃刺激物，酒精是胃癌的重要危险因素。Zaridze 等报道了经常饮用烈性酒的男女患胃癌的风险增加。在一项基于人群的前瞻性队列研究中，观察到饮酒和吸烟与胃癌风险之间存在直接相关性[1]。此外，饮酒和吸烟也与胃癌患者的血脂水平呈正相关。欧洲癌症与营养前瞻性调查（European Prospective Investigation into Cancer, EPIC）项目发现，吸烟强度和持续时间与胃癌风险之间存在显著关联。吸烟史是根治性手术切除患者死于胃癌的重要独立危险因素。吸烟会降低维持胃黏膜完整性的前列腺素的水平。据报道，烟草烟雾会诱发胃前体病变的发展，例如胃炎、溃疡和肠化生。与不吸烟者相比，吸烟者发生幽门螺杆菌感染和十二指肠炎症的可能性更高。

3. 肝癌

肝细胞癌（HCC）是最常见的原发性肝恶性肿瘤，并且是全世界癌症死亡的第三大主要原因，每年导致约 60 万人死亡。大多数病例

---

[1] X. Han, et al., "Alcohol Consumption and Gastric Cancer Risk: a Meta-analysis of Prospective Cohort Studies", Oncotarget, Vol.8, No.47, 2017, pp.83237-83245.

都存在患有乙型肝炎病毒（HBV）、丙型肝炎病毒（HCV）、非酒精性脂肪性肝炎以及在慢性肝病（CLD）发生后重度饮酒并接触黄曲霉毒素。乙型肝炎病毒是全球 HCC 的主要危险因素，至少占其病例的50%。在美国，慢性丙型肝炎病毒是肝癌的主要危险因素。非酒精性脂肪性肝炎现在是西方世界导致慢性肝病的主要原因，虽然一些流行病学证据表明肝硬化患者发生 HCC 的风险增加，但远低于乙型肝炎病毒和丙型肝炎病毒。

目前，长期肝硬化中出现 HCC 的机制已被广泛描述，其一般特征是肝细胞死亡和代偿性再生的反复周期，伴随着有利于肿瘤发展的细胞不断生长和增殖。然而，与肥胖、非酒精性脂肪性肝和 HCC 相关的机制，特别是在没有肝硬化的情况下，可能与潜在疾病的发病机制有关，而不是仅仅与纤维化有关，目前仍不清楚。常见的胰岛素抵抗（IR）和肝脏脂肪变性通过促进脂肪性炎症、激素变化、氧化应激和脂肪毒性、高胰岛素血症刺激 IGF-1 轴等促进肝脏癌变。其他涉及饮食、肠道微生物组和遗传因素的机制越来越重要，并具有临床相关性。（图 4-5）

大量饮酒会导致肝硬化，从而增加肝癌的风险，尽管没有直接证据表明其具有潜在的致癌性，但据估计，在美国大约有三分之一的肝癌病例与过量饮酒有关。也有强有力的证据表明，饮酒与乙型肝炎病毒、丙型肝炎病毒和非酒精性脂肪肝之间存在协同作用，这可以加速肝硬化并导致 HCC 的发展。

同时，吸烟是肝癌发展的另一个可改变的重要危险因素。实际上，国际癌症研究机构将肝癌归类为与烟草有关的恶性肿瘤。

红肉是单不饱和脂肪酸和铁的重要饮食来源。大量研究表明，肝

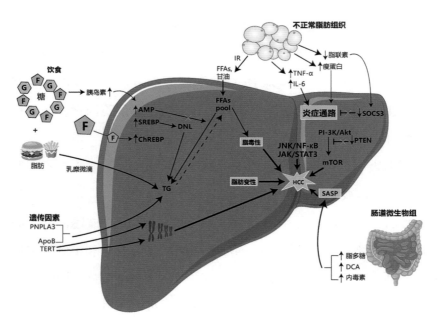

图4-5　在非酒精性脂肪肝存在的情况下，低度慢性炎症和胰岛素抵抗会形成适合肝细胞癌生长的微环境

癌与红肉摄入量呈正相关。人们认为这种机理涉及膳食铁进行还原时生成活性氧，或肉在高温下烹饪时生成杂环胺。红肉中较高的脂肪含量也可以解释其作用。一项意大利病例对照研究[①]发现，铁摄入与HCC发生呈正相关，优势比（OR）为3.00；95% CI：1.25—7.23，白肉与HCC之间也成反比关系（OR：50.44；95% CI：0.20—0.95）。

　　EPIC研究旨在调查饮食、生活方式和环境因素与各种类型的癌症和其他慢性疾病的发病率之间的关联。在1992年至2010年之间，共招募了5415385人进行随访，其中191例HCC被诊断出。肉的总

①　J. Polesel, et al., "Nutrients Intake and the Risk of Hepatocellular Carcinoma in Italy", European Journal of Cancer, Vol.43, No. 16, 2007, pp.2381-2387.

摄入量与 HCC 风险增加并没有独立相关，并且不同种类的肉类（红色 / 加工肉或家禽）与 HCC 风险增加之间也没有关联。独立于 HBV/HCV 状态和（或）肝功能评分，进食肉与 HCC 风险无关。用鱼替代肉每天 20 克，观察到 HCC 风险降低了 16%。[①]

4. 大肠癌

根据美国国家癌症研究所（National Cancer Institute）的数据，2015 年，结直肠癌占所有新增癌症病例的 8%，是美国第四大最常见的癌症。此外，结直肠癌占 2015 年所有癌症死亡的 8.4%，是美国癌症相关死亡的第二大原因。虽然在过去 10 年中，新发结直肠癌的发病率平均每年下降 3.1%，但同期的死亡率并没有显著变化。这些统计数据清楚地表明，不仅要了解结直肠癌的复杂病因，而且要制定有效的预防和治疗策略。

大多数（95%）结肠直肠癌以结肠或直肠内壁的肠上皮的非癌性息肉开始，这些息肉随着时间的推移积累了致癌突变。非癌性息肉可能变为恶性，如果未被发现，可转变为腺瘤性息肉。大约 20% 的结直肠癌病例是由两个或两个以上的一级直系或二级直系结直肠癌亲属所导致的，这表明遗传因素对结肠癌的发生起次要作用。各种环境因素导致癌症的发生。例如，在所有与癌症相关的死亡中，25%—30% 与吸烟有关，30%—35% 与饮食有关，15%—20% 与感染有关。特别是结肠癌、肠道炎症（如克罗恩病和溃疡性结肠炎）和肥胖是与这种癌症发病率增加相关的额外危险因素。

---

① V. Fedirko, et al., "Consumption of Fish and Meats and Risk of Hepatocellular Carcinoma; the European Prospective Investigation into Cancer and Nutrition（EPIC）", Annals of On-cology, Vol.24, No.8, 2013, pp.2166-2173.

如上所述，流行病学研究已经证实饮食是患结直肠癌的风险因素。在一项将美国出生的日本人口与外国出生的日本人口进行比较的研究中，美国出生的日本男性的结直肠癌发生率是外国出生的日本男性的两倍。同样，美国出生的日本妇女比外国出生的日本妇女结直肠癌发生率高40％。在其他移民人群中，这种与从另一个国家移民到美国相关的结肠癌风险增加的趋势也得到了证实。此外，研究已经证明结肠癌的发病率增加与人均食用肉，动物蛋白和总脂肪的相关性。大量证据表明，食用红色和加工肉与大肠癌的风险增加有关。① 已提出了多种机制将红色和加工肉与大肠癌联系起来。在流行病学研究中，红肉中高含量的铁卟啉色素血红素与大肠癌有关。血红素很难被小肠吸收。因此，膳食血红素可在结肠中积聚，在结肠中引起结肠损伤，导致过度增殖和增生，这可能导致结直肠癌的发展。随着近来对肠道菌群的关注，发现血红素可以改变微生物组成并促进结肠上皮细胞的恶性转化。在红肉中发现的第二种可能增加大肠癌风险的潜在化合物是杂环胺。这些化合物是在高温下烹饪红肉时产生的，一旦进入细胞并被代谢为可与 DNA 相互作用以产生 DNA 加合物的化合物，则被认为具有遗传毒性，从而导致关键致癌基因突变，如腺瘤性息肉病大肠杆菌（Apc）和 β – 连环蛋白。在加工肉中也发现了第三类化合物 N– 亚硝基化合物（NOC）。虽然 NOC 可以由胺和酰胺与亚硝酸盐衍生的亚硝化剂内源合成，但大部分外源性暴露来自饮食。这些化合物可与 DNA 相互作用，以促进驱动基因中的致癌突变。流行病学

---

① C. Mattiuzzi, et al., "Epidemiologic Burden of Red and Processed Meat Intake on Colorectal Cancer Mortality", Nutrition and Cancer-an International Journal, Vol. 73, No. 4, 2019, pp. 562-567.

研究发现 NOC 与大肠癌之间的联系与血红素和杂环胺与大肠癌的联系相似。

5. 乳腺癌

乳腺癌是全世界女性中最常被诊断出的癌症，也是导致癌症死亡的主要原因，在 2015 年有 60290 例原位乳腺癌病例被诊断，大约每 33 名女性中就有 1 人在其一生中可能被诊断出原位乳腺癌 [1]。

公认的乳腺癌非饮食危险因素包括激素替代疗法和电离辐射暴露，尤其是在青春期。某些不容易改变的生殖和其他因素也增加了风险，包括：年龄（65 岁以上，尽管所有年龄段的风险在 80 岁之前都会增加），乳腺癌家族史，初潮（小于 12 岁），绝经晚期（大于 55 岁），第一次足月妊娠的年龄较晚以及缺乏母乳喂养。此外，有一致的证据表明，成年后肥胖和体重增加与绝经后（而非绝经前）妇女患乳腺癌的风险增加相关。

关于饮食和罹患乳腺癌的风险，在过去的几十年中，来自世界各地的研究评估了特定食物及其所含某些物质与乳腺癌的发展之间的关系。目前现有科学依据指出关于饮食与乳腺癌风险之间的关系。其中，饮酒被广泛认为是与乳腺癌风险最一致相关的行为之一。此外，饮食结构分析是一种在现代营养流行病学中已引起广泛关注的方法，而不是研究特定的食物和营养素，但在乳腺癌发展方面的文献中很少有报道。（图 4-6）

---

[1]　E. M. Ward, et al., "Cancer Statistics: Breast Cancer in Situ", CA-A Cancer Journal for Clinicians, Vol. 65, No.6, 2015, pp.481-495.

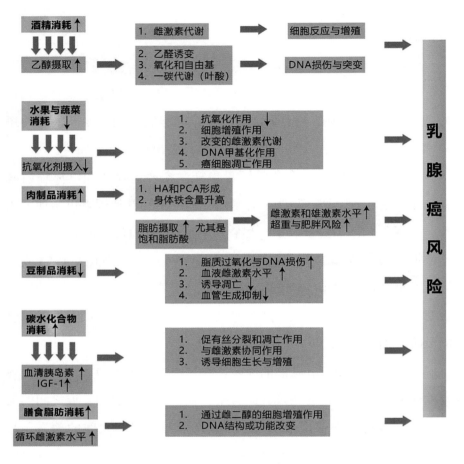

图 4-6　饮食与乳腺癌之间的潜在机制关系

在饮食因素中，酒精摄入被广泛认为是与乳腺癌风险增加最一致相关的行为之一，而与所喝酒精饮料的类型和更年期状态无关。自从 20 世纪 80 年代初以来，许多人已经研究了这种联系。在最近发表的对 113 篇论文的评论中，Seitz 等人报告了饮酒者的乳腺癌风险估计。Seitz 等 ①

————————

① H. K. Seitz, et al.,"Epidemiology and Pathophysiology of Alcohol and Breast Cancer: Update 2012", Alcohol and Alcoholism, Vol. 47, No.3. 2012, pp.204-212.

分析了非饮酒者参考类别中的 44552 例和轻饮者参考类别中的 77539 例。首先，他们报告了饮酒与乳腺癌之间的适度但重要的关联。此外，他们分析结果一致表明，每天摄入三杯或三杯以上酒精饮料的女性患乳腺癌的风险增加 40%—50%。最后，他们还观察到了一致的证据，证明饮酒与乳腺癌之间存在正剂量风险关系。

酒精刺激乳癌发生的机制仍不清楚。饮酒的女性中雌激素水平升高似乎是造成这种关联的第一个机制。实际上，在饮酒期间，可以通过多种方式观察到雌激素浓度升高，包括：（1）芳香酶活性增加，这导致激素转化为雌激素；（2）抑制两种对雌激素降解重要的酶的活性；（3）褪黑激素分泌减少，抑制了雌激素的产生；（4）肝氧化还原状态增加，导致类固醇代谢减少。结果雌激素可能通过雌激素受体或直接对乳腺组织发挥致癌作用。此外，酒精代谢的产物（如乙醛和自由基）已被认为与其在酒精相关的癌变中的作用有关，因为它们似乎引起 DNA 损伤。最后，饮酒与乳腺癌风险之间的关联至少可以通过影响酒精对叶酸吸收来改变。乙醇是已知的叶酸拮抗剂，而叶酸是一种微量营养素，已知对 DNA 合成和修复以及中和作为酒精代谢产物的 ROS（活性氧）很重要。在单碳代谢方面，根据上述途径，饮酒会对叶酸水平产生负面影响，而叶酸量波动会干扰 DNA 甲基化和 DNA 合成，这在致癌过程中非常重要。此外，包括表观遗传学或类维生素 A 浓度在内的其他机制仍不清楚，因此需要更进一步的研究。

根据 2007 年 WCRF/AICR 报告（WCRF/AICR，2007 年），红肉和加工肉是结直肠癌的诱因的证据更加有力。另一方面，关于乳腺癌的研究结果与正向和负向关联均不一致。研究人员分析了过去进行的 14 项研究（包括 6 项病例对照研究和 8 项队列研究）。最小的研究包括 183 名女性，而最大的研究包括 319826 名女性，研究的年龄范围在 20 至 80 岁之间。其中有七个报告呈正相关关系，其他七个发现总摄入量或红肉摄入量与乳腺癌风险之间没有显著关联。

近年来，由于碳水化合物对循环胰岛素水平的影响，食用碳水化合物的摄入已与乳腺癌风险相关，因为血糖水平升高会导致血液中胰岛素的增加。然而，显示出血清胰岛素水平与 IGF 结合蛋白呈负相关，IGF 结合蛋白影响生理上可用的 IGF-1。因此，饮食碳水化合物的消耗导致血液胰岛素水平的增加引起 IGF 结合蛋白的产生减少，这反过来导致 IGF-1 的生物利用度增加。由于 IGF-1 对乳腺癌细胞有丝分裂和抗凋亡发挥作用，其升高可能在乳腺癌的发展中，尤其是在绝经前的女性中起作用。此外，许多研究表明，IGF-1 和雌激素在乳腺癌的发病机理中具有协同作用，因为它们是乳腺癌细胞的强促分裂原，可促进细胞生长和增殖。

6. 食管癌

食管癌目前是全世界第六大最常见的癌症相关死亡来源：2018 年报告了 572034 例新病例和 508585 例死亡，在过去的 40 年中，全球疾病发病率显著增加。[1] 世界卫生组织的最新数据表明：东亚地区的年龄标准化发病率高于任何其他地区，但英国仍然是各个国家中发病率最高的国家。

食管癌是指起源于食道黏膜的肿瘤，其局部进展可累及黏膜下层和肌层，最终侵犯邻近结构，如气管支气管树、喉返神经、胸主动脉

---

[1] F. Bray, et al. "Global Cancer Statistics 2018: Globocan Estimates of Incidence and Mortality Worldwide for 36 Cancers in 185 Countries", CA-A cancer Journal for Clinicians, Vol. 68, No.6, 2018, pp.394-424.

或膈肌。

腺癌和鳞状细胞癌在全世界所有食管癌病例中占 95% 以上。其余病例的组织学亚型很少见到，例如小细胞癌、肉瘤、淋巴瘤、黑色素瘤和绒毛膜癌。

食道鳞状细胞癌通常与烟酒消费有关，主要影响在中层食道，它是 20 世纪 60 年代更为常见的食管癌。食管下段和胃—食管交界处的癌为典型的腺癌，常与食管反流病、巴雷特食管、高体重指数和男性性别相关。发达国家中其他健康的年轻人中的食管反流病（GORD）和巴雷特食管的增多，导致食道腺癌成为目前在西欧和北美更为常见的亚型。这两种亚型的癌症转移通常发生在食管周淋巴结，肝和肺，大多数危险因素适用于所有形式的食管癌，但某些危险因素特定于某些亚型。

食管癌的发病率在 45 岁以上急剧上升，在 85 岁以上的人群中发病率最高，其中超过 85% 的病例涉及 55 岁以上的人群。在英国，诊断出的病例中有 41% 涉及 75 岁以上的患者。男性发病率在 85 至 89 岁之间达到峰值，而女性发病率则在 90 岁后达到峰值。

一项针对荷兰 120852 名患者的队列研究[①] 显示，与 BMI 为 20.0—24.9 的人相比，BMI 为 25.0—29.9 的人患食管癌的相对风险为 1.40（95% CI 为 0.95 至 2.04），而 BMI>30 的相对风险为 3.96（2.27—6.88）。这种关联先前归因于肥胖人群的 GORD 升高，但基于人群的研究已证实 BMI 所致的风险独立于反流发生。

在全球范围内，男性食管癌占比更多（男性与女性的比例为

---

① J. Steerens, et al., "Vegetables and Fruits Consumption and Risk of Esophageal and Gastric Cancer Subtypes in the Netherlands cohort study", International Journal of Cancer, Vol. 129, No. 11, 2011, pp.2681-2693.

第四章 人本主义健康学与慢性病

/ 153

2.4:1），这不能由诸如 GORD 和肥胖症（在男女之间相对平均分布）等危险因素来解释。因为全球发病率差异很大，男性发病率从东亚的每千万人中高达 170 人到西非的每千人中只有 8 人。同样，妇女的发病率从东部非洲的每 100 万人中高达 78 到密克罗尼西亚／波利尼西亚的每 100 万人中只有 2 人。

一项涉及加拿大 4263 名参与者的病例对照研究发现，使用烟草可带来 2.4 的相对风险，而人口可归因的风险为 54.2/100 人（95％ CI3.0—76.2）。大量针对烟草使用进行的队列研究表明，与平均人口风险相比，360 克啤酒（12.6 克乙醇），103 克葡萄酒（12.5 克乙醇）或 30 克烈酒（12.9 克乙醇）至少六个月每周一次的饮酒者的食管癌风险比普通人增加了两倍至七倍。

吸烟和过量饮酒也具有协同作用。并且随着饮酒时间与酒精摄入量的增加，患食管癌的风险也越来越高。[1]

7. 口腔癌和咽喉癌

口腔癌和咽喉癌（Oral and Pharyngeal Cancers，OPC）被认为是全球癌症的重要组成部分，这主要是由于烟草和酒精的广泛使用。在美国，口腔癌占所有癌症的近 2.3％，5 年生存率也相对较低。此外，美国每年有近 3 万例新确诊的 OPC 病例，约有 8000 人死于这些恶性肿瘤。烟草和酒精的使用大大增加了罹患这些类型恶性肿瘤的风险。据估计，吸烟和饮酒导致 OPC 的人群归因风险男性为 80％，女性为 61％。

烟草使用被认为是 OPC 发生的最重要的危险因素。许多关于

---

[1]　J. Chen, et al., "Effect of the Interaction Between the Amount and Duration of Alcohol Consumption and Tobacco Smoking on the Risk of Esophageal Cancer: A Case-control Study", Experimental and Therapeutic Medicine, Vol. 1, No. 6, 2010, pp. 991-997.

OPC 危险因素的文献专门侧重于烟草使用。例如，Rodriguez 等人分析了两项病例对照研究的数据，其中包括 137 例 OPC 病例，结果显示，意大利和瑞士的年轻人中，重度吸烟者发生 OPC 的多变量优势比（OR）为 20.7。Rodriguez 等人发现重度饮酒者 OPC 的 OR 值为 4.9。然而，当大量饮酒和吸烟的类别结合在一起时，观察到的 OR 值超过 48。作者还发现，在被调查人群中，烟草占 OPC 病例的 77%，酒精占 52%，低蔬菜消费占 52%，三者结合占 OPC 病例的近 85%。①

另一项对意大利和瑞士男性进行的病例对照研究也发现，当最高水平的饮酒（每周 ≥ 77 杯）和吸烟（每天 ≥ 25 支）合并时，口腔癌（OR=228）和咽喉癌（OR=100）的风险大幅增加。该研究的作者发现，吸烟和饮酒对 OPC 有协同作用。作者发现了一些有趣的独立因素，如果在吸烟水平稳定的情况下饮酒增加，那么口腔癌的增加将大于咽喉癌的增加。

此外，饮酒已被证明与从不吸烟的人患 OPC 的几率增加有关。Fioretti 等人对 42 例从不吸烟的 OPC 病例进行了研究，发现不吸烟人群 OPC 的主要危险因素是饮酒，饮酒者的风险是不饮酒者的三倍。②

另一项病例对照研究证实了吸烟和饮酒对口腔癌和咽喉癌的增效作用，该研究检查了 1114 例病例和 1268 例对照。与上述研究结果相似的是，在那些每天吸两包或两包以上香烟和四包或四包以上饮料的人群中，OPC 的风险增加了 35 倍。作者估计，吸烟和饮酒加在一起

---

① T. Rodriguez, et al., "Risk Factors for Oral and Pharyngeal Cancer in Young Adults", Oral Oncology, Vol. 40, No. 2, 2004, pp. 207-213.

② F. Fioretti, et al., "Risk Factors for Oral and Pharyngeal Cancer in Never Smokers", Oral Oncology, vol. 35, No. 4, 1999, pp. 375-378.

约占美国所有 OPC 的 75%。这些研究综合证实了吸烟和饮酒对 OPC 的影响程度。

对吸烟、饮酒以外的危险因素及其与 OPC 的关系的研究较少。然而，有证据表明，肉类、蔬菜和维生素的摄入可能与 OPC 有关。一项针对乌拉圭近 4000 例肉类消费的病例对照研究显示，食用大量红肉后患 OPC（OR=3.65，95% CI2.21—6.01）的几率显著增加。

综上所述，营养作为一个重要的影响因素与多种类型癌症的发生有关。

（三）运动因素

体育运动是在人类发展过程中逐步开展起来的有意识地对自己身体素质的培养的各种活动。采取了各种走、跑、跳、投以及舞蹈等多种形式的身体活动，这些活动就是人们通常称作的身体练习过程。运动训练的本质包括不断重复的运动，挑战全身的稳态，导致细胞、组织和器官系统的广泛适应。"生命在于运动"是很多人从小到大常听到的一句话。不过，仍有很多人难以做到经常运动。据 2016 年一项数据 [1] 显示，全球 27.5% 的人缺乏运动，在中国这一比例为 14.1%。运动对于身体健康的好处是毋庸置疑的，缺乏体育锻炼已成为全球第四大死亡风险因素，全球超过 14 亿成年人由于体育锻炼不足而面临疾病风险，尤其是高收入国家。

缺乏运动一般与肥胖具有较高的相关性。肥胖是环境和生活方式因素如何在机体、组织或肿瘤微环境和细胞水平上驱动免疫代谢轴失调，从而促进肿瘤发生的典型例子。关键代谢生长因子（如葡萄糖，

---

[1] G. Regina, et al., "Worldwide Trends in Insufficient Physical Activity From 2001 to 2016: a Pooled Analysis of 358 Population-based Surveys with 1.9 Million Participants", Lancet Global Health, Vol.6, No.10, 2018, pp.E1077-E1086.

胰岛素）的异常供应，刺激了许多促进细胞生长、存活和增殖的生长因子信号通路的长期激活。这些激活的通路加上诱变物质（例如活性氧含量升高）的浓度增加和基因调控的表观遗传改变，共同为细胞致癌转化降低了"门槛"并推动转化后的进程。此外，肥胖还会引发炎症和免疫功能异常。各种组织和脂肪库中脂肪细胞的过度生长和肥大导致缺氧、脂肪细胞应激和死亡。由此产生的促炎性介质导致组织特异性募集和先天免疫细胞的积累，促进细胞增殖和存活途径的长期激活，并为肿瘤生成提供了可选择的"驱动器"。肥胖状态的肿瘤微环境也具有免疫抑制作用。例如，在肥胖的乳腺癌小鼠模型中，肿瘤微环境中的髓样抑制细胞（MDSC）上调了免疫检查点分子 PD–L1，这是由肿瘤内的细胞因子 IFN–γ 诱导的，并导致 CD8+T 细胞功能受损。最近的报道还指出，肥胖增强的 NK 细胞脂质蓄积会导致细胞内代谢麻痹，并最终加速黑色素瘤的生长。这些都是与缺乏运动相关的肥胖带来的肿瘤刺激作用。

三、人本主义健康学与肿瘤

世界卫生组织曾经指出大约三分之一的癌症死亡源自五种主要行为和饮食危险因素：高体重指数、水果和蔬菜摄入量低、缺乏运动、使用烟草以及饮酒。其中，烟草使用是最为重要的致癌危险因素，造成约 22% 的癌症死亡。[①] 多种流行病学数据都清楚地表明，不健康的生活方式是最常见癌症的最强决定因素，并占所有癌症和癌症相关死亡人数的 35%—50%。确实，与宿主能量平衡有关的因素（例如饮

---

① 《世界卫生组织——癌症预防》，见 https://www.whoint/cancer/prevention/zh/。

食不良和缺乏运动）现已直接与主要癌症原因——吸烟相匹敌，而这原本是可预防的。

（一）心理

从心身疾病的角度考虑，心理与生理之间是相互影响、互为补充的。

抑郁症是一种典型的心理疾病。重度抑郁症是世界范围内致残的主要原因，与癌症相关的生活质量下降和医疗费用增加可导致抑郁。反过来，抑郁症也使癌症的预后复杂化，大大增加了全球疾病负担。近几十年来，许多研究评估了癌症患者抑郁症的患病率。然而，由于在抑郁症的诊断、患者的选择、癌症护理环境、癌症类型、疾病分期和评估时间等方面方法上的差异，不同研究报告的癌症患者抑郁症患病率存在很大差异。在一项对 211 项研究[①] 进行的荟萃分析显示，通过诊断访谈得出癌症患者抑郁症的发生率从 3%（肺癌）到 28%（脑癌）不等，通过自我报告工具得出发生率从 7%（皮肤癌）到 31%（胃肠道癌症）不等。虽然不同的研究结果存在差异，但是与健康人群相比，癌症人群中抑郁症的发病率要高出两到三倍。这种不良的心理状况能够通过多种方式促进癌症的进展。转移是癌症的致命特征，使其极其难以治疗。有效的转移性扩散需要几个连续的步骤，包括血管生成、增殖、侵袭、栓塞和新继发部位的定植。抑郁与交感儿茶酚胺的增加有关，儿茶酚胺是一种应激介质，通过诱导血管生成细胞因子的释放来促进血管生成和肿瘤生长。

此外，抑郁对癌症的治疗有着一定的负面影响。最直观的表现就是抑郁能够降低患者的治疗依从性，延长住院时间，增加治疗负担，

---

① Krebber Amh, et al., "Prevalence of Depression in Cancer Patients: a Meta-analysis of Diagnostic Interviews and Self-report Instruments", Psycho-oncology, Vol.23, No.2, 2014, pp.121-130.

导致不良预后，甚至缩短生存时间。比如，共患抑郁症的癌症患者更有可能不按时服药。研究表明，抑郁使乳腺癌患者不能坚持服药的风险增加了两倍。从内在来看，抑郁对癌症的治疗也有一定的抑制作用。有动物实验发现心理压力大的小鼠更难被成功的治疗。研究者发现，在经过化疗治疗之后，正常组小鼠体内的干扰素 β 水平会升高。除了干扰素 β，一些其他的细胞因子和趋化因子，比如说白介素 15、白介素 23A、CXCL10 等都受到了影响。而抑郁组小鼠血浆内的皮质酮比对照组明显要高，血清素和肾上腺素更低，同时糖皮质激素也有一个长时间的升高。心理压力诱导的皮质酮上调会增强树突状细胞中 Tsc22d3 的表达，抑制树突状细胞的抗肿瘤免疫应答。免疫会受到各种神经内分泌因素的影响，包括多种神经递质、神经肽和激素，自然也包括在心理压力状态下会激增的糖皮质激素。研究者还在人类患者的队列中进行了验证，与年龄和性别匹配的健康志愿者相比，结直肠癌或非小细胞肺癌患者血液中的皮质醇水平更高，他们外周血单核细胞中的 Tsc22d3 转录水平也更高。另外，根据情绪状态问卷，高皮质醇浓度与消极情绪有关。

抑郁一般预示着更高的癌症死亡率。在一项对美国 24696 名处于任何阶段的老年乳腺癌患者的研究[1]中，在癌症发生前 2 年内被诊断为抑郁症的患者比没有抑郁症的患者死得早。另有一项荟萃分析[2]表明，轻度或重度抑郁可使癌症患者死亡率增加 39%，而即使只有少

---

[1] J. S. Goodwin, et al., "Effect of Depression on Diagnosis, Treatment, and Survival of Older Women with Breast Cancer", Journal of the American Geriatrics Society, Vol.52, No.1, 2004, pp.106-111.

[2] J. R. Satin, et al., "Depression as a Predictor of Disease Progression and Mortality in Cancer Patients: a Meta-analysis", Cancer, Vol. 116, No.13, 2010, p. 3304.

量抑郁症状的患者，其死亡风险也可能增加 25%。

综上所述，及时且有效地对癌症病人进行积极的心理干预是非常必要的，这在帮助病人战胜癌症的同时还有可能减少癌症相关的不必要医疗支出。

（二）营养

减少良好的饮食习惯和致癌剂的接触可能是降低越来越多的癌症风险的解决方案。

根据世界癌症研究基金会和美国癌症研究所的建议，遵循富含纤维和大豆的饮食并限制脂肪摄入可以降低患癌风险。健康饮食现今认为主要有：增加未精制谷物、蔬菜、水果的摄入量以及适度摄入饱和脂肪酸和控制红肉的摄入量。因此，当今的目标是确保所有人的食物质量，而这可以通过调整我们的饮食习惯来实现。

已知多酚和纤维具有预防癌变的作用。在绿茶、枣子、香蕉、苹果等水果中发现的多酚，除了具有预防包括前列腺癌在内癌变的重要作用，还具有抗氧化作用，减少氧化应激和炎症，可以降低患癌症的风险。从可可中提取的多酚还可减少血小板活化和聚集。蓝莓粉所含成分的鉴定表明，它具有高质量的多酚，可调节乳腺癌细胞增殖的白介素 -6。此外，多酚抑制了在转录因子 NF-κB 旁的肿瘤细胞中过表达的 LOX 和 COX 的酶活性，并调节了肿瘤坏死因子的炎症性细胞因子的表达。（图 4-7）

同样，由于维生素 D、乳铁蛋白等的存在，乳制品除了具有致癌作用外，还具有抗致癌的特性。

所以，每个食物可以有好的和坏的影响，重要的是食品生产和质量安全控制以及良好饮食习惯的坚持，从而提高生活质量。

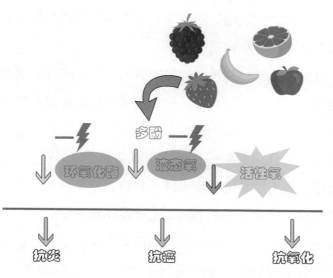

图 4-7　多酚提取物的有益作用

1. 肺癌

饮食习惯在肺癌的发展和维持中起着重要的作用。大量摄入水果、蔬菜和鱼类可降低患肺癌的风险，而摄入红肉和加工食品则会增加患肺癌的风险。

早期，世界癌症研究基金会（WCRF）考察了水果和蔬菜的食用数据及其与降低肺癌风险的关系。最终结果是它们的作用可能只是保护性的。这与欧洲癌症与营养前瞻性调查研究（EPIC）[①] 的结果相符合，该研究还补充说，这种保护作用仅限于吸烟者。总体而言，饮食中摄入大量水果和蔬菜可显著降低肺癌的发病率。

从历史上看，鱼和鱼油被认为是一种健康的饮食，对人体有益。

① F.L. Büchner, "Fruit and Vegetables Consumption and the Risk of Histological Subtypes of Lung Cancer in the European Prospective Investigation into cancer and Nutrition（EPIC）", Cancer Causes Control, Vol.21, No.3, 2010, pp.357-371.

较早的流行病学研究表明，除了死亡率降低外，鱼的摄入量与肺癌风险之间也存在明显的负相关关系。

关于豆类及其对肺癌风险的影响数据有限。现有文献没有报道它们之间的显著关联。缺乏荟萃分析或系统评价，可以假设富含豆类的饮食对肺实质没有任何保护作用。

长期以来，食用坚果一直是癌症研究的主题。但是，迄今为止，尚无任何综合分析或系统评价来进一步检查坚果与肺癌风险之间的关系。但流行病学研究（例如 EAGLE 和 AARP 研究）已报告了确凿的证据，表明大量食用坚果的人的肺癌风险有统计学上的显著降低。[①]

至于饮食中的脂肪，摄入量与所有类型肺癌呈剂量—反应模式。在最近的分析中，脂肪酸进一步分为多不饱和脂肪酸（PUFA）和饱和脂肪。总的来说，饱和脂肪会增加患肺癌的风险，而摄入 PUFA 具有相反的作用。

有关植物雌激素及其对肺组织影响数据仍然有限。然而，从现有文献中可以发现，它们可以显著降低患肺癌的风险。另外，较早的研究报告称，摄入大量含有植物雌激素食物的个体患肺癌的风险降低。由于历史性的治疗用途，人们对维生素 A 及其衍生物在肺肿瘤发生中的作用表现出极大的兴趣。早期的研究未发现有强有力的证据表明其对肺组织有保护作用。目前一般认为富含维生素 A 或其衍生物的饮食可能会降低患肺癌的风险。至于维生素 B，尚无综合分析来准确评估其与肺癌风险的关系。但是，诸如 EPIC，ATBC（Alpha-

---

① J. T. Lee, et al., "Nut Consumption and Lung Cancer Risk: Result from two Large Observational Studies", Cancer Epidemiology Biomarkers & Prevention, Vol. 26, No.6, 2017, pp. 826-836.

Tocopherol，Beta-Carotene Cancer Prevention）和 LC3（Lung Cancer Co-hort Consortium）的早期研究都报告了维生素 B6 对肺癌的保护作用。此外，血清维生素 B 水平较高的人患肺癌的可能性较小。累计的证据表明，复合维生素 B 对肺组织具有保护作用。

早期的研究支持了阳光暴晒导致癌症发生率降低的观念。观察和病例对照研究进一步证实了这种关联。第一次综合分析是由 Zhang 等人进行的。该作者在 2015 年得出结论，高血清维生素 D 水平与肺癌风险的统计显著降低有关，而高维生素 D 补充水平却无统计学意义。[①]

对于维生素 E，Chen 等报道了一种反比关系，他们的一个综合分析结果表明，从饮食中摄入维生素 E 可以显著降低患肺癌的风险。[②] 朱等人报告说，饮食中维生素 E 摄入量每增加 2 mg，肺癌风险统计学下降 5%。[③] 尽管文献证据有限，但已发表的关联性很强。

总的来说，降低肺癌风险的食物包括十字花科和非十字花科的蔬菜、水果、家禽、鱼、奶酪、富含布丁的食物、富含植物雌激素的食物和大豆。与肺癌风险较高相关的食品类别包括红肉、加工肉类和总脂肪或饱和脂肪含量高的食品。

目前，肺癌仍然是一种极具破坏性的疾病，尽管治疗方法有所进步，但存活率很低。人们对肺癌预防和治疗的营养方面越来越感兴

---

① L. Q. Zhang, et al., "Vitamin D and Lung Cancer Risk: a Comprehensive Review and Meta-analysis", Cellular Physiology and Biochemistry, Vol.36, No.1, 2015, pp. 299-305.

② G. H. Chen, et al., "Dietary Vitamin E Intake Could Reduce the Risk of Lung Cancer: Evidence from a Meta-analysis", International Journal of Climical and Experimental Medicine, Vol.8, No.4, 2015, pp. 6631-6637.

③ Y. J. Zhu, et al., "Association of Dietary Vitamin E Intake with Risk of Lung Cnacer: a Dose-response Meta-analysis", Asia Pacific Journal of Clinical Nutrition, Vol. 26, No. 2, 2017, pp.271-277.

趣。改变饮食习惯以降低患肺癌的风险可以与戒烟和肺癌筛查等其他建议同时进行。关于饮食和营养的不同方面以及它们对肺癌风险的影响，出现了各种不同的结果。许多原因可以解释不一致和混合的结果，如小样本量、不同的膳食补充剂干预措施、研究设计、接触评估、健康对照或病例的选择，不同饮食方面的重叠，以及随访期间的持续时间等。吸烟主要影响或者可能间接促成了这些差异，因为它仍然是肺癌的主要原因。

2. 胃癌

目前合理的胃癌预防方案，包括筛查和治疗幽门螺旋杆菌感染、内镜和组织学检查癌前病变、改善卫生条件和个人卫生、限制盐的摄入、摄入富含抗氧化剂的新鲜水果和蔬菜等。

根除幽门螺杆菌感染被认为是降低胃癌发病率的一种主要预防策略。美国和欧洲的指南建议在所有萎缩和（或）肠上皮化生患者和所有胃癌患者的直系亲属中根除幽门螺旋杆菌，并进行内镜和组织学监测。亚太地区胃癌共识建议在每年胃癌发病率超过 20/10 万的地区以人群为基础筛查和治疗幽门螺旋杆菌感染，以逆转幽门螺旋杆菌引起的生化、遗传和表观遗传变化。在几项干预试验中，根除幽门螺旋杆菌可以防止癌前病变的进展。日本的干预研究表明，根除幽门螺旋杆菌对胃癌的发生具有重要的预防作用。在动物模型中也证实了早期根除治疗在预防胃癌方面的价值。

饮食结构的改变和烹饪方法的改变被认为可以显著降低胃癌的风险。食品的冷藏避免了盐作为防腐剂的使用，减少了霉菌在食品中过度生长的可能性，并使腌制和腌制食品中硝酸盐向 NNC 的转化更加困难。几项研究表明，大量摄入蔬菜和水果对胃癌的风险具有保护作用。一项 EPIC 研究在欧洲 10 个国家的 23 个中心共招募 521457 名受试者，发现饮食中抗氧化剂摄入量的高与胃癌风险的降低之间存在正相关关系。在 EPIC 研究的一项继续研究中对水果和蔬菜的有益效果进行了重新分析，其中涉及包括 683 名胃腺癌患者在内的 477312 名受试者进行了 11 年的随访，发现摄入新鲜水果和柑橘类水果可分别预防弥漫型和贲门型胃癌的风险。

EPIC 研究还报告了食用红肉和患胃癌的风险之间存在正相关关系，而血浆维生素 C 高，某些类胡萝卜素、视黄醇、α-生育酚和谷物纤维的摄入量高以及对地中海饮食的坚持表现出负相关。因此，通过减少盐和盐分食物的摄入以及增加水果和维生素 C 的摄入来改变饮食被认为是预防胃癌的一种实用策略。在流行病学和实验研究中，绿茶和红茶的摄入均与患胃癌风险的降低有关。

抗氧化营养素在预防胃癌发生方面具有重要作用。据报道，在高风险地区人群血浆中抗氧化剂抗坏血酸和维生素 E 的水平较低。由于抗氧化剂潜力不足，胃癌患者更容易受到活性氧引起的脂质过氧化的影响。而维生素 C 可通过抑制硝酸盐向 NNC 的转化并延迟实验动物的肿瘤诱导来预防胃癌的发展。已证明抗坏血酸可减弱鼠伤寒沙门氏菌和胃黏膜细胞中 MNNG 的诱变能力。

高风险的胃癌患者可以通过补充抗氧化剂得到保护。饮食中的抗氧化剂可能通过以下一种或多种机制对胃癌发生产生抑制作用：防止致癌物的代谢活化、使致癌物失活、增强 DNA 修复机制、降低原癌基因的表达、激活抑癌基因、抑制细胞增殖、血管生成和炎症、诱导分化和凋亡、刺激免疫反应以及调节转录因子和异常信号通路。（图 4-8）

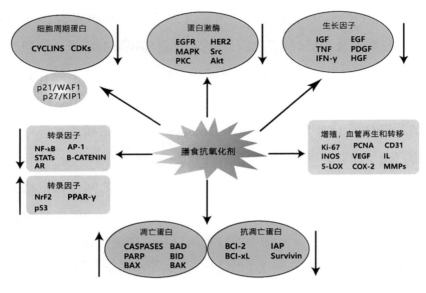

图 4-8　膳食中抗氧化剂的分子靶点

　　胃癌是一种病因复杂的疾病，涉及多种危险因素以及多种遗传和表观遗传学改变。通过根除或免疫控制幽门螺杆菌感染可能在预防胃癌方面具有巨大潜力。此外，饮食习惯和生活方式的改变也可减少胃癌的发生。

　　3. 肝癌

　　脂肪酸的潜在抗癌作用日益引起人们的关注。对 90296 名日本受试者进行的基于人群的前瞻性队列研究① 发现，食用富含 n-3 多不饱和脂肪酸（PUFA）的鱼或补充 n-3PUFAs 似乎可以预防 HCC 的发生，即使在患有乙型肝炎病毒（HBV）和（或）丙型肝炎病毒（HCV）感染的受试者中也是如此。

---

① 　N. Sawads, et al., "Consumption of n-3 Fatty Acids and Fish Reduces Risk of Hepatocellular Carcinoma", Gastroenterology, Vol. 142, No.7, 2012, pp.1468-1475.

脂肪酸可能通过诱导细胞凋亡，调节细胞周期和调控类花生酸的产生而发挥抗癌作用。在实体瘤中，由于缺乏足够的血管而导致的缺氧会增强缺氧诱导因子(HIF1α)的水平。HIF1α调节几种基因的表达，这些基因负责肿瘤的发展。9顺式，11反式（c9，t11）共轭亚油酸（CLA）和10反式，12顺式（t10，c12）共轭亚油酸可抑制缺氧诱导的 HIF-1α 稳定，并在缺氧条件下诱导了凋亡的细胞死亡。但是，某些脂肪酸本身也可能具有有害作用，特别是饱和脂肪和反式脂肪酸，其消耗量的增加与非酒精性脂肪性肝炎的发展及其向纤维化和肝硬化的发展密切相关。

　　最近的一项研究[①]结果表明，膳食纤维总摄入量与肝细胞癌风险之间可能存在负相关关系，也被 HBV 和（或）HCV 阴性的患者所证实。谷物和谷物产品中的纤维与 HCC 风险在统计学上呈现着负相关（HR：0.78；95% CI：0.64—0.96/5g/天；Ptrend=0.012）。蔬菜纤维（HR：0.79；95% CI：0.55—1.15/5g/天；Ptrend=0.424）或其他来源（HR：0.90；95% CI：0.75—1.08/每5g/天；Ptrend=0.221），但并非来自水果（HR：1.06；95% CI：0.83—1.35每5g/天；Ptrend=0.854）也与肝细胞癌风险呈负相关，尽管未达到统计学显著性。这些结果支持了谷物在肝癌发生中可能存在有益作用，这可能是由于其高纤维含量所致。纤维含量高的饮食可通过降低主观食欲和能量摄入来降低发生肝细胞癌的风险，有助于维持正常体重，并对餐后血糖水平和血脂水平产生有益影响。

---

① V. Fedirko, et al., "Glycemic Index, Glycemic Load, Dietary Carbohydrate, and Dietary Fiber Intake and Risk of Fiver and Biliary Tract Cancers in Western Europeans", Annals of Oncology, Vol. 24, No.2, 2013, pp.543-553.

4. 大肠癌

饮食在促进和预防结直肠癌中的作用可能取决于具体情况，在一种情况下有益，而在另一种情况下有害。饮食在大肠癌中双重调节作用的一个例子是叶酸。这种关键的 B 族维生素参与了一次碳转移，在其中它被用作合成核酸嘌呤碱基和 DNA 甲基化的底物。因此，叶酸在调节细胞分裂中起着重要作用，而叶酸缺乏与许多人类健康疾病有关，包括先天性缺陷，不良妊娠结局和心血管疾病。基于这些发现，人们已努力通过调节饮食习惯来补充饮食中叶酸的摄入量，从而使先天性缺陷（例如神经管缺陷）显著减少。然而，在癌症中，一种治疗策略可能是中断快速复制细胞中的 DNA 合成以抑制肿瘤生长。确实，叶酸缺乏已显示可以抑制肿瘤细胞中的 DNA 合成。然而，有关叶酸的流行病学数据表明，高水平的叶酸与降低结直肠癌的风险有关。一些临床研究已经证明了疗效，尽管其他临床研究表明补充叶酸对结直肠癌没有影响甚至有害。这些结果突出了叶酸在癌症预防和促进中的双重性。有人提出叶酸缺乏症可能会增加正常结肠组织中肿瘤转化的风险，但是随着疾病的进展，叶酸缺乏症可能有利于阻止恶性转化的进展。相反，补充叶酸可能是抑制正常结肠组织恶性转化所必需的，但一旦在结肠中发展成腺癌灶则可能是有害的。

预防结直肠癌的另一种备受关注的化合物是阿司匹林，人们认为阿司匹林和其他非甾体类抗炎药会抑制环氧合酶 2（COX–2），而环氧合酶 2 通常在结直肠癌组织中过表达。尽管它是最有前途的化学预防剂之一，但潜在的严重副作用包括胃肠道出血和心血管症状使其不理想。因此，寻找用于化学预防的无害生物活性化合物仍然很重要。

显然，具有生物活性的饮食化合物在提供预防大肠癌发展的潜力仍未得到开发。长链 n–3 多不饱和脂肪酸（n–3PUFA），例如二十碳五烯酸（EPA）和二十二碳六烯酸（DHA）是鱼油中发现的最著名的生物活性成分，已被证明可以预防多种形式的癌症。鱼、n–3PUFA、EPA 或 DHA 的食用量增加与结直肠癌的风险显著降低有关。人体研究表明，n–3PUFA 的摄入量与结肠癌风险之间成反比关系。鱼和鱼中脂肪酸摄入的增加可降低患结直肠癌的风险。其饮食生物活性物质，如姜黄素（二聚果糖基甲烷，一种姜黄提取物的黄色颜料）在实验模型和安慰剂对照的临床试验中也显示出抑制结直肠癌的潜力。具有生物活性的饮食分子（例如 EPA、DHA 和姜黄素）可以激活调节化学保护基因的转录因子或抑制驱动肿瘤发生的转录因子，这些分子还可以影响 miRNA 沉默以及改变组蛋白的翻译后修饰。

5. 乳腺癌

水果和蔬菜包含多种可能具有预防癌症作用的成分，包括抗氧化剂维生素，例如维生素 C、维生素 E、叶酸、膳食纤维、二硫代硫酮、芥子油苷、吲哚、异硫氰酸盐、蛋白酶抑制剂和植物化学物质（番茄红素、酚类化合物、类黄酮）。出于这个原因，人们对水果，蔬菜和患乳腺癌的风险之间的关联具有极大的兴趣。但是，根据 2007 年 WCRF/AICR 第二次专家报告和更新的《2010 年乳腺癌报告》显示水果和蔬菜消费与乳腺癌发病率相关的证据有限，目前无法得出任何结论。

2007 年 WCRF/AICR 第二次专家报告以及最新的《更新的 2010 年乳腺癌报告》表明，膳食纤维消耗量与乳腺癌发病率有关的证据是过于局限或无法得出结论。然而，在最近的一项涉及 10 个前瞻性队列研究的中，Dong 等人报道膳食纤维摄入量与患乳腺癌的风险显著负相关①。同样，Aune 等在对 16 项前瞻性研究②的数据进行分析之后，发现膳食纤维摄入量与乳腺癌风险之间存在反比关系。

在过去的几十年中，不同人群的研究表明地中海饮食的主要特征（健康/审慎的饮食习惯）在总体预防癌症中具有保护作用，而饮食模式与肾癌，胃癌和结直肠癌的风险之间也存在关联。然而，不同饮食模式与乳腺癌的关联仍然不清楚，这些结果不一致的可能原因包括实验设计差异、研究人群习惯差异、缺乏足够的随访以及每种研究中使用的评估工具中的方法学问题。鉴于这些不一致的结果，上述所有食物类别与乳腺癌风险之间的关系值得进一步研究，应针对营养模式而不是特定食物或微量营养素进行分析。

6. 食管癌

一项对 47 种多模式研究的全球流行病学评论表明，每天增加 50 克蔬菜和水果的摄入量可将食管癌风险降低约五分之一。一项针对北美多个机构的 1838 名参与者的病例对照研究表明，经常摄入蔬菜，尤其是十字花科和黄绿色蔬菜，可以预防发展为食管癌。该研究还发现，水果和蔬菜的摄入量较低（<2 份每天，不包括果汁，沙拉和土豆在内）的食管鳞状细胞癌病例为 28.7%（95% CI 为 11.1%—56.5%），腺癌病例为 15.3%（5.8%—34.6%）。

尽管以上几点表明饮食中的水果和蔬菜有助于降低食道恶性肿瘤的风险，但尚不清楚这是否是由于抗氧化作用所致：一项 Cochrane 综

---

① J. Y. Dong, et al., "Dietary Fiber Intake and Risk of Breast Cancer: a Meta-analysis of Prospective Cohort Studies", American Journal of clinical Nutrition, Vol. 94, No.3, 2012, pp.29-30.

② D. Aune, et al., "Dietary Fiber and Breast Cncer risk: a Systematic Review and Meta-analysis of Prospective Studies", Annals of Oncology Official Journal of the European Society for Medical Oncology, Vol.23, No.6, 2012, pp.1394-1402.

述确定了 20 项随机试验（n=211818），并未在抗氧化剂补充剂和胃肠道癌症之间建立明确的预防联系。

目前，关于预防食管癌方面，全球专家一致认为，尽管减少饮食中的总脂肪，饱和脂肪和胆固醇可降低食道腺癌的风险，但避免饮酒和吸烟可能是降低食管癌风险的最佳方法。

7. 口腔癌和咽喉癌

尽管关于 OPC 危险因素的文献大多以烟草研究为主，但也有几项研究确立了健康饮食的保护作用。某些防止 OPC 发生的保护因素包括咖啡、蔬菜、水果的摄入和饮食中叶酸的摄入。其他保护因素可能包括基于社会经济的变量等。OPC 在少数民族和其他亚群体中的分布存在差异。在美国内外的某些亚种群中，OPC 的分布似乎是不成比例的。例如，在美国的研究表明，阿巴拉马州和非阿巴拉马州之间、社会经济地位较低和较高的人口、美国黑人和白人以及男性和女性之间 OPC 存在差异。在全球范围内，不同国家的 OPC 发病率存在显著差异，与其他 47 个国家相比，法国北部和印度南部的男性 OPC 发病率最高。

饮食中维生素 C 的摄入（如 >745 毫克 / 周）也可以保护受试者免受 OPC（OR=0.39）的影响。补充维生素 E 也被发现与 OPC 风险显著降低相关（95％ CI0.4—0.6）。[①] 其他研究也表明，食用水果（OR=0.2）、生的（OR=0.3）和熟的蔬菜（OR=0.1）以及鱼（OR=0.5）对 OPC 具有相反的风险和保护作用。在中国上海的 414 个病例中也发现了类似的结果，即随着橘子、其他水果、一些暗黄色蔬菜和白萝

---

① G. Gridley, et al., "Vitamin Supplement use and Reduced Risk of Oral and Pharyngeal Cancer", American Journal of Epidemiology, Vol. 135, No. 10, 1992, pp. 1083-1092.

卜摄入量的增加，OPC 发展的风险降低。研究人员发现，与摄入水果和蔬菜最少的男性相比，摄入水果和蔬菜最多的男性的 OR 值约为 0.5—0.7。

维生素 D 的摄入也被发现与 OPC（OR=0.76）的风险相反。该研究还发现，饮食中维生素 D 摄入量低的重度吸烟者的 OR 值为 10.4（95% CI6.9—15.5），而饮食中维生素 D 摄入量低的重度饮酒者的 OR 值为 8.5（95% CI5.7—12.5）。[1] 整体来看，这些研究提供了大量的证据，证明饮食因素在 OPC 的发展中起着非常重要的作用。

（三）运动

来自剑桥大学的一项研究表示：在全球范围内，运动预防了 15% 的过早死亡，相当于每年挽救了 390 万人的生命。在男性中，运动实现的预防效果更大。

除了对身体健康的作用外，运动也与癌症有着密不可分的关系。美国国家癌症中心的研究[2] 显示：与每天走 4000 步相比，每天走 8000 步与降低全因死亡率达到 51%，每天走 12000 步，降低全因死亡率达到 65%。由此可见，运动在降低疾病风险和死亡风险方面发挥着巨大的作用。美国癌症学会最新指南建议：成人每周至少进行 150—300 分钟的中等强度体育运动，或 75—150 分钟的高强度体育运动；以多运动为佳，达到或超过 300 分钟中等强度或 150 分钟高强度运动，最为理想。运动对于癌症的积极作用主要表现为癌症预防、

---

[1] P. F. Saimt-Maurice, et al., "Association of Daily Step Count and Step Intensity with Moratlity Among US Adults", JAMA-Jorunal of the American Medical Association, Vol. 323, No.12, 2020, pp.1151-1160.

[2] L. Lipworth, et al., "Dietary Vitamin D and Cancers of the Oral Cavity and Esophagus", Annals of Oncology, Vol. 20, No.9, 2009, pp. 1576-1581.

癌症治疗以及癌症预后三个方面。

首先，运动能增强人体的免疫功能，增强机体的免疫监视。据报道，在 EL4 淋巴瘤模型中，跑步机运动 2 周会延迟小鼠的肿瘤生长，并减少巨噬细胞和中性粒细胞在肿瘤内的蓄积。强迫游泳 6 周后，在同系埃利希肿瘤模型中也观察到了类似的发现。宾夕法尼亚州立大学（Penn State University）专门研究癌症的公共卫生学教授施米茨发现运动可以通过减少炎症、控制体重和增强免疫系统来帮助预防癌症。美国一项 75 万余人的研究 ① 分析显示，每天运动 1 小时，与乳腺癌、子宫内膜癌、肝癌、肾癌、结肠癌、骨髓瘤和非霍奇金淋巴瘤这七种癌症风险降低相关。每天 1 小时运动，相当于正常速度走路、骑自行车等中等强度运动，每周 7.5—15 小时，或跑步、游泳、打球这类高强度运动，每周 2.5—5 小时。

此外，运动对癌症也有积极的治疗作用，多项研究表明，运动能够调节肿瘤代谢。运动小鼠的肿瘤显示出 47 种代谢产物的丰度变化，例如核苷酸、维生素 B6 和氨基酸代谢以及三羧酸循环等丰富的途径。来自动物实验的研究表明运动训练可以：（1）通过直接影响肿瘤内在因素（生长速度、转移、肿瘤代谢和肿瘤的免疫原性）来控制肿瘤的进展；（2）与全身因素相互作用来调节肿瘤的生长；（3）减轻与癌症及其治疗相关的不良事件；（4）提高癌症的治疗效果。

运动对癌症病人的预后也起着极为重要的作用。运动能改善人的情绪，消除忧愁烦恼，增强病人战胜疾病的信心。有报道认为患癌症的人有 30％是由于情绪过于压抑，精神受到创伤而发病的。而运动

---

① C.E. Matthews, et al., "Amount and Intensity of Leisure-Time Physical Activity and Lower Cancer Risk", Journal of clinical Oncology, Vol.38, No.7, 2019, pp. 686-687.

可使人心情舒畅，忘却烦恼。运动时，大脑会产生能引起人体身心愉快的物质"内啡肽"，它可以消除忧愁和烦恼，同时也能解除消极情绪对免疫系统的抑制。另外，参加集体运动，在运动中互相交流运动技巧和感受，使运动者获得明显的团队归属感，减少孤独感，从而取得明显的心理治疗作用。随着医疗技术的不断发展，越来越多的癌症病人能够在早期诊断并进行治疗，这使得5年存活率有所提高。然而，癌症相关的疲劳几乎是所有癌症幸存者都会面临的一个困扰。为了消除这种疲劳，癌症患者常常选择卧床休息，这会使得这种疲劳感进一步增加，心肺功能下降。然而，运动能够很好地缓解癌症相关的疲劳症状，甚至有研究表明运动或心理在控制癌症相关疲劳方面似乎优于处方药。

　　营养、心理和运动都能对免疫系统施加作用，进而影响癌症免疫监视以及全身心的健康。均衡的营养、健康的心理和适度的运动对于任何一个个体而言都是极为重要的，它们能够增强免疫系统活性。焦虑或者抑郁会导致神经—内分泌系统发生紊乱，所产生的激素（如糖皮质激素）能够对免疫系统产生负面作用，甚至影响抗癌治疗的效果。一个积极乐观的心态对于战胜病魔的贡献是极其巨大的。抛开营养不谈，不良的饮食习惯和不洁的饮食（如烂水果、烧烤、抽烟等）都与肿瘤的发生有着密切的关系。相反，一些抗氧化、抗肿瘤血管生成营养成分能够有效地抑制肿瘤的发生发展。肿瘤依靠宿主提供的营养物质生长和存活。饮食的改变可以限制肿瘤特定的营养需求，改变针对肿瘤代谢弱点的某些营养素，或增强抗癌药物的细胞毒性。在机体免疫方面，保持免疫系统有效的关键是避免在免疫细胞触发、相互作用、分化或功能表达中起重要作用的营养素的缺乏。由于大多数肿瘤细胞代谢改变产生高水平的有氧糖酵解，高水平的乳酸将在肿瘤内积累。这种乳酸水平的升高可能抑制包括 T 细胞在内的细胞毒性免疫细胞的功能。然而，这种抑制可能通过运动训练得以缓解，因为运动已被证明可以降低瘤内乳酸水平，这一作用与乳酸脱氢酶水平的调节有关。其他与运动相关的物理因素也能增加免疫细胞的流动和功能，比如体温的升高。升高的体温通过增加瘤内血管的直径来增强免疫细胞的运输。除了这种物理效应，升高的体温还能通过诱导 IL–6 转化信号改变肿瘤血管，使血管更允许细胞毒性 T 细胞进入肿瘤。

人本主义健康学立足于心理、运动和营养三个方面，主张对人群实施个性化的干预措施，以实现预防和最优化癌症治疗和康复效果，这对于患者乃至于社会医疗都有着极大的积极意义。

第五节　糖尿病

一、糖尿病的分类和病因

糖尿病是以高血糖为特征的代谢性疾病，主要是由于胰岛素分泌缺陷或其生物作用受损引起的高血糖，而长期的高血糖有可能导致身体各种组织，如眼、肾、心脏、血管、神经等的慢性损害、功能障碍，引起并发症。[①] 根据国际糖尿病联合会（IDF）的最新数据，2019 年全球约有 4.63 亿成年人患有糖尿病，2018 年时为 3.71 亿人，

---

① 中华医学会糖尿病分会：《中国 2 型糖尿病防治指南(2017 年版)》，《中华糖尿病杂志》2018 年第 10 期。

可见糖尿病患者人数增长幅度之大。[1]2018年中国国民健康与营养大数据报告指出国内糖尿病患者达到9240万人，平均每30秒就有一人患糖尿病，国内糖尿病形势非常严峻。[2] 糖尿病并发症主要有糖尿病肾病，是糖尿病并发症中致死率比较高的一种，在早期阶段比较常见的症状就是尿白蛋白的含量比较高及浮肿，晚期会导致肾功能衰竭。[3] 糖尿病足是糖尿病并发症当中最为常见的一种，之所以出现这种并发症原因有很多，比如糖尿病血管病变、神经病变甚至可能是疾病感染等，是导致足部或者下肢部位出现病变的一种疾病。临床表现为下肢疼痛、溃烂，严重时可导致肢端坏死甚至截肢。[4] 糖尿病心脑血管疾病是糖尿病的另一致命并发症，引起主动脉、冠状动脉、脑动脉粥样硬化，造成心梗、心衰等严重后果。[5] 糖尿病人群出现脑血栓的概率非常高，相比于非糖尿病患者而言是其十二倍。[6] 糖尿病还有可能导致视网膜病变和白内障等疾病，轻者视力下降，重者失明。[7] 另外，糖尿病还会引起神经病变，最常见的类型为糖尿病周围神经病变，发病率很高，超过50%的患者可能有症状，表现为烧灼样疼痛、电击样

---

[1] International Diabetes Federation, IDF Diabetes Atlas, 9th edn. Brussels, Belgium: 2019. Available at: http://www.diabetesatlas. org.

[2] 光华博思特消费大数据中心：《2018 中国国民健康与营养大数据报告》，根据互联网权威数据来源整理分析。

[3] 刘莉莉等：《糖尿病肾病诊断及治疗研究进展》，《医学综述》2020 年第 26 期。

[4] 王富军：《中国糖尿病是防治指南（2019 版）解读》，《河北医科大学学报》2019 年第 40 期。

[5] 杨光等：《糖尿病、高血压人群心脑血管事件的发生情况及影响因素》，《中华高血压杂志》2014 年第 22 期。

[6] 王晓霞等：《2 型糖尿病患者的心脑血管疾病影响因素的 Nomogram 分析》《中国心血管杂志》2017 年第 22 期。

[7] Gilbert R.E., Commentary, Joural of Diabetes, 2015, p.304.

或针刺样感觉、感觉过敏和麻木，常在夜间加重。① （图4-9）

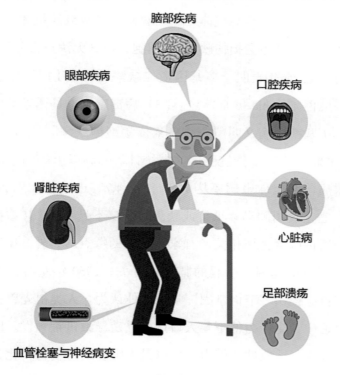

图 4-9　糖尿病并发症

　　糖尿病是由遗传和环境因素相互作用引起的常见慢性病，主要临床标志就是高血糖，糖尿病主要分为Ⅰ型和Ⅱ型。其中Ⅰ型糖尿病又叫"胰岛素依赖型糖尿病"，通常是由于人体免疫系统失调，造成胰腺 β 细胞受损，无法正常甚至停止分泌胰岛素，该类型患者体内胰岛素绝对不足，必须依靠胰岛素治疗。这种类型的糖尿病多发生在儿童和青少年中，其他各种年龄段也有分布。其发病原因主要有：1)

---

① 　杨秀颖等：《2 型糖尿病周围神经病变机制研究进展》，《中国药理学通报》2016 年第 32 期。

免疫系统缺陷：在 I 型糖尿病患者的血液中检测到多种异常的自身免疫抗体，如谷氨酸脱羧酶抗体（gad 抗体），胰岛细胞抗体（ica 抗体）等，这些异常的抗体会损伤胰腺 β 细胞，使其无法正常分泌胰岛素；2）遗传因素：研究表明，多基因遗传缺陷会导致 I 型糖尿病，表现在人 6 号染色体的 hla 抗原异常上；3）病毒感染也是诱导糖尿病发病的原因。II 型糖尿病又叫"非胰岛素依赖型糖尿病""成人发病型糖尿病"，主要由胰岛素抵抗引起。据统计，90％以上的糖尿病患者是 II 型糖尿病，其全球患病率从 1980 年的 4.7％迅速增加到 2014 年的 8.5％。① 它主要由胰岛素抵抗或胰岛素分泌不足引起。II 型糖尿病的发病也与遗传因素密切相关，有家族发病的特点。另外，II 型糖尿病还可能与"节俭基因"引起的肥胖症有关，1960 年左右，美国遗传学家尼尔首次提出"节俭基因"学说，他认为，人类祖先曾长期生活在食物匮乏中，生产力低下与人口过度繁殖导致饥荒频发。因此，那些具有"节俭"适应性的能力、可以最大限度地将食物转化为脂肪储存在体内的人，才能更容易生存下来。而这些具有"节俭基因"的人，原本是自然进化的胜出者，却在稳定富足的现代社会，因更易囤积脂肪而患上糖尿病。②③

二、人本主义健康学与糖尿病

除遗传因素外，不健康的生活方式也会诱发糖尿病，我国糖尿病

---

① C. D. Mathers, D. Loncar, Projections of Global Mortality and Burden of Disease from 2002 to 2030, PLOS Medicine, 2006, p.e442.

② 高方等：《节俭基因假说与肥胖及 2 型糖尿病》，《现代康复》2001 年第 13 期。

③ 殷峻：《从胰腺切除术后的糖尿病和节俭基因假说谈低碳饮食对糖尿病的防治》，《中华糖尿病杂志》2019 年第 8 期。

的发展情况不容乐观，患病群体在增长，发病率越来越低龄化，《美国医学会杂志》发布的一份研究表明中国的糖尿病患者数已占到全世界总数的三分之一。[①] 其很大原因是由于久坐不动，饮食不健康导致的，即不良的生活习惯，包括饮食习惯，运动锻炼的习惯，加上一些遗传因素和心理压力，都容易引发糖尿病。研究表明90%的糖尿病患者都有以下不良的生活饮食习惯：长期进食过饱、肥胖、长期喝饮料、生活作息不规律、熬夜、运动量少、精神紧张压力大、微量元素蓄积过多（特别是铁）等。

（一）营养因素

关于饮食和糖尿病之间的关系，我国早在春秋战国时期就在《黄帝内经》中明确记载了："此肥美之所发也，此人必数食甘美而多肥也，肥者令人内热，甘者令人中满，故其气上溢，转为消渴"，"消渴"即糖尿病的古时名称，意思就是经常吃肥美油腻的食物，容易影响脾胃功能，酿湿生热，进一步转变为消渴症，也就是糖尿病。[②]70%的慢性病是吃出来的，世界上大多数健康问题都可以通过营养保健来改善，注意营养可使糖尿病减少50%。长期以来，我国传统膳食都是以谷物类粮食为主，这种饮食结构是我国的糖尿病和冠心病发病率低的关键因素。比如我国著名的长寿之乡——广西壮族自治区巴马县，当地的糖尿病发病率非常低，因为他们的主食是玉米。尤其20世纪六七十年代，我国处于计划经济时期，各种食物供应匮

---

① 杨柯君：《JAMA：中国糖尿病患者超过一亿约占全国1/3》，《上海医药》2013年第34期。

② 苏颖：《试述〈黄帝内经〉对易患消渴体质的认识及其启示》，《时珍国医国药》2013年第24期。

乏。鸡鱼肉蛋凭证供应，主食也以粗粮为主，当时的糖尿病发病率很低。在生活水平日益提高的今天，国人的饮食日益丰富，肉类、油炸类、糖类等高热量食物的摄取量大大增加，饮食结构的改变，造成了人体营养过剩，导致糖尿病的患病率日益升高。资料显示，消瘦人群很少患糖尿病，中度肥胖者的糖尿病发病率是正常人的4倍，而重度肥胖者则高出30多倍。据统计，成年糖尿病患者中发病前肥胖者占比高达60%—80%。肥胖的糖尿病患者同时还可能患高血脂，高血压等疾病，并容易引起其他并发症。因此，不良的饮食习惯和饮食结构引起营养过剩，使胰岛细胞负担加重，对人体的内分泌系统造成损害，引发糖尿病，饮食方式和质量与糖尿病息息相关。研究人员发现一起摄入的各种食物间存在协同作用，现在越来越关注整个饮食模式或质量对健康的影响。如地中海饮食（Mediterranean Diet）、DASH饮食（Dietary Approachesto Stop Hypertension）、弹性素食饮食等饮食模式，其特点是多摄入植物性食物包括果蔬、全谷物和坚果等，而少摄入动物性食物如红肉以及加糖饮料。2018年，美国新闻与世界报道（U. S. News & World Report）的年度最佳饮食榜单中，来自希腊、意大利、法国、西班牙等国的地中海饮食和由美国心肺及血液研究所（NHLBI）制订的DASH饮食共同第一；而2019年和2020年，地中海饮食则连续两年蝉联第一，DASH饮食居于第二。地中海饮食的重点是摄入水果、蔬菜、橄榄油、鱼类和其他健康食品。这一饮食在营养、安全等方面获得了最高分，并且还在防治糖尿病饮食、心脏健康饮食、易于坚持的饮食、植物为主的饮食等榜单中斩获第一。DASH饮食是一种为了降低血压而被开发出来的饮食模式，因此自然在心脏健康、营养和安全性上具有相当的优势，在防治糖尿病饮食、健康饮食中获得第二排名。弹性素食饮食通过增加植物性食物的摄入来减少肉类摄入，以获得改善健康、减肥，预防心脏病、糖尿病、癌症等效果，非常适合糖尿病患者。① 对西方人口的调查研究发现，这些饮食模式能够显著降低患 II 型糖尿病的风险。为了考察这五种饮食模式是否也能够降低亚洲人的 II 型糖尿病的风险，研究人员募集了 45411 名志愿者，这些志愿者年龄在 45—74 岁，无糖尿病、癌症和心血管疾病的病史。研究人员对这些志愿者进行了 11 年多的追踪调查，并对这些志愿者的饮食按照五种西方推荐饮食模式进行评分。调查结果显示，共有 5207 人患有 II 型糖尿病。② 相比较而言，饮食得分最多的志愿者患 II 型糖尿病的风险下降 16%—29%。而且健康饮食方式对 II 型糖尿病的预防和降低作用实质上很少受到性别、年龄以及体重指数影响，说明高质量的饮食（多摄入植物性食物如果蔬、全谷物、坚果和豆类、限制红肉和加工肉制品等动物性食物的摄入以及少喝碳水饮料）能够大大降低患 II 型糖尿病的风险。英国顶级医学杂志（BMJ）上发表过一项非常打击吃饭积极性的分析，指出白米饭吃得越多，II 型糖尿病的风险越高。③ 最新的一项横跨全球纳入了 21 个国家或地区，涉及超过 13.2 万名参与者的研究显示，与每天白米饭摄入量不足 150 g 的人群相比，每天吃饭 450 g 以上的人群的糖尿病风险显著增加，以南亚最为明显，糖尿病风险增加

①　U. S. News, "Best Diets Overall"，见 https://health usnews. com/best-diet/best-diets-overall.

②　J. Y. H. Seah, et al., Rice Intake and Risk of Type 2 Diabetes: the Singapore Chinese Health Study, European Journell of Nutrition, 2019, pp. 3349-3360.

③　E. A. Hu, et al., White Rice Consumption and Risk of Type 2 Diabetes: Meta-analysis and Systemutic Review. BMJ. 2012, p.1454.

了 61%，但在中国却未发现明显的相关性。[1]

然而，白米饭的确是一种血糖指数较高的食物，大量摄入白米饭之后可能会导致餐后血糖升高，进而导致代偿性高胰岛素血症以维持正常血糖。对于糖尿病前期或糖尿病患者更应该重视以白米饭为代表的各类淀粉类食物的摄入，多吃全谷物、杂豆类，提倡选择低血糖指数的主食。[2]

2009 年，我国启动了"健康主食"教育计划，其中指出公众应当保证每日不低于 250 克至 400 克的谷物摄入量，同时还需防止总热量摄入过高，防止脂肪比例过高，防止膳食纤维比例过低；增加鱼类的摄入，增加奶类、蛋类制品摄入，最终达到降低膳食热量密度，预防糖尿病的目的。糖尿病患者需特别注意糖的摄入，主食宜以低糖低淀粉的粗粮为主，宜多吃蔬果及豆类食品，注意避免高糖高脂的饮食习惯。饮食治疗，控制血糖是糖尿病治疗的基础，不管属于哪种类型，也不论病情轻重，都需要饮食控制。糖尿病食品应该选择糙米、粗杂粮，因为粗杂粮（如莜麦面、荞麦面、燕麦面、玉米面等）富含膳食纤维、B 族维生素及多种微量元素，糖尿病患者长期食用可达到降低血糖、血脂的效果。蛋白质应首先选择瘦肉、鱼虾、禽蛋类及不含糖的乳品；其次为豆类及各种豆制品，再次为小部分米面类。脂肪应选择花生油、豆油、芝麻油、玉米油、茶油等。此外，还要吃一些含粗纤维的食物，如绿色蔬菜、果皮、麦麸、玉米麸、海藻等，由

---

[1] B. Bhavadheirini, et al., White Rice Intake and Incident Diabetes: a Sundy of 132, 373 Participants in 21 Countries, Diabetes Care, 2020, pp.2643-2650.

[2] 中国营养学会糖尿病工作组：《中国 2 型糖尿病膳食指南》及解读，《营养学报》2017 年第 39 期。

于人类没有粗纤维的消化酶，因此进食后不被消化吸收，不产生热量。[①] 研究证明，粗纤维能改善病情，有利于降血糖、降血脂、改善便秘，对冠心病及结肠癌有预防作用。食欲亢进的糖尿病患者，进食后有饱腹感，有助于消除饥饿感。另外，苦瓜、洋葱、香菇、柚子、蕹菜、南瓜等有确定的辅助降糖作用，是糖尿病患者理想的食物。研究表明，绿叶蔬菜维生素C，可降低糖尿病患者的血糖水平；肉桂具有强大的抗氧化活性，可降低血糖水平，改善胰岛素敏感性；鸡蛋作为高蛋白，不仅可提供蛋白质，可长时间饱腹，还有研究表示鸡蛋可以减轻炎症，提高胰岛素敏感性；坚果是糖尿病患者饮食的健康补充，它们的可消化碳水化合物含量低，有助于降低血糖，胰岛素和低密度脂蛋白水平；姜黄，亚麻籽，大蒜，西兰花等食物也可降低血糖水平和炎症，可适当多吃。另有研究表明食醋可平稳血糖，如美国学者 Carol S. Johnston 称醋可使胰岛素敏感性提高 19%—34%，显著降低餐后血糖水平和胰岛素反应，睡前食醋可以控制血糖水平。[②] 同时饮食疗法需要身高为基准，兼顾年龄，每一位糖尿病患者的年龄、体质不同，活动量不同，所消耗的能量也不一样。年龄越大，消耗的能量越少；而运动越多，消耗的能量也就越多。消耗的能量多，就应该多吃一些；消耗的能量少，适当少吃一些。另外一项关于血糖的大规模研究表明，[③] 即使摄入同样的食物，身体对食物的反应也是不

---

① 梁晓春编：《糖尿病饮食营养手册》，北京出版社 2011 年版。

② C. S. Johnston and A. J. Buller, Vinegar and Peanut Products as Complementary Foods to Reduce Postprandial Glycemia, Journal of the American Dietetic Association, 2005, pp. 1939-1942.

③ C. S. Johnston and A. J . Buller, Vinegar and Peanut Products as Complementary Food to Reduce Postpranelial Glycemia, Journal of the American Dietetic Association, 2005, pp.1939-1942.

同的。"血糖指数"（Glycemic Index，GI）一直作为医生和营养专家指导患者健康饮食的一个指标，而研究人员发现，任何食物的 GI 都不是定值，GI 取决于个人的身体状况，仅仅根据食物的 GI 是不足以预测食物对人体血糖的影响，因此，有时候糖尿病患者严格遵循医嘱，症状仍然没有缓解，有可能就是因为不同患者对食物的反应不同。① 根据数据统计，给不同的患者同一种建议，有时候并不能帮助患者，而人本主义健康学的宗旨就是以人为本，个性化引导饮食治疗，提供最佳的营养供给方案，根据个人近期的生理指标变化（BMI、血液生化指标、健康状况、肠道菌群数据等），按照进食后血糖变化推荐食物，患者可以选择自己喜欢吃的，并且不用担心血糖会出现巨幅波动。但是控制饮食和血糖不能矫枉过正，很多糖尿病患者在饮食治疗过程中过度控制血糖，容易引起低血糖症，成人型糖尿病患者通常因省略正餐或延迟用餐时间或激烈运动而引发低血糖症。轻微低血糖症的症状包括嘴巴麻痹、皮肤湿冷、胸部有颤动的感觉和饥饿，所以为了以防万一，患者可随身携带一些糖果，含糖饮料等。

（二）心理因素

糖尿病与心理因素看似没有关系，其实两者存在很大的关联，研究发现 95% 的糖尿病是心理因素与生理因素共同导致的，纯生理性糖尿病只占到 5% 左右，即糖尿病是生理问题，亦是心理问题。大量统计研究表明，重大的负面生活事件，常常与糖尿病有关，如地震、火灾等发生过后，糖尿病的概率明显上涨。

---

① ［以］伊兰·西格尔（Eran Segal）、伊兰·利纳夫（Eron Elinav）:《个性化饮食：瘦身又防病的革命性营养方案》，王凌波译，中国编织出版社 2020 年版。

情绪及情绪障碍的生物学研究表明，生理及心理方面的生活事件引发下丘脑—垂体—肾上腺轴过度活跃，其直接结果是导致血浆皮质醇的增高或皮质醇受体的超敏状态，从而引发躯体各系统的一系列变化，如中枢神经系统的毒性作用、下丘脑—垂体—甲状腺轴（HPT 轴）功能异常、下丘脑—垂体—性腺轴（HPG 轴）功能异常、胰岛毒性作用以及胰岛功能异常、免疫功能异常等。[①] 当人处于紧张焦虑，恐惧或受惊吓等应激状态时，交感神经的兴奋将直接作用于胰岛细胞，抑制胰岛素的分泌，同时，交感神经还将作用于肾上腺髓质，使肾上腺素分泌增加，间接地抑制胰岛素的分泌和释放，因此，每个人在情绪出现较大波动的时候，都会出现血糖升高的表现，可能引起胰岛 β 细胞的功能障碍，此时，如果再存在肥胖和胰岛细胞分泌胰岛素功能减退等糖尿病危险因素，则易造成人体血糖水平的持续偏高，从而形成糖尿病。俗话说病由心生，心理因素对健康会产生很大的影响，中医常讲，人有七情，即：喜、怒、忧、思、悲、恐、惊。一方面，七情过度会造成人体气机失常、气血功能紊乱，从而诱发疾病的产生；另一方面，七情又与脏腑有极为密切的联系。

糖尿病的核心问题是胰岛的提前"衰老"，HPA 轴是躯体或心理应激的核心之一，而 HPA 轴的活跃、皮质醇的异常增高所产生的毒性作用对促进胰岛"衰老"应有重要作用。研究表明，慢性应激导致小鼠 HPA 轴过度活跃、肾上腺水肿以及糖耐量异常，内分泌应激会提高 II 型糖尿病的发病风险，而抗焦虑治疗使糖耐量异常个体的糖

---

① 孙学礼：《警惕糖尿病患者的负性情绪》，《中华糖尿病杂志》2016 年第 4 期。

代谢指标恢复正常①②③。糖尿病患者的个性具有拘谨、强迫、抑郁等特点，从心理卫生专业视角来看，这类个性特征的个体容易受到生活事件的影响而产生负性情绪，因而这类个体应被称为糖尿病的"高危人群"，并且糖尿病患者的焦虑和抑郁程度都与性别有明显关系，女性更易紧张，进而产生焦虑、抑郁④。随着城镇化的不断进行、工作节奏的加快、人情关系的相对冷漠化、离婚率的大幅增长，人们的烦恼大幅度上升，抑郁症、强迫症、焦虑症等心理疾病的数字在增长，心因性糖尿病很好地解释了近年来中国糖尿病患病率大幅增长的部分原因，即心理压抑的人多了，所以糖尿病也多了。心因性糖尿病在中青年糖尿病患者中广泛存在，许多心因性糖尿病患者或都存在厌世的情绪，如家庭不和睦，父母吵架离婚，孩子就可能患糖尿病，潜意识表达对父母的反感。还比如许多网瘾重的孩子容易得糖尿病，也多是心因性糖尿病，他们潜意识想逃避现实世界，对这个世界绝望。还有如今很多白领、高管等经常面对巨大工作压力的人群也是糖尿病的高危人群，压力大易导致压力激素皮质醇分泌增加，促使血糖升高。另外，情绪负面的人也易得糖尿病，如视野狭隘、喜爱攀比、负面思维、凡事喜欢较真、爱抬杠、钻牛角尖等。由此，进一步得到的启示是，筛查糖尿病的高危群体以便进行早期干预理应从调查个体的个性

① 卢勤等：《糖调节异常者认知行为团体心理治疗方案的编制及疗效》，《中国心理卫生杂志》2012 年第 26 期。
② 罗亚等：《心理应激引起糖尿病大鼠模型的生化改变及 SSRI 类药物的干预》，《中华西学》2006 年第 21 期。
③ A. Siddiqui et al., Endocrine Stress Responses and Risk of Type 2 Diabetesmellitus, Stress, 2015, pp.498-506.
④ 程恩荷等：《糖尿病患者 200 例焦虑抑郁状况调查》，《中国临床保健杂志》2008 年第 4 期。

特征开始，而非在糖耐量出现异常之后。研究发现同时患有抑郁症以及肥胖、高血压以及胆固醇异常等代谢疾病的病人发生 II 型糖尿病的风险更高，单纯的抑郁症并不会显著增加 II 型糖尿病风险，存在代谢疾病症状但不存在抑郁情况的参与者发生糖尿病的风险是参照组的大约四倍。而既存在抑郁又携带代谢风险因素的参与者发生糖尿病的风险是参照组的大约六倍，这些分析表明抑郁与代谢疾病症状结合会带来更大的糖尿病患病风险。由此可见，调适心理，保持心理平衡，对于保持身体健康有积极的意义，是预防糖尿病的重要措施。在日常生活中，要学会避免不良情绪的发生，对人、对己要保持平常心态，保持开阔的胸襟，不要动辄发怒，要学会在遇到烦恼时合理的倾诉。而由于目前糖尿病还没有根治的方法，一旦确诊糖尿病后，可能终生都要活在糖尿病的阴影中，患者常常会产生愤怒，恐惧，焦虑等情绪，内心感到失望和无助，而长期的治疗需要承担高额的医疗费用，对家庭造成较重负担，患者难免会情绪低落，郁郁寡欢难以自拔，感到内疚和自责，负性情绪萦绕在糖尿病患者的心间，长期持续还可能转变为抑郁症。同时，糖尿病的精神症状混杂着糖尿病继发的中枢神经系统症状，表现为记忆力减退、健忘、注意力不集中、焦躁、抑郁等，这是由于情绪紧张使肾上腺素及肾上腺皮质激素分泌增加，交感神经的兴奋性增高，而且脂肪分解加速，产生大量酮体，而发生酮症。

随着综合医学的发展，人们越来越认识到心理因素和糖尿病的关系，不健康的心理状态可能促发和加重糖尿病，糖尿病酮症酸中毒也常因精神、情绪障碍而激发。在疲劳、焦虑、失望或激动时，机体因应激状态导致血糖上升，对胰岛素的需求量增加，同时，应激时肾上腺素、去甲肾上腺素分泌增加，抑制胰岛素的分泌，致使胰岛素含量减少，血糖浓度升高。糖尿病及其并发症给患者带来痛苦，造成工作、生活上很大的困难，这些都直接影响患者的精神状态，使患者由于烦恼、失望而产生焦虑和抑郁，长此以往，恶性循环，导致病情越来越严重，而要终止这种恶性循环，就必须要心理治疗与生理治疗相结合，其实西方早已对糖尿病患者实施辅助心理治疗，有相当的患者症状缓解甚至消失，即心理因素与生理因素共同导致的糖尿病经心理治疗后症状缓解，纯心理因素糖尿病经心理治疗后症状消失。但是，国内糖尿病治疗大多还是以生理治疗方式为主，大部分医生没有意识到糖尿病跟心理状况之间的关系，并且大部分的人群可能都无法意识到自己的心理状况存在问题，有临床案例显示，糖尿病患者自述无情绪低落问题，而在接受了抗焦虑治疗后，情绪好转，而当时患者并没有认识到自己的情绪不正常，自己心情不好已久，习惯了该状态，自认为当时的情绪是正常的，说明心理健康的普及和推广非常重要。而人本主义健康学，以人为本，重视心理管理，帮助糖尿病患者正视疾病，在生理治疗的同时辅以心理治疗，使患者正确地认识到自己的心理问题，关注糖尿病患者各个时期的心理情绪变化，并采取适宜的心理干预手段，避免患者进入焦虑和抑郁的牛角尖，加重病情，使患者保持良好的心理状态，树立信心，并提供个性化心理咨询和辅导，如果患者的负性情绪严重，已达到了"焦虑症"和"抑郁症"的程度，将提供专业的指导，服用抗焦虑和抗抑郁药物，配合放松治疗。而对于普通人群，尤其是糖尿病"高危人群"，人本主义健康学将根据个人具体情况给出评估和建议，远离糖尿病。

（三）运动因素

久坐不动即缺乏运动，现代社会"久坐族"的数量日益增加，多数人每天坐着比站着的时间多。据统计，全球每年因运动不足造成的死亡人数高达530万。人们坐着工作，坐着娱乐，出门以车代步，缺乏运动，不爱锻炼，导致身体抵抗力降低，也不利于体内糖类物质的分解和代谢，维持血糖稳定，导致糖尿病的风险增大。世界医学权威杂志《柳叶刀》发布的世界卫生组织研究显示，全球超14亿的成年人缺乏运动，他们患心血管疾病、糖尿病、老年痴呆症和癌症的风险更高。[①] 近年来缺乏运动导致我国的肥胖人口井喷，腰粗、臀粗、大腿粗的"沙发枣核人"非常多见，而这种身材的人群患糖尿病的风险更高。世卫组织建议人们每周至少从事150分钟的中等强度身体活动，或75分钟的高强度身体活动，低于这个标准的人即被认为是身体活动不足。（图4-10）

运动可以提高身体对胰岛素的敏感性，增强胰岛素和受体的亲和力，并且能增加肌肉对葡萄糖的利用，达到降糖目的。如果糖尿病患者持续6个月不运动，胰岛素敏感性会下降，而持续6个月不运动的肥胖人群患糖尿病的概率也会升高2倍。尤其对于肥胖患者，还可通过运动减轻体重，促进肌肉对葡萄糖的摄取和利用。运动能增加酶的活性，使肌肉更多地利用脂肪酸，降低血脂。运动可增强心、肺、消化、骨骼、肌肉等功能，长期运动，能提高机体抗病能力，减少急、慢性感染的发生。运动能消除大脑疲劳，尤其是对脑力劳动者更为重要。运动还可以使人保持良好的情绪，增加自信心，提高工作效率。

---

① 汪品植：《全球14亿人缺少锻炼》，《共产党员》2018年第21期。

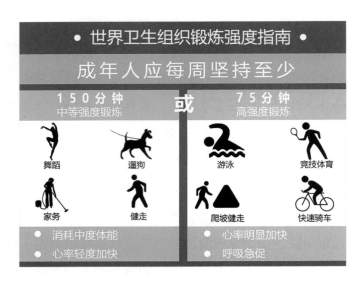

图 4–10　世卫组织锻炼强度指南

目前我国正处于"大健康时代"，人本主义健康学为慢病管理提供了指导和参考，通过慢性病防治的宣传和教育塑造个体自主自律的健康生活方式和行为，以达到全民健康的目标。对于糖尿病，人本主义健康学力求为广大患者提供明确而简单地指导，帮助糖尿病患者切实的了解该疾病及并发症，有效的预防和管理。人本主义健康学将从心理—营养—运动层面为糖尿病患者提供指导和服务，包括监督患者，指导用药，膳食管理、体育锻炼和心理辅导等多种干预方式。

第六节　慢性阻塞性肺病

一、慢性阻塞性肺病

慢性阻塞性肺病（Chronic Obstructive Pulmonary Disease，COPD）

是一种常见的，可预防的肺部疾病，以气流受限不完全可逆，持续呼吸症状为特征，呈进行性发展，肺功能进行性减退，可进一步发展为肺心病和呼吸衰竭，严重时影响患者的劳动力和生活质量，致残率和致死率很高，目前居全球死亡原因的第4位，社会经济负担重，已成为影响人类健康的重要的公共卫生问题。[1]我国的流行病学调查表明，40岁以上人群COPD患病率为8.2%，患病率之高十分惊人。[2][3]GOLD 2020（Global Initiative for Chronic Obstructive Lung Disease, GOLD）指出随着吸烟率升高和老龄化加剧，预计COPD的发病率在未来40年仍会继续上升，至2060年可能每年有超过540万人死于COPD及其相关疾病。[4]COPD的临床症状主要表现为咳嗽、咳痰、气短或呼吸困难、气喘和胸闷，在病情严重时出现疲乏、消瘦、焦虑等。通常是由于长期暴露于有毒颗粒或气体引起的气道或肺泡异常所导致，如吸烟、职业粉尘、化学物质、空气污染、呼吸道感染等，会损伤气道上皮细胞和纤毛运动，破坏肺弹力纤维，诱发肺气肿形成。[5]COPD急性加重时会导致慢性呼吸衰竭，症状明显加重，发生低氧血症和/或高碳酸血症，可能伴有缺氧和二氧化碳潴留的临床表现。COPD患者大多存在严重的肺气肿，肺气肿会导致胸膜下肺大

① 乔翠霞、李素云：《慢性阻塞性肺疾病的流行病学研究现状》，《中国老年学杂志》2010年第11期。

② 蔡映云编：《慢性阻塞性肺疾病》，科学出版社2010年版。

③ 汉塞尔著：《慢性阻塞性肺疾病图谱》，陈良安译，科学出版社2008年版。

④ 陈亚红：《2020年GOLD慢性阻塞性肺疾病诊断、治疗及预防全球策略解读》，《中国医学前沿杂志》（电子版）2019年第11期。

⑤ WHO, "World Health Organizartion Fact Sheets. Chronic Obstructive Pulmonany Disease（COPD）", 见 http://www.who.int/news-room/fact-sheets/deail/chronic-obstructive-pulmo-nary-disease（copd）.

泡破裂而引起自发性气胸，由于症状与 COPD 相似，容易被误诊和漏诊。COPD 还会导致慢性肺源性心脏病和右心衰竭，在心功能代偿期并未表现出右心衰竭。而当疾病加重，动脉血气恶化时，肺动脉压显著升高，加重心脏负荷，在心肌缺氧和代谢障碍等因素的共同影响下，可诱发右心衰竭。COPD 还会引发继发性红细胞增多症，慢性缺氧引起红细胞代偿性增多，全血容量增加，血黏度增高，从而引起头痛，头晕，耳鸣，乏力等症状，易并发血栓栓塞。此外，COPD 还容易导致胃溃疡和睡眠呼吸障碍等并发症。慢性阻塞性肺疾病的确诊主要依靠临床表现、症状、体征，结合胸部 CT 以及肺功能测定等检查以明确。

众所周知，吸烟有害健康，世界卫生组织将反吸烟列为 21 世纪卫生领域三大行动目标（抗疟疾，反吸烟，助贫困）之一。我国是吸烟人数最多的国家，超过 67% 的男性吸烟，总人数达 3.2 亿，占全世界吸烟人数的 1/4。在中国的一项 COPD 全国流行病学调查中，研究人员招募了 66752 名成年人，根据 2017 年 COPD 全球倡议肺功能标准进行横断面调查，结果显示，在一个大型的具有全国代表性的 40 岁或 40 岁以上成人样本中，2014—2015 年中国 COPD 总体患病率估计为 13.6%，男性和女性 COPD 患病率差异显著（19.0% vs 8.1%）主要是因为男女吸烟状况存在显著差异（目前吸烟者为 58.2% vs 4.0%）。目前公认吸烟是 COPD 已知危险因素中最重要的因素，吸烟与 COPD 的发生和发展有非常密切的关系，吸烟人群中 10%—20% 可能患 COPD，发病率远高于不吸烟的人群。[1] 国外许多流行病学研

---

[1] L. Fang, et al., Chronic Obstructive Pulmonary Disease in China: a Nationuide Pvevalence Study, The Lancec Respiratory Medicine, 2018, pp.421-430.

究结果表明，与不吸烟人群相比，吸烟人群肺功能异常的发生率明显升高，出现呼吸道症状的人数明显增多，肺功能检查中反映气道是否有阻塞的核心指标位列第一。吸烟造成的肺蛋白酶－抗蛋白酶失衡是导致肺气肿的重要原因，人体中存在 $\alpha 1-$ 抗胰蛋白酶（$\alpha 1-AT$），$\alpha 2-$ 巨球蛋白和抗白细胞蛋白酶等蛋白水解酶的拮抗物，吸烟能引起肺组织 $\alpha 1-AT$ 活性的下降，$\alpha 1-AT$ 活性下降与香烟烟雾中的氧化剂有关，当 $\alpha 1-AT$ 受到氧化剂的作用后，其活性中心的蛋氨酸残基被氧化成硫氧蛋氨酸残基，活性中心的空间结构受到影响，氧化后的 $\alpha 1-AT$ 不能和靶酶形成共价键相连的复合物，从而失去蛋白酶抑制剂的作用。人体中存在的蛋白酶水解没有木瓜蛋白酶中性粒细胞蛋白酶和巨噬细胞蛋白酶等，在动物实验研究中，经支气管给予这些蛋白酶，会引起类似于人类肺气肿的实验性肺气肿模型，因此，肺组织含有过量的蛋白水解酶，会形成肺气肿。吸烟引起肺泡，巨噬细胞和中性粒细胞的聚集和活化，并释放大量的弹性蛋白酶，对肺气肿的发生起一定作用。除了上述蛋白酶，其他的一些蛋白酶，如基质金属蛋白酶（MMP）在肺泡壁细胞外基质破坏中起重要作用，基质金属蛋白酶可降解肺泡壁的胶原纤维、弹性纤维、蛋白多糖、层粘连蛋白、纤维连接蛋白等几乎所有的细胞外基质成分，从而参与肺气肿的发生和发展。

呼吸系统是空气污染物的直接作用器官，相关研究表明，长期接触年平均浓度超过 $100 \mu g/m^3$ 的烟尘和 SO_2 的居民，易患或加重呼吸道疾病。据美国一项儿童健康横跨 10 年的研究报道，长期暴露于二氧化氮和颗粒物等空气污染物会导致儿童肺生长受阻。随着社会的发展和生活水平的提高，室内空气污染引起了人们的关注。室内空气污染物主要有以下几种类型：燃料燃烧生成物、烹调油烟、吸烟产生的烟雾，家居建材释放的有害物质等。儿童肺功能的下降与父亲在家中吸烟呈直线相关。而农村使用低质量的煤和生物燃料，在简易的炉灶中不完全燃烧，产生大量的有害物质，侵袭人的肺部，造成呼吸系统损害，调查表明农村居民COPD的发病率明显高于城市居民。

二、人本主义健康学与慢性阻塞性肺病

（一）慢性阻塞性肺病患者的心理

几乎所有严重的呼吸系统疾病都可产生精神症状。[1][2] 自 1969 年 Kaufman 报道 COPD 患者常伴有焦虑和抑郁障碍，后续研究表明 8% 的 COPD 患者符合 DSM-Ⅲ-R 惊恐障碍的诊断标准，发病率是普通人群的 5.3 倍；COPD 患者焦虑障碍的发生率高达 13%—51%。呼吸困难可引起焦虑、低氧血症和高碳酸血症。低氧血症可引起认知功能障碍与意识障碍，中度的高碳酸血症会引起头痛、头晕、淡漠、健忘，而重度高碳酸血症可导致木僵或昏迷。COPD 患者长期遭受生理和精神的双重折磨，救治难愈，容易出现各种不良心理，如：

COPD 患者伴焦虑抑郁者高达 59.1%，患者产生焦虑的主要原因有：（1）COPD 反复发作，病程较长，迁延不愈并进行性加重；（2）由于长期反复的住院，使经济负担加重，无法估计治疗费用。

由于住院而导致患者生活环境发生改变，对医院、病房和医护人

---

[1]　张忠鲁、刘萍：《慢性阻塞性肺疾病患者的心理支持》，《中国实用内科杂志》2005 年第 2 期。

[2]　王淑梅等：《慢性阻塞性肺疾病患者心理状况分析及干预》，《长江大学学报（自然版）》2013 年第 10 期。

员会产生陌生感和恐惧感；在急性发作期，患者明显的气促、胸闷、呼吸困难、心悸、出虚汗等，使患者有一种窒息和濒危感而产生恐惧心理。

COPD 患者久治不愈、反复发作，不仅自身非常痛苦，而且增加了家庭负担，所以患者会产生一种悲观失望的心理，长此以往，发展为抑郁。疾病发展后期或急性加重期需长期卧床治疗，生活质量逐渐下降，再加上久病床前无孝子，亲情疏远，导致心理不平衡，产生不满，暴躁的情绪。性格急躁，平时易激怒，爱挑剔的患者容易产生暴躁的心理问题。

COPD 反复发作使患者的自尊心受挫，对身边的事物会逐渐变得敏感、多疑，如有一点不适，就怀疑自己是否患有某种疾病，这一类病人大多固执、吝啬、谨慎小心，且老年患者居多。

焦虑和抑郁会加重 COPD 患者的病情，患有焦虑症或抑郁症 COPD 患者的急性发作率更高，急性加重的发作率也高于没有焦虑症的患者。针对此种现象，依据患者所表现出的心理状态，开展针对性的心理护理，有助于提高治疗效果，消除负性心理。《慢性阻塞性肺病杂志》发表了一项针对 11 个国家的 1375 名大于 45 岁且患有 COPD 的成年人的全球调查结果，研究结果表明，COPD 对患者，特别是年龄在 45—54 岁的患者，具有重大的生理和心理影响，可能是由于年轻患者通常在工作和社交生活方面更加活跃，因此对患 COPD 的生活会有不同的期望。[①] 这说明相同的疾病对年轻和老年患者有不

---

① R. Dekhuijzem, et al., Daily Impaet of COPD in Younger and Older Adults: Global Online Survey Results from over 1,300 Patients, COPD-Journal of Chronic Dulmonany Disease, 2020, pp.419-428.

同的影响，医疗保健人员必须解决感知到的影响，掌握 COPD 患者的病史，了解其基本情况、心理、性格等，并邀请患者本人和家属一起参与治疗，调动患者的积极性，并在执行过程中，对患者的心理护理要针对患者的不同心理状态灵活调整，以优化适合每个患者的治疗方法，如营造舒适的环境，增加舒适度，营造舒缓的情绪，减少不良情绪的出现。对患者进行个性化的心理疏导，如对焦虑症患者要鼓励、支持、引导放松；对抑郁症患者要关心、支持、鼓励，给患者创造宽松、愉快、祥和的家庭气氛，并向他们提供最新的治疗信息，以增强他们战胜疾病的信心；对有恐惧心理的患者要给以更多的同情，鼓励患者，帮助患者增强信心，减轻恐惧心理；对待暴躁的患者，要理解、宽容和忍让。综上，COPD 患者大都存在一定的心理问题，不仅影响了治疗的效果和疾病的康复，也降低了生活质量，因此，人本主义健康学针对不同病情及心理特征的患者实施个性化的心理指导，建立对疾病的正确认识，指导患者进行自我调节，提高面对疾病的信心，更好地提高患者的生存和生活质量。

（二）慢性阻塞性肺病患者的饮食

COPD 在发展中国家非常普遍，估计有 15—43 百万患者患有 COPD，其中营养不良的合并患病率为 47.6%。营养不良状态是 COPD 常见并发症，COPD 患者营养不良的发病率为 10%—60%[1]，有研究指出营养不良是 COPD 急性加重和病死的独立危险因素之一，[2] 并导致经济

---

① I. S. Sehgal, et al., Chronic Obstructive Pulmonany Disease and Malnutrition Indeveloping countries, Cunent Opinion in Pulmonary Medicire, 2017, pp.139-148.

② 郭珊、熊简：《慢性阻塞性肺疾病患者营养不良的研究进展》，《重庆医学》2020 年第 49 期。

负担加重。[①]COPD 患者出现营养不良的原因和机制包括以下几部分：

1. 能量不平衡

慢阻肺患者通常会呼吸困难、慢性胃肠淤血，因为长期服用药物可引起咀嚼与吞咽困难，容易产生早饱感、上腹不适感，尤其是高龄 COPD 患者多伴有牙齿脱落，味觉衰退，导致咀嚼和吞咽困难，食物摄入不足，最终引起营养不良，体重下降；另外气道长期阻塞，让肺的顺应性下降、呼吸肌的氧耗增加、呼吸做功增强，患者的基础代谢率增高，静息能量消耗增大。缺氧导致 COPD 患者骨骼肌纤维由 I 型向 II 型转变，II 型纤维做功时需要消耗更多的氧，导致呼吸肌做功增加，能量消耗增加。能量摄入量减少，消耗量增加最终导致 COPD 患者的能量不平衡。

2. 缺氧

COPD 患者常常处于低氧状态，而缺氧在调节食欲、肌肉功能及内分泌激素方面有重要作用。缺氧通过多种细胞因子和肽影响 COPD 患者的食欲。慢性缺氧时，靠氧化代谢的 I 型和 IIa 型纤维向以糖酵解为主的 IIb 型纤维转变，这种纤维转变被认为是机体对缺氧状态的适应，而这最终导致蛋白质分解增加，肌肉功能障碍，和肺功能恶化。长期缺氧、高碳酸症、心功能不全情况还会引起肠道淤血，如果使用广谱抗菌素等药物，会导致患者的肠道菌群失调、胃肠黏膜屏障功能受损，因此导致消化吸收功能障碍。[②]

---

① J. M. Hoong, et al., Economic and Operational Buldenassociated with Malnutrition in Chronic Obstnctive Pulmanary Disease, Clinical Nutrition, 2017, pp. 1105-1109.

② C. A. Raguso and C. Luthy, Nutritional Status in Chronic Obstructive Pulmonary Disease: roleof Hypoxia, Nutrition, 2011, pp.138-143.

3.细胞因子

研究表明，有多种细胞因子参与调控 COPD 患者的食欲和营养状态。如（1）肿瘤坏死因子 α（TNF–α）是经巨噬/单核细胞活化产生的一种促炎细胞因子，研究指出长期缺氧使 COPD 患者合成及分泌的 TNF–α 明显增多，TNF–α 刺激脂肪分解、激活蛋白降解、抑制胰岛素样生长因子对蛋白合成的刺激效应，使蛋白分解增加，肌肉萎缩，导致营养不良；TNF–α 系统还可直接作用于脂肪组织，抑制脂肪组织的合成，促进其分解，从而使体重下降，还可诱使患者产生厌食、产热增加，从而导致炎症因子介导的系统炎症。（2）瘦素是由脂肪组织释放的一种肽类激素，调节脂肪组织的合成，维持体重的相对稳定。而在 COPD 患者中，长期缺氧可能通过低氧诱导因子 –1（HIF–1）诱导产生瘦素基因，导致瘦素分泌增加，体重降低。（3）白细胞介素 –6（IL–6）促进脂肪、糖原分解，能量贮备减少；另外刺激急性反应蛋白，加重全身炎性反应，导致代谢水平升高，能量消耗增加。[1]（4）由于糖皮质激素、B 受体兴奋剂的应用和内分泌的改变，让患者蛋白质的合成与降解的平衡遭到破坏，会使蛋白质特别是肌肉蛋白丢失，最终导致患者蛋白质合成受抑。

COPD 会导致患者食物摄入不足、消化吸收功能障碍、蛋白质合成受抑，但同时又会使患者处于一种高代谢状态，因此，慢阻肺患者普遍存在营养障碍，营养不足会引起肌肉萎缩及肌蛋白分解，使呼吸困难的症状加重。慢阻肺稳定期患者营养不良的发生率为 20%—35%；发作期的慢阻肺患者营养不良的发生率更是高达 70%。而营

---

[1] 荣蓉等：《慢性阻塞性肺疾病不同营养状况患者白介素—6 检测结果分析》，《内科》2015 年第 6 期。

养不良主要表现为体重减轻，患者可在 3 月内下降 5% 或 6 月内下降 10% 的体重，所以患者要科学补给营养，同时注意不要增加呼吸负荷。COPD 患者应该多食用高蛋白的食物，有利于肺部病变组织的修复，增加呼吸相关肌肉力量，还可以提高患者的免疫力。应通过高纤维、低盐食物补充营养，多吃水果、蔬菜、肉、鱼、鸡蛋、牛奶、豆类、荞麦等。吃饭时少说话，感到呼吸费力时可吃得慢些。胖的患者要减肥，瘦的患者要加强营养，少食多餐，忌食刺激性食物，如辣椒、葱、酒等，会刺激气管黏膜，加重咳嗽、气喘、心悸等症状。

（三）慢性阻塞性肺病患者的运动

COPD 患者治疗中一个重要的目标是保持良好的肺功能，只有保持良好的肺功能才能使患者有较好的活动能力和良好的生活质量。其实，COPD 患者的急性症状控制后，患者的肺功能仍呈进行性下降，且由于 COPD 患者的自身防御、免疫功能降低及外界有害因素影响，经常反复发作，逐渐产生各种心肺并发症。COPD 长期不愈会逐渐加重患者呼吸肌功能障碍，降低肺功能状态，严重影响生存质量。[1] 如果患者的运动量一直持续减少，患者呼吸困难的情况会渐渐加重。因此适当的锻炼非常重要。运动锻炼能有效改善运动能力、呼吸困难及疲劳等症状，但因为患者通气及弥散功能障碍导致骨骼肌肉摄氧不足、运动无力，同时运动增加氧耗，氧耗使呼吸肌做功增加，而呼吸肌做功增加又加重患者的呼吸困难，致使运动能力进一步下降，因此在实际操作中患者很难长期坚持运动。长此以往，加速了机体肺功

---

[1] 田家伟等：《呼吸训练器在稳定期慢性阻塞性肺疾病患者肺康复中的应用现状》，《中国康复理论与实践》2018 年第 24 期。

能、肌力的退化，加重了患者的抑郁、焦虑情绪，形成恶性循环。[1][2]

1. 呼吸功能训练

研究发现，呼吸训练可以提高 COPD 患者的运动耐力，同时可以改善肺功能指标水平[3]。COPD 患者早期康复训练主要以单纯锻炼肺功能为主，后期康复训练则逐渐在单纯呼吸训练的基础上加入肢体运动。研究显示，缩唇呼吸训练和腹式呼吸＋呼吸操训练能提高患者呼吸肌肌力，改善呼吸功能障碍。[4] 呼吸肌锻炼可以增加呼吸肌力量、耐力及功能，通过有计划的呼吸功能训练干预，可有效改善患者的通气功能和血气指标，提高生活质量[5]。邓艳芳等[6]研究发现八段锦可改善肺脾虚证 COPD 稳定期患者呼吸困难程度，延缓其肺功能下降速度。由此可见，呼吸功能训练干预能够有效改善慢阻肺患者呼吸功能，从而帮助患者重建呼吸模式，提高肺泡换气能力。其中腹式呼吸锻炼能够有效提高肺部、胸廓的顺应性，降低呼吸阻力；缩唇呼吸锻炼则能够减慢呼气速度，降低外在压力，促使呼吸更加顺畅；吹气球法可促进患者肺活量提高。

---

[1] 李芳等：《运动训练在慢性阻塞性肺疾病患者康复中应用及影响的研究进展》，《中国老年学杂志》2017 年第 37 期。

[2] 应少聪等：《运动训练联合心理激励对慢性阻塞性肺疾病患者生活质量的影响》，《南方医科大学学报》2013 年第 33 期。

[3] 汪珺、陶彤：《系统化呼吸功能训练在老年慢性阻塞性肺疾病患者康复期中的应用》，《川北医学院学报》2017 年第 32 期。

[4] 张国初等：《运动训练对慢性阻塞性肺疾病缓解期患者的影响》，《临床肺科杂志》2010 年第 15 期。

[5] 肖秋莲：《呼吸功能锻炼对慢性阻塞性肺疾病患者生活质量的影响》，《基层医学论坛》2020 年第 24 期。

[6] 邓艳芳和陈锦秀：《八段锦单举式对慢性阻塞性肺疾病患者康复效果的影响》，《中华护理杂志》2015 年第 50 期。

2.有氧训练

全身性锻炼主要是指有氧运动，可以重建并维持个体的功能，包括步行、踏车、游泳、爬山、呼吸操、太极拳、气功等。有氧运动配合骨骼肌抗阻力训练或呼吸肌锻炼比单独进行有氧运动更有效，因此建议选取综合运动方案。有氧训练旨在提高人体耐力素质，增强心肺功能和外周肌肉力量。有氧运动能促进 COPD 患者体内物质代谢和能量代谢的转化，提高能量供应的效益，同时降低有害物质堆积，减轻 COPD 患者的症状，提高生存质量，有氧运动训练结合护理干预能有效改善 COPD 稳定期患者的肺功能。且高强度间歇有氧训练比低强度持续有氧训练效果好。负荷深呼吸训练联合有氧运动能有效改善老年烟民 COPD 患者的肺功能、运动耐力和呼吸困难程度。根据美国胸科医师协会（ACCP）和美国心肺康复协会（AACVPR）联合推出的 COPD 康复循证医学指南，可将 COPD 康复有氧训练分为上肢有氧训练和下肢有氧训练。

COPD 患者进行上肢训练，可降低肌肉耗氧量，减轻呼吸肌负担，改善呼吸困难症状，提高生活质量。[①] 上肢训练方法简单，不受场地限制，在患者能耐受的情况下，可与下肢训练相结合运用。COPD 患者存在的呼吸困难，致其运动量减少，下肢肌肉萎缩，通过下肢踏车运动训练可通过增加吸气肌力量，减轻患者运动过程中呼吸困难和下肢疲劳感，改善运动耐力，经常合理适度的参加运动训练（步行、骑自行车）能明显提高肺活量，改善肺功能。下肢高强度运动训练可提高稳定期患者运动耐力，明显改善其生理功能，且阶梯式

---

① 李建华等：《肺康复训练对老年慢性阻塞性肺疾病患者的疗效及其评价》，《中国老年学杂志》2009 年第 29 期。

递增强度的运动训练，对中国中重度 COPD 患者适用。说明系统的下肢有氧运动训练能提高稳定期 COPD 患者运动耐力和生活质量。

3. 力量训练

力量训练被 GOLD 作为一种辅助手段加入 COPD 康复常规项目，且推荐级别为 1A 级。通过力量训练可增加上下肢负荷，进而增加肌肉体积，重塑肌纤维结构，增强肌肉力量，缓解 COPD 患者的行动障碍。力量训练主要包括持器械体操和抗阻力训练两方面。

持器械体操多用于上肢训练，常用的有上肢肌力计、弹力带、投掷或重物阻力训练。上肢训练可有效提高上肢力量，改善上肢功能，且未加支撑的上肢训练优于支撑性的上肢训练。从患者可承受的运动负荷开始，逐步有控制的加大难度，训练可改善 COPD 患者肺功能。力量和耐力的结合训练可增强患者外周肌力、提高运动耐力和生活质量。

抗阻力训练能增强肌肉耐力，减少个体的做功与代谢，降低患者活动循环负荷。目前抗阻训练分为等张、等长和等速训练，其中多采用等张训练。渐进性抗阻训练可显著增长肌肉力量和体积、增加骨密度及预防骨质疏松等慢性病，改善患者心脏功能。Meta 分析发现抗阻训练显著改善 COPD 患者的功能性运动能力，对 COPD 患者的耐力性运动能力有明显的改善趋势。[①] 单纯对 COPD 患者进行抗阻训练并不能提高生活质量及改善呼吸困难症状，通过对重度 COPD 患者进行以有氧联合阻抗运动为核心的肺康复训练治疗，患者的运动能

---

① 李宁：《抗阻训练对慢性阻塞性肺疾病患者运动能力的康复效果：meta 分析》，《中国体育科学学会，第十一届全国体育大会论文摘要汇编》2019 年。

力、生活质量、气促情况、焦虑、抑郁情况均得到明显改善。①

4. 运动训练对 COPD 患者康复的影响

目前，大量调查显示，运动训练对 COPD 患者康复具有较大影响，运动训练的方式、强度、时间、地点不同，产生的效果也不同。综合国内外学者关于运动训练对 COPD 患者康复的影响研究，科学的运动训练对 COPD 患者的生理、心理、社会健康、生存质量等方面都有积极的影响。

改善 COPD 患者的肺功能是进行运动训练的主要目的，运动训练能够提高肺通气能力，可在一定程度上减轻患者的呼吸困难症状，改善患者的肺功能。除此之外，运动训练还可有效改善 COPD 患者的心血管功能和动脉硬化问题，改善患者的肌肉功能，优化肌肉纤维，抑制患者肌肉蛋白降解速率，强化机体抗氧化能力，从而有效提升患者的运动耐量，提高生活质量。

COPD 患者由于工作能力减弱、社会活动和人际交往减少，甚至自理能力的丧失都会使其失去生活乐趣，增加孤独无力感，产生对社会的不满及消极的自我感觉。同时不良心理情绪可导致代谢障碍影响疾病转归。而运动康复训练在提高患者日常生活自理能力及社会交往状况的同时，还可改善患者的心理和社会适应状况。随着患者社会参与度增加，自信心得到进一步提高，能更有效地配合医护人员进行一系列的干预，使病情得到控制，生活质量得到改善。

生存质量评价是衡量 COPD 患者健康水平的一个重要指标。根据日常生活活动能力（ADL）及生活满意指数（LSIA）的评定，可

---

① 刘飒：《有氧联合阻抗运动为核心的肺康复对重度 COPD 患者的治疗效果》，中南大学，2013 年。

基本了解患者的生活质量和对生活的满意程度。COPD 患者的生存质量受到性别、收入水平、文化程度、疾病严重程度等多方面因素的影响。在肺康复中以呼吸＋上下肢运动训练为主，结合教育、心理与行为干预方案可显著提高患者的生存质量。COPD 患者的运动康复越来越受到人们的重视，成为改善 COPD 患者生活质量的重要措施，不仅可改善患者残存的生理功能，促进其心理、社会健康，提高自我管理能力，还有利于这种慢性疾患的社区延续性康复。

在人本主义健康学的指导下，COPD 患者将获得全面精准的护理，首先，COPD 患者将进行全面的评估，根据评估结果，给出最优的护理方案，从心理调适到饮食调节，再到运动规划与监督，为 COPD 患者提供个性化护理方案，提高治疗效果。

第七节　人本主义健康学与流行病学研究

前文大量论述了如何应用人本主义健康学（即通过心理、营养、运动方式）预防疾病，下面将进一步通过流行病学研究结果进行佐证。

2019 年，新西兰科学家 Reynolds 等人收集了全球 185 项前瞻性队列研究，接近 1.35 亿人的年随访数据，再加上 4635 名受试者参与的 58 项临床试验进行针对性研究。最终发现，将每天 15—19 克（相对最低）的膳食纤维摄入提高到 35—39 克（相对最高），与全因死亡风险下降 15%，冠心病死亡风险下降 31%，II 型糖尿病风险下降 16%，癌症死亡风险下降 13%，冠心病死亡率下降有关。[1]

---

① 《〈柳叶刀〉重磅：多吃膳食纤维活得久》，2019 年 01 月 12 日，见 www.360da.com/content/19/0112/07/29458573_808299915.shtml。

2019 年，挪威科学家 UlfEkelund 团队，分析了体力活动和久坐时间与全因死亡率之间的剂量—反应关系，并于《柳叶刀》发表了这项成果。缺乏体力活动与许多慢性病、过早死亡和巨大经济负担有关。越来越多的证据也表明，久坐不动可能会增加患慢性病和死亡的风险。这项荟萃分析包括 36383 名参与者，平均年龄 62.6 岁，72.8% 为女性，平均随访 5—8 年后，2149 例（5.9%）死亡。但只要从事体力活动，无论强度如何，均会降低死亡率，且剂量—反应呈非线性关系，第一季度死亡率的风险比为 1.00，第二季度为 0.48，第三季度为 0.34，第四季度为 0.27。轻体力活动四个季度死亡率的风险比依次为 1.00、0.60、0.44 和 0.38；中度或剧烈体力活动依次为 1.00、0.64、0.55 和 0.52；久坐不动依次为 1.00、1.28、1.71 和 2.63。研究人员总结，无论强度如何，总体力活动水平越高，久坐时间越短，早死的风险就越低。①

Read 等人的一项前瞻性队列研究发现患有两种或两种以上慢性疾病的人的抑郁症风险比患有一种慢性疾病的人高两倍 [R^2=2.13（95% CI1.62—2.80）p<0.001]，比没有任何慢性疾病的人高三倍 [R^2=2.97（95% CI2.06—4.27）p<0.001]。

Salvagioni 等人的研究发现，工作中长期受到慢性压力的工人，患有高胆固醇血症、II 型糖尿病、冠心病、心血管疾病、胃肠道疾病、呼吸系统疾病的风险较高，同时还可能引起心理问题，包括失眠、抑郁症、精神障碍等。

Vancampfort 等人通过一项荟萃分析，研究重度精神疾病（精神

---

① 《体力活动和久坐时间与全因死亡率之间关系分析》，2019 年 8 月 22 日，见 http://news. sciencenet.cn/htmlpaper/2019/8/201982217514821851900.shtm。

分裂症，双相情感障碍或重度抑郁症）患者的久坐行为和身体活动水平及其相关性，发现患有严重精神疾病的患者每天平均花 476.0 分钟在醒着的时间里久坐不动，并且与年龄和性别相匹配的健康对照组相比，久坐的时间要多得多。他们的中度或剧烈运动的平均量为每天 38.4 分钟，明显低于健康对照者。

Felipe B. Schuch 等人收集了 49 项前瞻性队列研究，进行了 1837794 人的年随访数据，发现与低体力活动水平的人相比，高体力活动水平的人患抑郁症的几率较低，此外，体力活动对青少年抑郁症的发生有保护作用。

Li 等进行了一项荟萃分析来评估饮食模式和抑郁风险之间的关系，发现以大量摄入水果、蔬菜、全谷物、鱼、橄榄油、低脂乳制品和抗氧化剂和少量摄入动物食品为特征的饮食模式显然与降低抑郁风险有关。以大量食用红肉和/或加工肉类、精制谷物、糖果、高脂肪乳制品、黄油、土豆和高脂肪肉汁为特征的饮食模式，以及少量摄入水果和蔬菜，与抑郁症风险增加有关。结果显示，健康的生活方式可能会降低患抑郁症的风险，而西式生活方式可能会增加患抑郁症的风险。

大量的流行病学研究结果都显示出营养、运动和心理状态对于预防慢性疾病具有重大的作用，再次证明人本主义健康学可通过营养、心理、运动的完美结合，最大限度地预防慢性疾病的发生，达到全民健康的目的。

第八节　人本主义健康学通向癌症康复之路

党的十九大提出实施"健康中国"战略，深入推进坚持预防为主，以治病为中心转变为以人民健康为中心的新主旨，把人民健康放在优先发展的战略地位，深度契合人类对健康长寿的永恒追求。癌症作为一种慢性病，科技医疗水平发展至今也无法完全战胜它。尽管当前进入"精准医学"时代，分子靶向疗法成为继化学治疗后新一代治疗方法，然而依然属于局部治疗，人本主义健康学所提出的心理、运动、营养的辩证统一，是在重视局部"消灭"的同时，更注重整体的"改造"，充分发挥人的主观能动性，以达到身心全面健康的目的。笔者及其团队多次走访了上海市普陀区癌症康复俱乐部，近距离聆听每一位"抗癌斗士"与病魔抗争的故事。在这些与命运抗争，与病魔战斗，与死神较量的顽强的鲜活生命里，我们看到了对生命的渴望，他们用坚强意志在病魔面前找到了属于自己的康复之路，每一个抗癌胜利者的故事里都在强调心态调整、吃饭、睡觉这样的基本问题，同时每个人都在积极寻找一件自己喜欢做的事情，而这许许多多的案例，正是人本主义健康学所提倡的根本内涵的朴实实践。在现代医疗条件的治疗下，做到心理、营养与运动的最佳调适，癌症是可以康复的。

以习近平同志为核心的党中央重视民生、将人民健康首次提升到了国家发展战略的高度，人民应该积极发挥个体在重大疾病的康复与慢病预防、健康管理中的积极作用，用自己的行动，响应国家战略。随着社会经济的发展，健康、积极的保持生命的创造力和活力是为国、为家、为己的责任。

癌症我都战胜了，再也没有什么比这个更难了

2010 年底，48 岁的陶女士被检查出乳腺癌晚期。2020 年是她战

胜癌症的第十个年头，十年的时间里，她从未怨天尤人，始终保持良好的心态，坚强、自信、乐观使她俨然成为一个充满活力的人。

噩梦来临 十几年前，她被迫从单位离职，成了一名下岗工人。一时间，她的生活失去了方向，孩子也还小，不知道该怎么办。焦虑、惆怅的她迫于生活的压力，最终选择外出打工。屋漏逢雨，恰恰在此时，在没有任何症状的情况下，她却被诊断为乳腺癌晚期。拿到医生"死亡判决书"的那一刻，她彻底崩溃了，脑子一片空白，随之而来的是极度的害怕、恐惧，甚至是绝望，她反复问自己，为什么她会得这个病。看到陪伴自己到医院检查的爱人时，她再也压抑不住自己的泪水，和爱人抱头痛哭了一场。

与癌抗争 痛哭了一场后，她回到家，想想爱人和孩子，想想这个世界上她爱的人，她告诉自己，得好好地活下去，这一刻她想通了，心情也释然了许多，不再沉浸在痛苦和悲伤中，不去想得这个病会怎么样，能活多久，会不会死，事实已定，改变不了，唯一能做的就是听医生的建议，积极配合治疗，努力活下去。2011 年初，她进行了开刀手术，随后陆续接受了 6 次化疗和多次放疗。治疗期间，她的爱人从单位辞职，专心在家照顾。化疗、放疗的副作用太大，她的身体一度虚弱的不行，吃什么吐什么，肠胃的吸收能力也不好，但她深知，她必须吃，不吃就没有营养摄入，身体就没有抵抗力，就坚持不了治疗。于是，她爱人每隔一个小时就给她吃点高蛋白的东西，补充营养。

开刀以后，在家静养期间通过亲戚朋友的介绍，她加入了癌症康复俱乐部，她发现俱乐部有很多会员曾经生这个病，现在已经完全康复，这给她很大的鼓舞，后来和大家一起交流，之前想不通的事，也都看开了，也不再害怕恐惧，心情好了许多。她更加坚信，癌症并不可怕，癌症并不等于死亡。

笑对人生　乐观的心态、必胜的信念以及亲人悉心的照顾，让她经受住了病魔的考验，终于跨过了死亡线，走向了胜利的彼岸。经历了一场生死，她更珍惜生命的每时每刻，更明白身体健康的重要性。回想整个抗癌历程，她多次谈到乐观心态的重要性，心情不好，负面的情绪就上来了，身体免疫力就差，免疫力差，整个人的状态也就不好了，这个时候，一些疾病也就找着机会随之而来，生活中有压力很正常，但要学会自己去调整，去改善。"癌症我都战胜了，再也没有什么比这个更难了"，她笑着说道。参加俱乐部以后，她学会了跳舞，学会了走秀，积极展示自我，经常约上俱乐部的小姐妹一起出去走走，散散心，甚至时不时来场说走就走的旅行。生活中的她也特别注意饮食营养，油腻油炸的东西坚决不吃，尽量在家里吃自己做的食物，荤素搭配，清淡饮食，少吃多餐是她多年来坚持的一个饮食习惯。之前的她并不怎么关注健身锻炼，再加上要工作上班，也没有时间，现在意识到身体健康的重要性，经常到公园里健健身，跑跑步，跳跳健身舞。

没有必要因为小事生气，影响心情

安女士 2000 年检查出乳腺癌，2005 年又被确诊为甲状腺癌。两次病魔都没能压垮她的肩膀，摧垮她的意志，顽强的她奇迹般地创造了"两次神话"。

突如其来　20 年前，胸部一个隐隐约约的硬块打破了她平淡如水的生活。一天，她隐约感觉胸部好像有个硬块，考虑许久，她最终

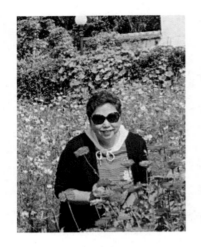

还是决定去医院乳腺科检查一下，不检查不知道，一检查可就不好了。医生指着报告告诉她，这个不是什么好东西，得开刀动手术。当时的她并没有往癌症上想，因为她当时身体一直很好，从来不生病，她不相信，也不敢相信，觉得这毛病不可能发生在她的身上，所以她就只当它是假的。

面对现实　一开始的不相信其实只是她的内心在逃避，但事实终究是事实，慢慢地她选择面对现实。但她的内心并没有太多的害怕，她知道这个病已经有了，没有办法，只能保持好的心态，自己调节。有人告诉她，这个毛病不打紧，她也是这么想的，于是就抱着这样的心态，遵从医生的建议，进行了开刀手术，后来又进行了6次化疗,39次放疗。第一次化疗完，反应很厉害，整个人受不了，一度想着不再化疗了，但她还是靠着顽强的意志，完成了所有的治疗。治疗结束后吃了三五年的中药，慢慢调理，身体也逐渐恢复。

心态平和　经历了两次生死，她更加深刻认识到心态的重要性。平时的她喜欢玩玩消消乐这样的益智游戏，以前经常跳跳国标舞，现在由于关节不是很好，改学吹葫芦丝。早晚有时间都会出去，主要以慢走为主。

加入俱乐部后，她经常和其他成员一起去陪正在抗癌路上的病友聊天，她说，人一生病就容易胡思乱想，我们陪她们聊聊天，心情会好一些，也鼓励了他们战胜癌症的信心。

她谈到有很多患癌病人都是被自己吓死的，其实没有什么好害怕的，心态平和很重要。她爱人退休在家后，家里做饭就是她爱人的任务，"他做什么我就吃什么，什么都吃。我也不跟他争，没有必要因为小事生气，影响心情"她笑着说道。

他们能这样很好的活下来，我为什么不能？

陈女士退休前是小学语文老师。2014 年，在学校体检的时候，发现手臂上有异样，通过 CT 检查，结果不是很好，又经过人民医院再确诊为骨癌。2014 年 5 月检查出来，同年 6 月就进行手术，开刀以后，她的情况还好，因为病情发现的比较早，比较幸运，手臂没有疼痛感。通过手术治疗，到现在已经有六年多了，现在的她每年都会复查，情况很好，没有复发，也没有转移的现象。

接受现实，和时间赛跑 拿到学校体检报告的时候，她也觉得是老天在帮她，因为之前她拿到报告看都不看的，然而这一次她却认真地看了一下，还特意到附近医院拍了 CT，下班后拐到医院拿了 CT 报告，看到报告显示骨癌，她整个人都傻掉了。回到家，和家人说起的时候，她再也不能控制住自己的情绪，大哭了一场。第二天便告知学校校长，说明了情况，便没有继续上班。后面又到全市骨科最好的第六人民医院做了全身检查，确定是否有骨转移的情况，根据医院专家的建议，立马住院安排手术。从她确诊到手术，不到一个月的时间，她说，她这是在和时间赛跑。

调整心态。 刚得知自己患上骨癌的时候，她一时间也接受不了，偷偷哭过好多次，有时候彻夜难眠，想得很多很多，因为这个骨质瘤生在关节里，开刀就是要把骨头敲开，把病变的部分清除掉，再把骨头补起来，用钢板撑好，骨头不行的话就要换关节，关节不行的话就要截肢，再不行就是失去生命。想到截肢失去右手她越来越害怕，成天吃不下睡不着。后来她明白这样倦意，健康的人身体也会出问题。果不其然，那个时候她的免疫力急剧下降，身体状态也越来越差。后来通过朋友介绍，她加入了癌症康复俱乐部，得知会长在结婚期间被确诊为肝癌，医生说只有三个月的生命期，然而会长并没有向死神屈服，一直健康地活了几十年。俱乐部还有许许多多的病友，当初都是被医生判过"死刑"的，然而他们就是这样战胜了病魔，走过了二十几年，三十几年。榜样的力量是无穷的，这些抗癌英雄的例子给了她极大的鼓舞，她说他们能这样很好的活下来，我为什么不能？就这样在心态调整过来以后，她还反过来安慰家里人，因为子女得知她生这个病后，全家都沉浸在一片悲伤的氛围中，没有一点活力，这时候她安慰家人说，"癌症并不可怕，它其实就是一种慢性病罢了，你们在害怕什么，我就是生了慢性病，我好好对它，开刀积极治疗，我又没被医生判死刑，我为什么要愁眉苦脸，这样对我身体也不好，免疫力低下"。家人看到她的心态调整好了，也都逐渐释然。"所以首先你要自己走得出来，这才是最重要的"。现在的她成为医院的义工志愿者，把她的经历告诉那些癌症患者，鼓舞他们积极与病魔抗争，不要害怕。她还分享了一个小故事：一个人没有癌症，但报告拿错了，认为自己有癌症，结果自己把自己吓死了，那个真正患癌的人倒活得好好的。所以一定要把心态放好，心态一好，她就觉得积极配合治疗是没有问题的，当然得了癌症肯定不能说是高高兴兴的，都有一个过程，但是这个过程越短越好，越早走出来越好，这个对后续治疗起到很重要的作用。

改变人生　谈到之前的生活状态，她上班的时候，要求自己很早到学校，一般是 7 点左右，再加上从家里到学校还有一段路，那就起得更早，每天要上 6 节课，中午还要管小孩吃饭，每天很疲累，每次回到办公室，嗓子都哑了，一句话都不想说，她觉得她这个病就是太劳累的结果，因为并没有这种癌症的家族病史。现在的她退休了，每天就吃吃玩玩，早上醒来了也会在床上躺一会儿再起床，改变了每天很劳累的生活状态。

每个人都有心情不好的时候，当她遇到不顺心事儿的时候，她就在想，这样对身体不好，就不管他了，出去到外面喊一喊，发泄一下，找到一个宣泄口就好了。谈到这儿，她开心地说道："我明天又要出去玩了，这次去江苏溧阳。"

这次经历改变了她许多方面，一个就是改变以前劳累的生活状态，更加注意休息；第二个就是吃饮食更注重均衡。另外一个就是坚持锻炼，因为这个年龄不适合跑步，所以她每天早晨就坚持到外面走一走，看看外面的花花草草，心情也就好了。还有一个就是心态要好，什么事情她都不会放在心上，每个家庭多多少少都会有烦心事，过去就过去了，不要总放在心上。

听天由命

朱女士 1999 年左右罹患子宫内膜癌，距今已有 20 多年。朱女士说起当初得知自己患癌症的消息时，感觉如晴天霹雳一般。朱女士家庭条件不是很好，夫妻两人都下岗，儿女还小，"屋漏偏逢连夜雨"，癌症的噩耗使这个家庭雪上加霜，然而，这些都没有打倒坚强的朱女士，在初期埋怨上天不公，伤心绝望之后，朱女士迅速调整了自己

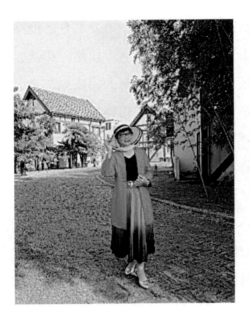

的心态，"听天由命"，接受了自己患了癌症的事实。但是，朱女士并不是消极面对疾病，而是选择继续积极地生活，她说："人不能被疾病打倒，一定要有战胜疾病的信心，不要把自己当成病人，觉得自己不行了，成天怨天尤人，卧床不起，这样人就垮了。""心态好，身体才会好，免疫力上去了，才能打倒癌细胞"，"你要把自己当成一个健康的人，有一个积极向上的心态，心态好了，才能战胜疾病，身体越来越健康。"除了心态要好，朱女士还说，虽然经济条件不好，但是也要对自己好一点，吃点"好的"，要注意补充营养，如鱼、肉、蛋、奶，偶尔煲点鸽子汤等，但是，朱女士从来不会去吃什么"保健品"，认为吃得开心比什么都重要，不需要带着负担一定要吃什么"好东西"，只要注意营养充足，吃得开心就好！朱女士在生活中也的确把自己当一个"健康人"，从来不把自己当成一个病人，每天操持家务，照顾自己和家人，每天坚持晨练，还会坚持爬楼，到楼下的健身器材处拉拉胳膊扭扭腰，偶尔还会跟俱乐部的姐妹们一起跳舞或出去旅游，生活非常丰富。除此之外，朱女士还帮儿女带小孩，享受天伦之乐的同时也锻炼了自己的身体，俗话说生命在于运动，而运动也不仅仅是跑步游泳，朱女士做家务、跳舞旅游、带小孩都是在运动。虽说经历了数次化疗和手术，朱女士都没有被疾病打倒，现在终于苦尽甘来，癌症得到了控制，朱女士现在非常乐观，就希望和家人一起，过好每一天！

抗癌斗士

张女士患的是对人体健康和生命威胁最大的恶性肿瘤之一的肺癌。众所周知，肺癌是所有癌症中发病率最高的恶性肿瘤，占肿瘤死因第一位。肺癌在早期并没有特殊症状，仅为一般呼吸系统疾病所共有的症状，如咳嗽、咳痰、痰中带血等，在临床中70%—80%的肺癌临床就诊时都属于中晚期。张女士便是如此，确诊便是晚期，医生诊断说只剩半年左右了，家人为了保护张女士，防止她胡思乱想，选择隐瞒，但人算不如天算，同病房的病友无意之间将这个噩耗告诉了张女士，张女士瞬间如雷击般，感觉整个世界都灰暗了。曾经一度，张女士想过放弃生命，但是家人的关心和支持将她从轻生的边缘拉了回来，面对恶性肺癌都没有流泪的张女士因女儿一句："有您，家才是一个家"泪流满面，自此，张女士就想通了，重燃对抗癌症的勇气和信心，而张女士的丈夫、女儿、女婿以及所有的家人都一直陪伴在张女士身边，不停地鼓励和支持她对抗癌症。根据张女士的叙述，她已经跟肺癌对抗了11年多，远超当初医生下的诊断，这在医生眼里也是个奇迹。在这11年间，张女士化疗27次，放疗5次，靶向药、抗菌药更是尝试了不少，各种副作用摧残着张女士的身体，最严重的

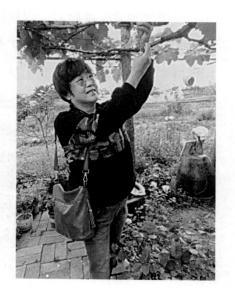

的时候，她卧床不起，皮肤出现严重的反应，眼睛也几乎失明。但艰难的抗争终于迎来了喜人的结果，张女士记得很清楚，今年4月28日，复查结果显示肿瘤已经康复，眼睛也在手术后重见光明，张女士现在整个人的状态非常好，完全看不出是曾经患过肺癌，并斗争了11年的病人。张女士说："心态好最重要，家庭和睦，家人支持也是支撑她走过来的动力。"她永远忘不了，当她躺在病床上时，小外孙跪在医生面前求医生救救自己的外婆，女婿给自己捐献了血小板，丈夫更是十年如一日的支持者，始终坚定不管投入多少，也要救治自己的决心。现在张女士已经完全康复，在家里也主动包揽家务，洗洗衣服、做做饭，还经常跟朋友一起跳广场舞，女儿也经常带她出国旅游，放松心情，见识不一样的地域风情。

绝处逢生

2003年3月14日，应女士发现自己乳腺部位有硬块，身上很痒，经医生确诊是乳腺癌。起初她还对乳腺癌没有清晰的概念，做完手术才知道自己的肿瘤已经非常大了，还要继续做化疗，化疗的副作用使她变得非常脆弱，应女士是一位非常优秀的人，获得过很多荣誉证书，然而在病魔的打击下，她把自己的交大毕业证书和先进工作者等荣誉证书都剪了，她说："就感到我的人生到这就结束了，我的事业就到这就结束了，不可能再回到从前了，所以我就剪了那些证书。"从这些话中可以看出她当时内心的绝望。到了2004年8月，医生说她可以想吃什么就吃什么，想喝什么就喝什么，这句话几乎等于判了她死刑，她到主任那里问是不是查出来很不好的结果，主任让她不要多想，她说："之前不会多想还是可能的，这次不会多想是不可能的，我肯定会多想的，但是我也会做好后事的准备。"后来医生提醒她最近要注意了，因为她的身体已经非常虚弱，手术放疗和化疗已经不起作用了。那个时候，她的脸色瞬间变得就像石头一样。后来医生就建议她吃点冬虫夏草、猕猴桃、水果之类的，大量补充一下维 C，增强免疫力，或许会对她的病情有好处。她回到家里就开始准备后事了，然而，她的老公却没有放弃，把房子卖掉，买了很多冬虫夏草，半斤半斤的吃。后来三个月之后去检查，病情没什么发展，半年之后再去检查，医生说发生了奇迹，左边 3 类属于早期，右边 4 类属于中期，病情大大地缓解了。

她说："我之前的态度比较消极，不想面对这个现实，心里就会有压力。后来我就装作什么都不知道，就糊里糊涂过日子。"后来，她调整心情，勇敢面对疾病，手术后坚持喝番茄加土豆榨汁、卷心菜和番茄榨汁、生菜榨汁、芹菜榨汁、大蒜榨汁等，再难吃也得吃下去。后来她成为周围病人的榜样，被医生夸奖，成为病人的心理支撑，医生都叫她去给病人做心理辅导。生病并不可怕，可怕的是心理的问题，心情不好的话，病情会恶化。她说："有人说我很倒霉的，我得癌症。我就说得癌症怎么了，无非就是比别人更严重一点嘛。每个人都有自己不同的观点，你的观点跟我的一样，我就支持你，我跟你的观点不一样，那你说你的，我坚持我的观点。"她是个比较单纯的人，周围工作的同事也都非常和善，她现在的肿瘤变得非常小了，这是个奇迹，总之，她认为遇到任何事情都不要多想，心态要好，要放轻松，就一定可以取得胜利。

活到老学到老

邓女士今年67岁，三十年前，她查出了肠癌，而就在去年年底，命运再次跟她开了个玩笑，她又查出了皮肤癌。

她跟医生说："我想我要是三十年前死了那没事咯，我三十年前也是你们检查出肠癌的，我现在活得好好的，我不怕死，今天死，明天死，总归是要死的嘛！"从这可以看出邓女士是非常开朗的性格，甚至想过以后捐献遗体。她还安慰她丈夫："老头子，不要紧的，那么大的困难都度过了，这个小困难还怕什么，反正我不怕的。"她对我们说："无所谓，真的无所谓，不要紧的。我现在还头疼呢，就是窜过来窜过去的疼，不疼的时候就像没病一样，你看得出来我得病了吗？看不出来吧。三十年前，我还得了肠癌呢，坚持吃药，我自己好的，三年前就断药了。心情开朗点，家庭要和睦，老头要体贴，老头陪我一起度过的，家里人都比较配合，重要的是要家庭和睦，家里人要相互鼓励。"非常羡慕邓女士的家人，一如既往地支持她，也是她坚持到现在的精神支撑。她说要注意调节自己的心情，调节了自己也调节了别人，家里人要学会相互调节，不要胡思乱想，学会分散注意力。生病之后，在家没事做的时候，就晒晒太阳，织了二十多双鞋子，分散注意力，不让自己胡思乱想。为了分散转移注意力，邓女士还喜欢唱唱歌，下下棋，还参加社会活动，合唱团、摄影团等，她还是上海摄影协会会员。邓女士每天都在充实自己的生活，偶尔打打游戏，如连连看，明星三缺一等，她自学电脑，学习了flash，活到老，学到老，老年生活非常丰富。

她在饮食方面很注意，吃得比较清淡，饮食以土豆、红薯、蒸紫米为主，一天只吃一个鸡蛋，一个馒头，有时就吃一片面包，喝一瓶奶，丈夫有时候会给她煮稀饭吃。米饭里面混有大米、糯米、黑米、糙米等六样粗粮，坚持吃到现在。每天补充蛋白质，合理吃一些营养品，比如沙棘油、人参等，提高免疫力。

主动寻求属于自己的治疗康复之路

钱老先生生于1945年，现今已经75岁了，在他52岁的时候被诊断为肝癌，当时肿瘤已经长得很大，基本属于中晚期的范畴。这对于一个将要退休的人来说无疑是天大

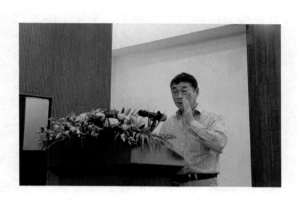

的噩耗，但老先生没有放弃对生的渴望，主动寻求治疗。在1997年的时候，针对癌症治疗的手段相对现在较少，主要还是以常规的手术切除和化疗为主。老先生首先进行了肿瘤的切除并辅以一次化疗，医生要求出院后每个月化疗一次，但老先生后来没有进行第二次化疗，在之后三个月一次的检查中，身体的一些指标竟然奇迹般地正常了，并且在后续的日子里没有出现转移和复发。他将下了手术台后的成功主要归类为四个方面的努力：

一是连续七年不间断地服用中药

在中药的选择上，他能够根据自己的情况进行调整。比如身体比较弱，容易伤风感冒的时候，就会加一些抵抗感冒的药；在吃中药期间胃口不好、不太适应的时候，也会对中药进行调整；另外大多数肿瘤病人都内热，在药方里就会加一些凉性的西洋参。

二是根据自己的身体情况做一些适合自己的锻炼

老先生因为手术开过刀，所以在锻炼方面讲究适量。一般是中速行走，刚开始的时候会慢一点，等到身体慢慢适应，体能上来之后再适当提升。要根据自己的身体状况（病种、年龄、治疗手段等）和反应选择合适的运动。如果过度锻炼，反而可能会达到相反的效果。在针对他自己的锻炼选择上，老先生还推荐太极拳，因为打太极拳讲究运气，且相对其他运动比较柔和。

三是有适合自己的食谱

在营养方面，老先生也颇有心得。营养并不是指每天大鱼大肉，而是要讲究"荤素搭配，营养调理"。在荤菜方面，主要是以鸭汤为主，鸭子是比较凉性的，能够清热，在喝汤的时候去掉上层的油。其次，甲鱼等一些大补的食物也可以适量的吃。在荤素搭配方面，老先生由刚开始的 1∶1 到恢复之后的 2∶1，主要是青菜白菜为主，辅以其他的一些素菜。在营养方面，病人一定要会吃、能吃、吃得下。这些都是为自己身体康复所必须做的。只有吃得好、吃得适合自己，才能提高免疫力，与癌细胞做斗争。

四是保持积极乐观开朗的心态

在得了癌症之后，一些人难免会有所悲观，但是从积极的、正面的角度去考虑是很重要的。积极向上的思想能引领我们进行治疗和工作，这对于同病魔斗争是非常有意义的。

关于这一方面，老先生讲了一个故事：在 2000 年左右的一天，天空下着小雨，他和他的一个病友在小区散步。当时学生们都在放假，有一个年龄大概在 10 岁左右的小女孩在湖边玩耍不小心滑了下去。他们当时在湖的对面，突然听到有人大叫，两个年近六旬的老人看到后飞快地冲过去。老先生拉着他的同伴，同伴拉着小女孩，两个人齐心协力救了小女孩一命，之后他们又帮小女孩把书包给捞上来。老先生认为这些都是生活中的小事，而这种开朗、乐观、助人的心态也是抗癌路上的一大助力。

适当锻炼，控制饮食，自信开朗是她的抗癌秘籍

吴女士在介绍她自己的疾病时这样说道："1997 年我 37 岁，某天突然肚子疼痛不已，我以'盆腔肿块待查'的报告进了手术室，后来才发现已是卵巢癌晚期。"在治疗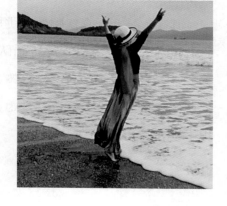的方案上，医生要求进行 6 次化疗，但是当时由于太痛苦就只进行了一次，之后一直存活至今已有 23 年。在被问及放弃化疗后采用什么办法对抗癌症时，吴女士提供了几个需要注意的方面。

一是进行适当的锻炼

每天早上都可以锻炼一会儿，但是不要让自己太累。当感觉自己某天状态好的时候，可以多锻炼一会儿，状态较差的话就可以休息休息。一次偶然的机会，吴女士接触到了郭林气功。那是一个很普通的早晨，吴女士的爱人送她到小区楼下散步，当时看见有一群人在练功，问了问才知道他们也是癌症患者，正在练习郭林气功。于是吴女士参加了上海市癌症患者俱乐部，在那里结识了许多新的"癌友"，学习了郭林气功。在康复期间，吴女士平均每周坚持锻炼 5 天，一般以郭林气功和跳舞为主。在"吸吸呼"和舞蹈的世界里，她仿佛得到

了全身心的放松。

二是同自己斗争、控制饮食

回想起患癌之前，吴女士总是喜欢吃腌制的和辣的食品，年轻的时候管不住嘴，在吃的方面不会控制自己是促进癌症发展的原因之一。这次与死神的擦肩而过教会了她要控制自己，清淡饮食。

三是做喜欢做的事，开心每一天

在同癌症抗争方面，首先要自信和坚强。在癌症俱乐部的日子里，大家经常组织去外边游玩，呼吸新鲜空气，看看美丽的风景，这些都能使人身心愉悦。

其次，吴女士喜欢唱歌和跳舞，在唱歌的过程中，她能达到一种忘我的状态。作为俱乐部舞蹈队的队长，她肩负起教大家跳舞的任务。她首先会看视频自己学跳舞，然后根据学员们的身体水平适当降低难度并教给大家。这些都是她喜欢做的事，在和大家一起学习的过程中收获了开心与满足。

接受现实，认真生活

吴女士年轻的时候比较忙，长期劳累且易生气，这给她患病埋下了种子。在 2006 年的一天，吴女士的小女儿坐地铁晕车，吴女士就烧稀饭给她吃，之后又去居委会做志愿者工作，总是想着不浪费，就吃了点剩的冷粥。临近中午的时候，突然胃疼得难受，吃了点胃药后疼痛有所缓解，但是过了一会又开始疼了，于是吴女士和她爱人决定第二天做胃镜检查一下，最后的结果是胃癌。在面对这一结果的时候，吴女士并没有像大多数癌症患者那样表现得惊慌不安和难以接受。面对癌症首先不要害怕、不要生气、要保持良好的心态。吴女士在平时的生活中心存感恩，乐于助人，不做亏心事。她总是告诉自己既然已经患了癌症，那也没有什么好怕的，每天开开心心的，做自己想做的事就已经很知足了。

在上手术台的时候，吴女士跟自己的爱人讲：今天我要是下不来，就把我的遗体交给国家"。这份不畏死亡，心存大义的心态可能也是她术后战胜病魔的原因之一。在经历部分胃切除和多次的化疗后，吴女士的身体已经不再能承受化疗的副作用了。于是在朋友的介绍下，她吃了将近十年的中药。在饮食方面，吴女士也非常重视。她会买书自己学习，或者有讲座的时候，就带着本子和笔去听。在饮食搭配上，吴女士整体遵循素大于荤的比例。其次，早上去公园晒太阳成了吴女士的必修课，并且晚饭后她会步行一个小时，这些小习惯的坚持也提高了她身体的机能，对其顺利康复起了较大的帮助。

在参加了癌症俱乐部后，吴女士感到周围的人都同病相怜，大家互相帮助，共渡难关。这种良好的氛围和亲切的癌友在心理和生活上都给予了她极大的帮助。在这里的每一天她都感到开心和满足。她也参加了俱乐部的舞蹈队和合唱队，培养了自己的兴趣爱好。在和朋友们一起表演、学习的过程中，收获了真正的快乐。此外，吴女士还有一个特别的爱好就是做旗袍。在身体所能允许的范围内，她都乐于帮别人做旗袍，看着大家穿着她做的衣服，满满的成就感浮上心头。活一天就开心一天，这也是我们大多数人需要做到的事。

你爱惜身体，身体才会爱惜你

居女士今年 58 岁，曾经任职管理人员，她本来过着普通而又平静的生活。然而，在 2009 年 10 月的一天，一个噩耗突然传来，47

岁的居女士被诊断为甲状腺癌，并于 2010 年 1 月出现淋巴转移。与此同时，居女士还患有高血压、肠息肉、胸部结节等慢性疾病。这么多疾病给居女士带来了极大的心理压力。在抗癌的过程中，家人和朋友的支持起了极大的作用，使得她由刚开始的心情低落转为积极乐观。参加了癌症俱乐部之后，认识了很多病友，大家互相分享自己的经历，互相帮助，互相鼓励。这些温暖的力量帮助居女士重拾信心，积极配合治疗。在进行手术以及放疗之后，居女士已经幸存 11 年了。

居女士认为人一定要爱惜自己的身体，身体是革命的本钱。此外，还要保持身心愉悦，许多疾病都是生气所引起的生理变化。笑一笑，十年少；愁一愁，白了头。当有生气的事情时，不要憋在心里，多和家人以及朋友沟通。

在饮食方面，居女士注重按时吃饭、合理饮食、荤素搭配、多吃水果和蔬菜。此外，她也会吃一些维 C、钙片等保健品。这些外在饮食方面的控制为她身体机能的重建奠定了基础。

日常的运动也是居女士生活中必不可少的必修课。在生病时，居女士每日都会去公园散步遛狗。参加舞蹈队也是一件让她感到快乐和满足的事情，在练舞以及表演的过程中，居女士的身体得到了锻炼，心灵得到了放松。做自己喜欢做的事，活一天就要快乐一天。她说，只有你爱惜身体，身体才会爱惜你。

阎王叫我过去了，但是没在生死簿上勾我的名字

某天徐先生无意当中发现自己吃饭咽不下去，在去医院化验后主任医师在病历卡上写下了三个字：食道癌。后来，拍了片子发现食道的结构变得像楼梯一样。转过头来想了一下，应该是自己的习惯不

好。在办公室里，徐先生几乎每天早上喝一杯滚开的浓茶，把食道给烫坏了。徐先生是家里第一个知道自己生癌的，知道这个消息的他饭都吃不下去了，因为这就相当于被判了死刑缓期执行。

但是徐先生并没有放弃对生的渴望，肿瘤俱乐部的乐会长为他的抗癌指明了方向。在一次看望中，乐会长对徐先生讲了三句话，一是自己要相信自己能够好；二是家庭一定要支持；三是相信医生。这三句话深深地烙印在了徐先生的心里，徐先生和自己的爱人讲他放不下的事情有两件，一个就是你，另一个就是外孙。徐先生所在的单位也和他爱人说："你要挺住，一定要挺住，你挺不住的话他就完了，他完了你也就完了。"自此爱人学会了输液、为伤口换药等技能。而这些也帮助徐先生在长达两年的时间里挺了过来，在这两年里，他吃的东西从嘴里进去，从胃上接的管道排出来，徐先生活生生地谱写出了生命的奇迹。后来，整形科医生帮助徐先生补了一块胃回去，但是他的胃仍然和正常人的胃不一样，徐先生的胃一半动一半不动。徐先生本来是160斤，最瘦的时候80斤，现在已经超过100斤了，连当时治疗的医生都感到难以置信。16年慢慢过去了，中间有一年徐先生去医院看望生病的亲戚，顺便去自己原来的病房看了看，刚好碰到了医院病房的老护工，护工见到徐先生后惊讶地说："你还没死呀？"

回想起自己的这些经历，徐先生说："阎王爷叫我过去了，但是在生死簿上看了看还是没勾上我的名字。"

癌症是可以战胜的

乐俊仁先生是一位直肠癌患者、药剂师、环保工程师，上海市癌症康复俱乐部理事，常委，普陀区癌症康复俱乐部会长，甘泉活动块党支部书记。他十几年如一日为癌症患者、为社会服务，获得诸多荣誉，受到媒体关注。

1990 年 6 月 6 日，他在市第六医院外科 66 床接受了直肠癌根治手术。8 个小时的手术，3 个月的住院，9 个疗程的化疗使他经历了一场生与死的搏斗。他也曾感叹命运的残酷与不公，但他深知必须直面人生，朝着"延长生存期，提高生存期的生活质量"的目标不懈努力。古人说：天将降大任于斯人也，必先苦其心志，劳其筋骨，饿其体肤，空乏其身，行拂乱其所为。"也许是应验了这句话，他担当起带领藏友与命运抗争的领头人重任，抱着"向人生倾注炽热的心，为社会奉献诚挚的爱"的志向，许下"为了人类的抗癌使命，请多利用我"的诺言，制定了区俱乐部 40 字工作方针，受命以来，未尝有丝毫解怠。

几十年来，他和上千名癌症患者进行过面对面的沟通交流，并想方设法为会员开拓活动内容，带领 500 人以上的大型外出活动数十余次，而凝聚快乐带来的社会效应则无法估价，十几年来俱乐部团队死亡率逐年下降，去年团队生存率高达 97%，创造了超低死亡率的生命奇迹。这些年他还应邀向社会（社区居委、学校工厂、医院、政府职能部门、企事业单位等）做精神文明主题报告、学雷锋报告以及党课讲座有近百场之多，用实话实说的方式和听众展开互动交流，收到了较好的社会效果。

正像媒体报道那样："老乐是个普通的老人，在人堆中是那样的不显眼，却是一个挽留生命的使者"。病人渴求生命的眼神和家属求助的期盼，使他更加坚定了为广大会员服务的信念。这些年，上火葬场参加追悼会是他的"任务"之一，一般一年要去十余次，最多时三天内去了二次。火葬场外卖花圈的人问他："你是哪个大单位退管会的，怎么经常看到你"。参加追悼会不仅是对逝者的尊重，对家属的抚慰，也是对人生的感悟，对灵魂的洗涤。让病友从深重的病痛苦难中解脱出来，带会员到最好的地方去玩，传授康复的经验，提高病友的生存质量是他工作的主旋律，会员的认同感、归属感、幸福感促使他更好的工作，为生命的亮丽和精彩而不懈努力，为弱势群体强势出击而不懈努力。

作为一名登上疾驶前行生命列车上的乘客，癌症一路随行已整整30个年头了，多年的康复功课俨然成为一种习惯，概括几条与大家共享。克敌制胜的秘诀有三条，多以思想精神层面的调控为主。

1. 精神胜利法。在与恶疾殊死搏斗中，要发扬"两军相逢勇者胜"，"爱拼才会赢"。当然要打好组合拳，依靠医学科技，走综合治疗康复的阳光大道。

2. 用好行之有效的三种疗法（好事疗法、快乐疗法、希望疗法）。做好事，有利于体内免疫功能的调节。帮助别人，幸福自己；快乐是开启疾病枷锁的金钥匙，变穷担心为穷开心，须知微笑有疗病的奇效，快乐方法的内容有自得其乐、知足常乐、助人为乐、与众同乐、苦中作乐和求真最乐；而守护希望寻求梦想是人生不可或缺的动力，在社会组织的运作中，希望疗法对于康复效果和团队凝聚力认同感有着强烈的相关效应。

3. 群体抗癌中行之有效的六条抗癌经验（六点经验）：

（1）一心康复争胜局（坚定信心努力解决困难：华山再高，顶有过路）

（2）二个依靠助起跑（精神和物质两方面依托）

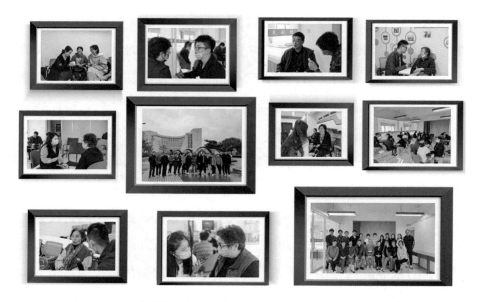

2020 年 11 月，上海大学王艳丽教授团队走访上海市普陀区癌症康复俱乐部

（3）三方平和燃希望（平和的心态、快乐的心情、希望的心路）

（4）四种环境勤营造（自救互助的人文环境、绿色低碳的生态环境、和谐包容的心理环境、快乐活力的团队环境）

（5）五项治疗保平安（药疗、食疗、体疗、心疗、群疗）

（6）六类快乐心情好（自得其乐、知足常乐、助人为乐、与众同乐、苦中作乐和求真最乐）

以上几点实际上也是一些体会的汇总，还需融会贯通打好组合拳，科学抗癌，综合康复。

为自己和会员拔除苦痛、凝聚快乐是他的追求，"横眉冷对癌魔凶，俯首甘为病友牛"是他的工作誓言。今年 81 岁高龄的他向人介绍自己时总会笑着说，"我有三个年龄：心理年龄 60 岁，实际年龄 80 岁，期望年龄 100 岁，我是一位'80 后'"。与每一位病友初次见面时，他总是一如既往地说到，"你的今天，是我的昨天，我的今天，是你的明天，癌症是可以战胜的，我会和你在癌症康复的道路上相伴前行"。

第五章
人本主义健康学与亚健康

　　健康是指一个人在身体、精神和社会等方面都处于良好的状态。健康包括两个方面的内容：一是主要脏器无疾病，身体形态发育良好，体形均匀，人体各系统具有良好的生理功能，有较强的身体活动能力和劳动能力，这是对健康最基本的要求；二是对疾病的抵抗能力较强，能够适应环境变化，各种生理刺激以及致病因素对身体的作用。传统的健康观是"无病即健康"，现代人的健康观是整体健康，世界卫生组织提出"健康不仅是躯体没有疾病，还要具备心理健康、社会适应良好和有道德"。因此，现代人的健康内容包括：躯体健康、心理健康、心灵健康、社会健康、智力健康、道德健康、环境健康等。健康是人的基本权利，人生的第一财富。[①]

　　有关专家经过研究后，得出了一个健康公式：健康 =（情绪稳定 + 运动适量 + 饮食合理 + 科学的休息）。健康是相对而言的，不存在绝对的健康，人们的身体都处在"完全健康"和"极不健康"为两端连线的某一点上，而且人的身体状态是一个动态变化的过程，而非静止不动的。因此，是否健康只能反映某一时间段内的身体情况，而不应

---

① 百度百科：健康，见 https://baike.baidu.com/item/ 健康 /352662?fr=aladdin。

认为一直都是如此。目前，处于亚健康状态和疾病状态，即非健康状态的人越来越多，这一点不容忽视。

亚健康即非健康状态，介于健康与疾病之间，是指人的机体虽然无明显疾病，但呈现出易疲劳、缺少活力、反应能力、适应力减退，创造能力较弱，自我有种种不适症状的一种生理状态，也称为"次健康""第三状态""中间状态""潜病状态"等。

世界卫生组织根据近半个世纪的研究成果，将"健康"定义为"不但是身体没有疾病或虚弱，还要有完整的生理、心理状态和社会适应能力"。中国符合世界卫生组织关于健康定义的人群只占总人口数的15%，与此同时，有15%的人处在疾病状态中，剩下70%的人处在"亚健康"状态。通俗地说，就是这70%的人通常没有器官、组织、功能上的病症和缺陷，但是自我感觉不适，疲劳乏力，反应迟钝、活力降低、适应力下降，经常处在焦虑、烦乱、无聊、无助的状态中，自觉活得很累。

第一节　亚健康的诱因

一、饮食不合理

不良饮食习惯会使身体处于"亚健康"状态，如营养不均衡造成的营养不良或营养过剩，如高脂肪、高热量、低纤维、高盐饮食。人体中100%都是营养物质：水、脂肪、蛋白质、碳水化合物、维生素、矿物质及抗氧化剂等，营养是构成人体的材料。若该摄入的营养物质减少了，不该摄入的有害物质增多了，长此以往，慢性病就"来"了。营养专家指出，现代人的饮食出现两种倾向，一种是营养不足，一种是营养过剩。这里需要注意的是营养不足不单指吃得不够，热量摄入不够，还表现为食物搭配不合理，缺乏某种营养物质，如患坏血病是缺乏维生素 C，小细胞性贫血是缺乏铁。

随着近几十年国民经济的发展和人们生活水平的改善，我国居民膳食结构发生了很大的变化。中国传统的以植物性食物为主的膳食模式正在向以动物性食物为主的膳食模式转变。相比之下，人们的膳食观念还停留在物质短缺的时代，还在追逐高脂肪高能量，远未形成科学健康的膳食习惯。现代人食物变得不再稀缺，猪肉、牛肉等含脂肪，胆固醇较高的肉类食物在饮食中占据越来越大的比例。

一方面，长期进食过多的肉类，摄入过量脂肪，会造成营养过剩，容易导致高血脂等问题，导致动脉硬化，高血压等心脑血管疾病的发病风险升高。另一方面，这样的饮食相对减少了植物性食物营养的摄入，造成营养不足。大量数据表明：近二十年来，我国居民中营养膳食结构不合理的人数持续上升，特别是城市居民，米、面、粗粮等主食摄入量呈持续下降的趋势，而人体必需的钙、维生素 A 等微量营养素摄入不足，会引起"隐性饥饿"，在隐性饥饿初期、中期没有明显的症状，但其引发的后果却可能是灾难性的，除了导致营养缺乏病之外，约有 70% 的慢性疾病，包括心血管疾病、糖尿病和癌症等都与人体营养素摄取不充足、不均衡有关。

WHO 专家委员会也指出，在很多国家，脑血管疾病、心血管疾病、恶性肿瘤、糖尿病等非传染性疾病与膳食中动物性食品过多、纯糖多、复合碳水化合物少、膳食纤维少有关。

此外，随着生活节奏的加快，快餐文化的流行，各种快速加工但色香味俱全的食物充斥于大街小巷，这些深受人们喜爱和常用的食品很多是我们所说的垃圾食品，如果长期食用会导致一系列慢性病的发生。

　　世界卫生组织公布了全球 10 大垃圾食品，这些食品及其对人体造成的危害分别是：①

　　（1）油炸类食品（如早晨常吃的油条、油饼等）

　　①破坏维生素，使蛋白质变性，易导致肥胖

　　②导致高脂血症和冠心病

　　③含大量的致癌物质

　　（2）腌制类食品（如腊肉、腊肠、酸菜、咸鱼、榨菜等）

　　①加重肾脏负担，增加高血压风险

　　②含大量致癌物质（亚硝酸胺等）

　　③损害胃肠道黏膜，引发胃肠炎症和溃疡

　　（3）加工的肉类食品（如肉干、肉松、香肠等）

　　①含防腐剂、增色剂和保色剂（加重肝脏负担）

　　②造成血压波动及肾功能损害

　　（4）饼干类食品（不含低温烘烤和全麦饼干）

　　①食用香精和色素过多对肝脏功能造成负担

　　②严重破坏维生素

　　③热量过多，营养成分低

　　（5）碳酸饮料

　　①含磷酸、碳酸，会带走体内大量的钙

　　②含糖量过高，喝后有饱胀感，影响正餐

---

①　世界卫生组织（WHO）公布的全球 10 大垃圾食品，见 https://xw.qq.com/cmsid/20210404A0/24P00。

③含有大量热量易导致肥胖

（6）方便食品（主要指方便面和膨化食品）

①高盐、高脂、低维生素、低矿物质

②增加肾负荷，会升高血压

③易引发心血管疾病

④含有防腐剂和香精（损害肝脏）

（7）罐头类食品（水果类和肉类）

①大量破坏各类维生素，使蛋白质变性

②含糖量高，易引发糖尿病，加重胰腺负荷

（8）烧烤类食品

①含大量 3，4- 苯并芘（三大致癌物质之首）

② 1 只烤鸡腿 =60 支烟毒性

③导致蛋白质炭化变性，加重肾脏、肝脏负担

（9）话梅蜜饯类食品（果脯）

①含三大致癌物质之一——亚硝酸盐

②含有防腐剂和香精（损害肝脏）

③较高盐分可导致血压升高、加重肾脏负担

（10）冷冻甜品类食品（冰激凌、冰棍和各种雪糕）

①含奶油极易引起肥胖

②含糖量过高影响正餐

③温度低而刺激胃肠道

二、缺乏运动

现代城市生活中，人们生活节奏加快，竞争愈演愈烈，整天忙于

工作和学习，加上科技的进步，生活逐渐电子化，使得日常进行运动的机会越来越少，久坐和缺乏运动已经成为一个普遍的生活方式，加之汽车、电梯等代步工具的发展使得从事办公室工作的人们很少运动，年轻人甚至将"宅"作为一种时尚的生活方式，娱乐以电脑、手机、网络游戏等为主。工作和生活的负荷重、节奏快，生活容易不规律，一日三餐不按时，缺乏休息和睡眠，极易发生疲劳使身体处于亚健康状态，各种疾病日益显现出来。

世界卫生组织认为身体活动不足是引发慢性非传染性疾病的头号杀手和导致非传染性疾病死亡率增加的第四大危险因素，每年有6%的死亡率与其有关。研究表明，身体活动不足是21%—25%的乳腺癌和结肠癌，27%的糖尿病和约30%的缺血性心脏病的主要病因。

身体活动不足会使人体能量消耗减少，而人体24小时的能量消耗是由基础代谢率、食物热效应和身体活动所消耗的能量组成。对于一个久坐的人，基础代谢率约占每日能量消耗总量的70%，食物热效应消耗约占10%，多余的则贮存起来，成为造成高血脂、高血糖和高血压等慢病风险的重要因素。身体锻炼缺乏不仅仅是单纯的能量消耗减少，还因为肌肉是体内摄取葡萄糖的最大器官，胰岛素促进糖原的合成。因此肌肉组织在胰岛素抵抗的形成中起着关键性的作用，由于胰岛素抵抗增大而直接影响糖耐量降低，从而增加肥胖的风险。

目前，中国肥胖的成年人已近9000万，占世界第一。相关研究指出，导致肥胖人数不断上涨的原因可能是越来越少的休闲锻炼时间，而肥胖又会诱发一系列的健康问题。据王陇德院士分析，肥胖是慢性病最主要的致病因素，肥胖者相关疾病发病率增高，冠心病高2—5倍，高血压高2—6倍，糖尿病大约高4倍。另外，脑卒中、骨质疏松等慢性病，也都与缺乏运动有着直接或间接的关系。

此外，按照"用进废退"的规律，长久不使用的器官系统就会萎缩、退化，最终导致整个机体的早衰，适应能力减退，抵抗能力下降，各种疾病便接踵而来。

三、不良的心理精神状态

高度激烈的竞争，错综复杂的各种关系，使人思虑过度，不仅会引起睡眠不良，甚至会影响人体的神经体液调节和内分泌调节，进而影响机体各系统的正常生理功能，使身体处于"亚健康"状态。情绪低落以及心理障碍，也会出现"亚健康"。《红楼梦》中的林黛玉喜欢用诗词来宣泄自己的离情别绪，但她所写的多是些哀伤的诗句，想到的往往是死、老、分散、衰败。巴甫洛夫讲过："抑郁质的气质显然是神经系统的抑制性的类型。对于抑郁质者来说，既然他对什么东西都不知道，对什么东西都不抱希望，对于一切的东西只看到和期待着不好的、危险的方面，显然，生活的每一种现象就都成为他的抑制性的动因。"而林黛玉正属于抑郁质，她"喜散不喜聚""喜静不喜动"，对事物的反应比较消极，什么事多从其反面来考虑。林黛玉的多愁善感、郁郁寡欢、敏感脆弱是一种精神上的病态，而这种病态最终导致了"泪尽夭亡"的悲剧。

这里提一个心身疾病的概念，它是指一组发生发展与心理社会因素密切相关，但以躯体症状表现为主的疾病，主要特点包括：①心理社会因素在疾病的发生与发展过程中起重要作用；②表现为躯体症状，有器质性病理改变或已知的病理生理过程；③不属于躯体形式障碍。国内资料显示，在综合性医院的初诊病人中，有近 1/3 的患者所患的是与心理因素密切相关的躯体疾病。

心理社会因素主要包括：①来源于日常现实中经常发生的动机冲突、挫折情境、人际关系失调以及预期的或回忆性的紧张状态；②来源于变化的社会情境和生活事件，如下岗、离异、丧偶以及就业难等；②其他，如居住条件差、交通拥挤、环境噪声、生活节奏快、学习或工作压力大等。

而常见的冠心病、原发性高血压、糖尿病、恶性肿瘤和肥胖症等多种慢性病都属于心身疾病的范畴。

心理因素对免疫系统具有很大的影响。紧张、恐惧、抑郁、悲伤、焦虑可降低人的免疫力。相反，乐观、心境安定、愉快能够增强人的免疫力。英国学者发现，初丧偶者血中 T 淋巴细胞数量、B 淋巴细胞数量均减少，免疫力低下，易发生各种病症。

人类的性格特点与躯体疾病的关系，在医学发展史上已经有很多研究。医学家和行为心理学家将人类的行为特征分为三种：

A 型行为模式特征是：以最少的时间获得更多的成就，一方面雄心勃勃、不知疲倦、好胜；另一方面表现暴躁、易激怒、缺乏耐心，充满敌意，其患冠心病、高血压以及激发心肌梗死的可能性较大。

B 型行为模式特征是：个体不是高竞争性的，不易感受压力，喜欢不紧张的工作，喜欢过松散的生活，无时间紧迫感，有耐心，嫉妒心不强，人际关系和谐，无主动的敌意、不轻易发怒。

C 型行为模式特征是：主要表现为过度压抑情绪，尤其是不良的情绪，如愤怒、悲伤等，不让它们得到合理的舒泄。研究发现，C 型行为的人肿瘤发生率比一般人高 3 倍以上，并可促进癌的转移，使癌症病性恶化。流行病学研究：调查发现有 40%—80% 的常见癌症病人

（如胃癌、宫颈癌、肝癌等）具有经常压抑不良情绪、好生闷气的特征。还有人对离婚分居人群癌症发病率升高的情况做了分析研究，证明情绪压抑是导致癌症的重要因素。

从中医角度来看，《黄帝内经》提出了一个观念，就是一个人生病，无论是从健康还是疾病的角度来看都是一个整体观，心身疾病的发生也是用整体观来认识的，即"三因学说"。其中一部分是和内因、情绪有关，中医讲"喜怒忧思悲恐惊"，当一个人的情绪过激时，就会产生各种各样的身心问题。

第二节　亚健康的发生机制

亚健康状态的各种病因很少单独作用，基本上都是由多种因素的联合作用形成的。在上述的各种原因作用下，使人体的各个功能系统都有相应的不良变化：

（1）运动系统：由于运动锻炼的减少，肌肉收缩能力、利用氧气的能力、排出代谢废物的能力、骨骼的强度和关节的柔韧度都会逐渐降低。

（2）神经系统：神经系统长期处于紧张状态，会出现神经衰弱、失眠健忘、情绪失控甚至偏执幻觉。但同时由于运动神经系统的活动能力相应减弱，各种感官接受刺激后的反应能力变慢，肢体运动不协调。

（3）心血管系统：缺乏肢体运动刺激，心血管系统功能储备降低，在应激状态下能够调动的运动潜力相应减小。此外，长期精神紧张状态下，垂体和下丘脑分泌的血管紧张素增加，血管的顺应性也下降，慢慢导致平均血压升高，最终引起高血压。

（4）呼吸系统：长期室内工作，呼吸不到新鲜空气，肺脏和支气管灰尘沉积逐渐增加。缺乏冷、热和干、湿空气的刺激，气管、支气管变得异常娇嫩，轻微的环境变化也会引起不适反应。

（5）免疫内分泌系统：亚健康原因作用下，机体免疫能力显著降低，对抗病原微生物的能力降低。同时，由于接触的抗原物质减少，导致身体免疫系统容易形成超敏反应，也就是通常人们说的"过敏"。亚健康人群中，过敏体质人所占比例比普通人群要大得多。此外，长期缺乏运动的机体，由于身体各器官组织新陈代谢变缓，内分泌系统分泌的激素大部分会减少，少数异常增加，激素的紊乱会导致各种亚健康症状的发生。

当上述各种原因通过影响全身各个器官系统而进一步影响人的整体功能的时候，人就处在了一种亚健康状态。①

第三节　亚健康临床表现及分类

亚健康的主要特征包括：①身心上不适应的感觉所反映出来的种种症状，如疲劳、虚弱、情绪改变等，其状况在相当时期内难以明确；②与年龄不相适应的组织结构或生理功能减退所致的各种虚弱表现；③微生态失衡状态；④某些疾病的病前生理病理学改变。

临床表现多种多样，躯体方面可表现为疲乏无力、肌肉及关节酸痛、头昏头痛、心悸胸闷、睡眠紊乱、食欲不振、脘腹不适、便溏便秘、性功能减退、怕冷怕热、易于感冒、眼部干涩等；心理方面可表

---

① 马玉海编：《运动与健康》，清华大学出版社 2015 年版。

现有情绪低落、心烦意乱、焦躁不安、急躁易怒、恐惧胆怯、记忆力下降、注意力不能集中、精力不足、反应迟钝等；社会交往方面可表现有不能较好地承担相应的社会角色，工作、学习困难，不能正常地处理好人际关系、家庭关系，难以进行正常的社会交往等。

根据亚健康状态的临床表现，将其分为以下几类：①以疲劳，或睡眠紊乱，或疼痛等躯体症状表现为主；②以郁郁寡欢，或焦躁不安、急躁易怒，或恐惧胆怯，或短期记忆力下降、注意力不能集中等精神心理症状表现为主；③以人际交往频率减低，或人际关系紧张等社会适应能力下降表现为主。上述 3 条中的任何一条持续发作 3 个月以上，并且经系统检查排除可能导致上述表现的疾病者，可分别被判断为处于躯体亚健康、心理亚健康、社会交往亚健康状态。临床上，上述 3 种亚健康表现常常相兼出现。[①]

第四节　亚健康人群的人本主义健康预防

根据相关数据统计，目前我国处于亚健康状态的人群大概占到 70% 左右，也就是说每十几个人中就有一个处于亚健康状态，未来几年时间慢性疾病的爆发与控制将会成为每一个家庭所关注的重点。国务院办公厅《中国防治慢性病中长期规划（2017—2025）》中也曾提及将慢性病危险因素得到有效控制，2020 年和 2025 年力争 30—70 岁人群因脑血管疾病、癌症、慢性呼吸系统疾病和糖尿病导致的过早死亡率较 2015 年降低 10% 和 20%。人本主义健康学旨在为广大

---

① 百度百科：亚健康，见 https://baike.baidu.com/item/ 亚健康 /85921?fr=aladdin。

亚健康人群提供个性化健康指导。如大数据时代下，人们的生活变得丰富起来，熬夜也成为现代年轻人的生活习惯，导致身体的负荷逐渐加大。规律的作息时间，可以对身体起到很好的缓冲作用，人本主义健康学建议亚健康人群可以下载人本 APP，制定合理的作息计划，在人本 APP 的监督下逐渐养成良好的作息习惯，改善身体健康状况。良好的作息下，同样需要一定的运动量来促进身体的新陈代谢，在神经和精神方面对疲劳感进行释放，产生多巴胺增强愉悦感。例如伸懒腰、慢跑、瑜伽等，人本主义健康学还将提供专业的健身计划和教练指导，科学的健身，从而达到强身健体的功效。生活的快节奏，牺牲了很多独处和享受生活的时间，很少有时间静下来好好地为自己做一顿饭，快餐外卖高热量食物的摄入会损害消化系统。合理膳食菜单、减肥营养菜单、健康饮食建议等逐渐被大家采纳，健康管理逐渐成为生活的一部分，人本主义健康学将根据不同人群的需要，提供科学合理的饮食建议和健康管理，力求使健康人群继续健康，亚健康人群恢复健康，患病人群早日康复。

医学研究表明，导致慢性病产生的主要原因正是不良的生活方式（其中以不科学的膳食营养和缺乏科学运动为主）以及不良心理精神因素，而这些恰恰是多数人需要改正的方面。在了解了大多数疾病的主要病因后，人本主义健康学是如何帮助健康人群保持健康，预防疾病的呢？

世界卫生组织提出：三分之一的癌症完全可以预防；三分之一的癌症可以通过早期发现得到根治；三分之一的癌症可以运用现有的医疗措施延长生命、减轻痛苦、改善生活质量。医学研究发现，在慢性病的诱因中，遗传因素只占 15%，社会因素占 10%，气候因素占 7%，医疗条件占 8%，而个人的生活方式占

60%。这说明只要通过合理科学的方式，慢性病是可以预防的。至于慢性病究竟该如何预防，笔者将其归纳为"管好嘴、迈开腿、调心情"九个字。

一、健康营养

西方医学之父希波克拉底说过，"让食物成为我们的药物，不要让药物成为我们的食物"。"管好嘴"——摄入科学均衡的膳食营养是预防慢性疾病的有效途径之一。

具体来说，维持人体正常生命活动需要七大营养素：蛋白质、脂肪、水、碳水化合物、矿物质、维生素和纤维素。（图5-1）

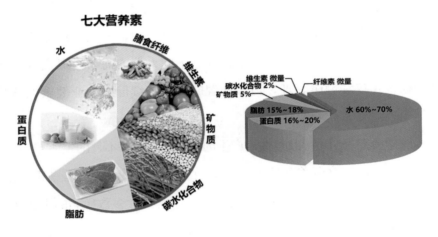

图 5-1　人体内七大营养素

七大营养素是一切生命活动的基本原材料，参与构成和修复我们的人体组织，供给能量并维持体温，调节机体各种正常的生命活动。当其中的任何一部分不足或过多时，都会导致疾病或身体不适。（图5-2）

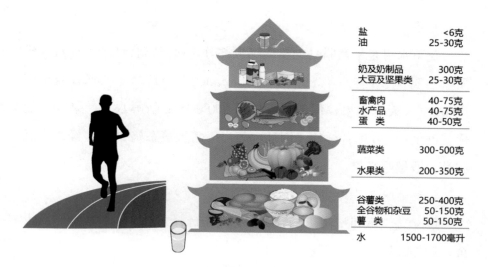

盐	<6克
油	25-30克
奶及奶制品	300克
大豆及坚果类	25-30克
畜禽肉	40-75克
水产品	40-75克
蛋 类	40-50克
蔬菜类	300-500克
水果类	200-350克
谷薯类	250-400克
全谷物和杂豆	50-150克
薯 类	50-150克
水	1500-1700毫升

图 5–2　中国居民平衡膳食宝塔（2016）

人本主义健康学针对 2 岁以上的所有健康人群提出几条核心建议:①

1. 食物多样，谷类为主

每天的膳食应包括谷薯类、蔬菜水果类、畜禽鱼蛋奶类、大豆坚果类等食物。平均每天摄入 12 种以上食物，每周 25 种以上。

每天摄入谷薯类食物 250—400g，其中全谷物和杂豆类 50—150g，薯类 50—100g。食物多样、谷类为主是平衡膳食模式的重要特征。

2. 吃动平衡，健康体重

各年龄段人群都应天天运动、保持健康体重；食不过量，控制总能量摄入，保持能量平衡；坚持日常身体活动，每周至少进行 5 天中等强度身体活动，累计 150 分钟以上；主动身体活动最好每天 6000 步；减少久坐时间，每小时起来动一动。

---

① 中国营养学会:《中国居民膳食指南（2016）》，人民卫生出版社 2016 年版。

3. 多吃蔬果、奶类、大豆

蔬菜水果是平衡膳食的重要组成部分，奶类富含钙，大豆富含优质蛋白质；餐餐有蔬菜，保证每天摄入 300—500g 蔬菜，深色蔬菜应占 1/2；天天吃水果，保证每天摄入 200—350g 新鲜水果，果汁不能代替鲜果；吃各种各样的奶制品，相当于每天液态奶 300g；经常吃豆制品，适量吃坚果。

4. 适量吃鱼、禽、蛋、瘦肉

鱼、禽、蛋和瘦肉摄入要适量；优先选择鱼和禽；吃鸡蛋不弃蛋黄；少吃肥肉、烟熏和腌制肉制品。

5. 少盐少油，控糖限酒

培养清淡饮食习惯，少吃高盐和油炸食品；控制添加糖的摄入量，足量饮水，成年人每天 7—8 杯（1500—1700ml），提倡饮用白开水和茶水；不喝或少喝含糖饮料；儿童少年、孕妇、乳母不应饮酒。

6. 杜绝浪费，兴新食尚

珍惜食物，按需备餐，提倡分餐不浪费；选择新鲜卫生的食物和适宜的烹调方式；食物制备生熟分开、熟食二次加热要热透；学会阅读食品标签，合理选择食品；多回家吃饭，享受食物和亲情；传承优良文化，兴饮食文明新风。

7. 合理的进食顺序

《中国居民膳食指南》告诉了我们什么该多吃，什么该少吃，该吃多少为宜，但从健康的角度来看，知道这些还不够，进食顺序对人体健康也起到至关重要的作用。①

① 《正确健康的进食顺序》，见 https://wenku.baidu.com/view/2f8298f24693daef5ef3d2c.html。

在进餐时，你采用的是什么顺序？对于这个问题，可能多数人的回答都是：先吃饭菜再喝汤润喉，然后吃些甜点和水果。这是国人传统的进餐习惯，过去从没有人质疑它有什么不对。随着对肠胃疾病深入研究，近几年来一些医学家和营养专家认为，我们可能都"吃错了顺序"。什么食物先吃，什么食物后吃，这里面的学问可是大有讲究的。

（1）饭后不宜立即吃水果

在各类食物中，水果的主要成分是果糖，它不用通过胃来消化，而是直接进入小肠就被吸收。不过，饭后马上吃水果，肠胃需要先消化、吸收吃饭时摄入的淀粉、脂肪及蛋白质等，然后吸收水果中的果糖。在人体内，一般水果一两个小时就会发酵，甚至腐烂产生毒素，进而引起胃炎、肠炎等消化道疾病。因此水果不宜在饭后马上食用，必须给肠胃一个消化其他食物的时间，以免水果在人体吸收前就已经腐烂变质而产生毒素。

（2）不宜饭中、饭后喝汤

饭后喝汤的最大问题是冲淡食物消化所需要的胃酸。所以，吃饭时，最忌一边吃饭一边喝汤，或是以汤泡饭。那么，汤该在什么时候喝呢？西餐的汤，总是第一个上场，并且量不太多，一小碗而已。这合乎养生原则，因为适量的汤既可在餐前用来暖胃，又可让饿坏了的肚子不致一下子狼吞虎咽而吃得太多、吃得太急。

（3）先吃蔬菜后吃肉

美国哥伦比亚大学的营养学家经过长期研究发现，无论人们进食食物的复杂程度如何，也不管进食数量的多少，人体消化食物的顺序总是严格按照进食顺序进行的。如果人们一开始吃的是一些成分过于复杂而且需要很长时间来消化的食物，接着再吃一些简单、容易消化的食物，就会大大妨碍肠胃对后者的吸收和营养的利用。

总结说来，正确的进餐顺序应该是：汤→蔬菜→主食→鱼虾类→肉禽，水果饭前 1 小时和饭后 2 个小时左右吃。这样的进餐顺序既可以让人合理利用食物的营养，又能够减少胃肠负担，从而达到健康饮食的目的。

此外，喝水也有 6 个"黄金段"时间：早晨 7 点、上午 9 点、中午 11 点各喝一杯，午饭以后一段时间再喝一杯帮助消化，下午 3 点以及回到家后再各喝一大杯水，睡前半小时喝牛奶。

8. 饮食搭配

合理科学的饮食搭配也对人体健康起到至关重要的作用。

（1）粗细粮相配：日常饮食中增加粗粮有助于预防糖尿病、老年斑、便秘等，而且还有助于减肥。

（2）主副食相配：日常饮食中应将主食和副食统一起来。

（3）干稀相配：冬季进补的理想食物：当归生姜羊肉汤；利水渗湿佳品：赤小豆炖鲤鱼汤；催乳佳品：茭白泥鳅豆腐羹；益智佳品：黑芝麻糊及红楼梦中记载的 6 种粥（红稻米粥、碧粳粥、大枣粥、鸭子肉粥、腊八粥及燕窝粥），还有敦煌艺术宝库中发现的"神仙粥"（由茭实、山药和大米组成）等均为干稀相配的典型代表。

（4）颜色相配：食物一般分为 5 种颜色，白、红、绿、黑和黄色。一日饮食中应兼顾上述 5 种颜色的食物。

（5）营养素相配：容易过量的为脂肪、碳水化合物和钠；容易缺乏者为蛋白质、维生素、部分无机盐、水和膳食纤维素；高蛋白质低脂肪的食物有鱼虾类、兔肉、蚕蛹、莲子等；富含维生素、无机盐、膳食纤维素的食物有蔬菜水果类和粗粮等；水是一种重要的营养素，每日应饮用至少4杯以上的水。

（6）酸碱相配：食物分为呈酸性和呈碱性食物。主要是根据食物被人体摄入后，最终使人体血液呈酸性还是碱性区分的。近些年来，因肉类食品摄入过多，致使血液酸化，引发富贵病，应引起重视。

（7）生热相配：吃生蔬瓜果、鲜虾、银鱼等可以摄入更多的营养素。生吃必须注意食品卫生。

（8）皮肉相配：连皮带肉一起吃渐成时尚。如鹌鹑蛋、小蜜橘、大枣、花生米等带皮一起吃营养价值更高。

（9）性味相配：食物分四性五味。四性是指寒、热、温、凉；五味是指辛、甘、酸、苦、咸。根据"辨证施膳"的原则，不同疾病应选用不同性味的食物，一般原则是"热则寒之，寒则热之，虚则补之，实则泻之"。根据"因时制宜"的原则，不同季节应选用不同性味的食物，如冬季应选用温热性食物：羊肉、鹿肉、牛鞭、生姜等，尽量少吃寒凉性食物。五味也应该相配起来，不能光吃甜的而不吃苦的。

（10）烹调方法相配：常用的烹调方法有蒸、炖、红烧、炒、溜、汆、炸、涮等。单一的烹调方法，如烧、炸、炒容易引起肥胖，应多选用蒸、汆、涮等烹饪方法。

9.看颜色选择蔬菜水果

（1）橙黄色

橙黄色的食物有助于缓解疼痛和痉挛，含有抗氧化剂，如 β－胡萝卜素，特别有助于保护眼睛免受细胞损伤，还能够提升人体的免疫系统，改善心脏健康、预防癌症，最知名的类胡萝卜素是 β－胡萝卜素，它可以帮助你的身体获得维生素 A，在黄色和橙色的蔬果中富含丰富的钾、叶酸和维生素 C。

代表蔬果：橘子、胡萝卜、杏、南瓜、芝麻和南瓜子、香蕉、芒果，菠萝等。

（2）红色

红色水果和蔬菜通常含有类胡萝卜素，以及类黄酮等有益化合物，常吃有助于健康，其中番茄红素减少系统中自由基的伤害，它还可以预防心脏病、癌症、前列腺问题，并减少太阳引起的皮肤损伤，多数红色水果都富含维生素 C、钾、镁和膳食纤维。

代表蔬果：红豆、番茄、红苹果、红枣、枸杞、红甘蓝、樱桃、红辣椒。

（3）蓝紫色

蓝紫色食物是抗衰老的好助手，含有独特的抗氧化剂花青素以及酚醛，大多数的蓝色和紫色的蔬果富含维 C，它们能够改善血液循环，防止血液凝结，可以帮助避免心脏疾病。

代表蔬果：蓝莓、李子、葡萄、紫甘蓝、茄子。

（4）绿色

水果和蔬菜的绿色来自叶绿素，绿色蔬果中含有吲哚，这与降低癌症发生率有关，而叶黄素在绿色食品中也很常见，并被证明可以支持视力健康，除此之外，还包含丰富的维生素及叶酸。

代表蔬果：莴笋、花椰菜、菠菜、芹菜、青椒、猕猴桃、青苹果等。

（5）白色

白色食品含有大黄素和多酚，具有黄芩苷的抗氧化作用，这些特质与癌症和心脏病的机会减少有关，白色食物还包含：维生素 C、钾、烟酸、叶酸、核黄素等物质。

代表蔬果：百合、茭白、白萝卜、竹笋、荔枝、白果、莲子、梨、杏仁。

10.针对慢性病的保护膳食构成

保护性膳食	相反膳食的危害
高植物性食物、低脂、低饱和脂肪酸和高膳食纤维	冠心病；心绞痛；直肠、结肠、乳腺和前列腺肿瘤；超重、肥胖和高胆固醇血症
高植物性食物	高血压；中风
低盐	高血压
大量摄入植物性食物	Ⅱ型糖尿病；便秘；胃肠道肿瘤；肺癌乳腺癌；前列腺、子宫颈和膀胱肿瘤
少量摄入脂肪和饱和脂肪酸	结肠直肠肿瘤；肥胖
少量饮酒	多种肿瘤；肝硬化；大脑损伤；胎儿酒精综合症
足量或大量摄入钙	骨质疏松
少糖	蛀牙

二、健康运动

医学之父希波克拉底二千四百年前就有句名言，"阳光、空气、水和运动，生命和健康的源泉"。运动不仅可以改善健康状况，提高工作效率、调节并改善人们不良的习惯，而且还能够改善体型及姿态、增强体质、预防疾病、促进身体的生长发育和新陈代谢、提高躯体的血液循环、增强人体各器官系统的能力。与此同时，良好的健康状况能带来心理上的安逸，有助于提高人们的自信心，形成积极的人生观。运动之于健康的重要性已经达成了世界性的共同认识。

（一）你胖吗？——衡量肥胖的标准

1. 体重指数（Body Mass Index，BMI）

体重指数是 20 岁以上的人相对于其身高的平均体重，即 BMI=体重（Kg）/[身高（m）]^2。

体重指数 <18.5，则过轻，数值越低，越易患病。

18.5—24.9 为正，危险性很小。

25.0—29.9 为过重，危险性增加／高危险性。

30.0—34.9 为一型肥胖，高危险性／非常危险。

35.0—39.9 为二型肥胖，非常危险。

>40.0 为三型肥胖，极度危险。

体重指数是针对普通人的大致估算，它不能判断到底有多少脂肪和脂肪的所在位置，因此不宜用来判断运动员、孕妇及哺乳期妇女和 65 岁以上的老人。诊断一个人是否肥胖或过瘦，仅有体重指数是不够的，还需要知道其机体组成及脂肪分布情况。

2. 腰臀比（Waist-to-Hip Ratio，WHR）

WHR= 腰围／臀围，当男性 WHR 大于 0.9，女性 WHR 大于 0.8，可诊断为中心性肥胖。一般来讲，脂肪堆积在腰腹部比堆积在大腿和臀部，对身体的危害要大得多。腰腹部肥胖很容易导致糖尿病、高血压、冠心病、中风和高脂血症等疾病的发生，这就是人们常说的"腰带长，寿命短"的原因所在，因此说腰围臀围比是健康风向标。

3. 腰围

经脐部中心的水平围长，或肋最低点与髂嵴上缘两水平线间中点线的围长，用软尺测量，在呼气之末、吸气未开始时测量。在中国，女性腰围超过 80 cm，男性腰围超过 90 cm，就认为存在患心脑血管疾病的危险。

以上标准易于操作和理解，对于绝大多数人都具有参考意义。

（二）运动的好处——预防慢性疾病

运动能够促进全身从整体—系统器官—细胞分子从上至下统一协调，使人体各级机能得到全面提高。通过运动人们可以在生理学的角度提高身体素质；可以在流行病的角度提高"宿主"质量；可以在生态学的角度提高人体的适应能力；可以在心理学的角度克服紧张、焦虑和不安；可以在社会学的角度建立新的社会关系。

运动健身是健康生活方式中最为重要的一环。运动锻炼既是一种身体活动，也是一种心理活动，因此运动锻炼不仅有益于身体健康，而且也益于心理健康，对预防和改善慢性疾病的水平具有重要的意义。研究数据表明，体力活动和体育运动可通过减少脂肪组织，改善脂类和糖代谢过程。在维持能量平衡方面起重要作用，从而减少慢性病发生的多种危险因素。

1. 运动阻止脂肪形成

肌肉的运动，使肌肉对血液内游离脂肪酸和葡萄糖利用率增高，使脂肪细胞缩小变瘦。另一方面，多余的糖被消耗而不能转化为脂肪，减少了脂肪的形成，从而降低了因肥胖而引起的一系列慢性疾病。

2. 运动延缓大脑衰退

运动可以改善老年人大脑的功能，延缓功能的衰退，起到预防老年痴呆的作用。运动可以提高呼吸和心血管机能，能预防和延缓老年人的呼吸和心血管疾病的发生。

3.运动增强免疫系统功能。

运动时人体内的免疫细胞活性增强，增强了机体抵御外界感染的能力和防止癌症、冠心病等。

4.运动延缓慢性疾病

运动可以延缓各种慢性疾病，如肥胖症、高血压、糖尿病，心脑血管病等的发生和进展。有些疾病如动脉硬化等是因为衰老而发生，运动锻炼也可以延缓疾病的进展。研究表明，经常运动的老年人，发生这些慢性病的概率和程度都要低一些。

5.运动改善心血管系统

运动有助于改善心肌代谢，提高心肌工作能力，心收缩力加强，改善了肥胖者心血管系统对体力负荷的适应能力，减轻心脏负荷，从而改善心血管系统的功能。运动还促进血液循环，放松血管，消耗游离血脂，增加血管弹性防止动脉硬化，从而调节血压，增强心肺功能防止心脑血管疾病的发生和发展。

6.运动增强身体细胞对胰岛素的敏感性

运动可增加血糖的利用率，在机体对胰岛素的敏感性增加、利用度增高时，可以有效防治各种慢性病发生的几率。一次科学合理的运动可使这种效果维持两天的时间，从而有效地避免糖尿病的发生和发展。

7.运动延缓骨质疏松

运动可使老年人骨关节和肌肉系统能力堤高，延缓骨质疏松及老年特有的退行性骨关节病和关节病变。俗话说"人老腿先老"，运动锻炼提高肌肉力量，改善骨关节机能，正是延缓衰老的一个表现。

8.有氧运动可降低血浆三酰甘油、胆固醇、低密度脂蛋白、极低密度脂蛋白水平，而增加高密度脂蛋白和载脂蛋白 Al 水平，从而减少高血脂病的发生。

9.运动提高心理健康

运动还可以提高心理健康，调整积极的情绪，消除精神压力和孤独感。当人面临压力时，神经系统会分泌出一些化学物质，让人处于警戒状态。运动则可以消耗这些紧张时释放的化学物质，以减轻我们的压力感，并且帮助神经系统恢复到均衡状态，所以运动是纾解压力的最好方法之一。

运动时，脑内会产生一种脑内啡，这种化学物质的功效有如天然的吗啡，可以让人变得很振奋、很愉快，但是却没有吗啡的副作用。

（三）有氧运动

运动按是否依靠外界的氧气参与，以维持运动和人体的功能，可以分为有氧运动和无氧运动。其中无氧运动通常为特定肌肉的力量训练，由于氧气不足，使乳酸生成增加，导致气急、肌肉酸痛等常见的症状，如举重、百米赛等，在健身时不主张采用此种运动。我们这里只介绍以健身防病为目的的有氧运动方法。

有氧运动是指强度低且富韵律性的运动，其运动时间较长（约30 分钟或以上），运动强度在中等或中上的程度（最大心率值的 60% 至 80%）。健康指导手册呼吁有氧运动要求每次锻炼的时间不少于 30 分钟，每周坚持 3 到 5 次。这种锻炼能充分燃烧（即氧化）体内的糖分，还可消耗体内脂肪，增强和改善心肺功能，预防骨质疏松，调节心理和精神状态，是健身的主要运动方式。下面为大家介绍几种常见的有氧运动。

1. 健步走

运动优点：易于掌握，不易发生运动伤害；不受时间和场地的限制，不同年龄人群可根据自己的时间随时随地进行锻炼；运动装备简单，只需一双舒适合脚的运动鞋；在良好自然环境中结伴健步走，不仅锻炼了身体，还能欣赏自然美景，促进人际交流，陶冶身心。卫生部建议，要保持健康，每天至少要走 6000 步。

适宜人群：所有人群。

运动周期：每周 5 次或以上，每次 30—60 min。

2. 慢跑

运动优点：提高睡眠质量，通过跑步，大脑的供血、供氧量可以提升 20%，这样夜晚的睡眠质量也会跟着提高；"通风"作用，在跑步的过程中，肺部的容量平均从 5.8L 上升到 6.2L，同时，血液中氧气的携带量也会大大增加；提高心脏功能，长期慢跑可使安静心率减慢、血管壁的弹性增加；解压，慢跑可以缓解紧张和焦虑，有益健康。

适宜人群：减肥，需要缓解压力，缓解亚健康，以及预防心血管疾病的人群。

运动周期：每周 3—4 次，每次 40—60 min。

3. 自行车

运动优点：延缓大脑老化，提高神经系统的敏感度；提高心肺功能，锻炼下肢肌力和增强全身耐力。骑自行车对内脏器官的耐力锻炼效果与游泳及跑步相同。自行车还可以瘦身，是周期性的有氧运动，热量消耗较多。对颈椎病、腰间盘突出等有很好的锻炼和康复效果。

适宜人群：体重严重超标，颈椎病和腰间盘突出的人群。

运动周期：每周 3—4 次，每次 40—60 min。

4. 游泳

运动优点：游泳需克服水的阻力而非重力，肌肉和关节不易受损，能有效保护膝关节；冷水环境下游泳热量消耗大，属于减肥效果显著的运动；当配合节食时，效果更加显著。

适宜人群：膝关节受损；体重严重超标；减肥；增强体质的人群。

运动周期：每周 3—4 次，每次 30—60 min。

5. 有氧健身操

运动优点：强度适中，能有效控制体重，能有效提高练习者的各种身体素质；健美操运动对场地要求不高，四季都能开展，对人体的心肺功能、耐力水平都有很大的促进作用。

适宜人群：办公室人群，脑力劳动者，白领女性。

运动周期：每周 3—4 次，每次 30—60 min。

关于运动的最佳时间而言，多数人喜欢在早晨锻炼，而事实上清晨 4 点到上午 10 点，对于一些高血脂、脑血栓、心脏病等心脑血管疾病的患者来说是黑色时间段，因为在这一时间段内，身体代谢，体内水分较少，血液黏稠，非常容易诱发时段性高血压、高血脂和高血栓，运动性心梗、脑梗也是时有发生。另外都市的早晨，是雾霾最重的时间段，这时候进行户外活动，空气污染对人体造成的损伤最大。现代医学普遍认为最佳运动时间应当是下午到傍晚这段时间（下午 3 点以后到晚上 9 点）。这个时间段血黏度最低，气管舒张到最大值，神经内分泌功能已经适应了正常的活动，机体从心血管系统、呼吸系统到运动系统、消化系统都处于巅峰状态，不仅运动风险小，而且运动效果最好。

笔者认为，生命在于运动，更在于科学运动，还要循序渐进，持之以恒。毫不夸张地说，运动对我们而言，不是一道选做题，而是一道必答题，是人体的必需。

三、健康心理

中国古代典籍《素问》中有记载，"人有五脏，化五气，以生喜怒悲忧恐，怒伤肝、喜伤心、思伤脾、忧伤肺、恐伤肾"。是说不同的情绪状态，对人的生理状态有不同的影响。这说明调节好心情，保持健康的心理状态对慢性疾病的防治也起到至关重要的作用。

（一）心理健康的标准

一般来说，心理健康的人都能够善待自己，善待他人，适应环境，情绪正常，人格和谐。美国心理学家马斯洛和米特尔曼提出的心理健康的十条标准被公认为是"最经典的标准"：

1. 充分了解自己，接纳自己，并对自己的能力恰当评估；

2. 充分的安全感；

3. 生活的目标能切合实际；

4. 与现实环境能保持接触；

5. 能保持人格的完整与和谐；

6. 具有从经验中学习的能力；

7. 能保持良好的人际关系；

8. 适度的情绪表达及控制；

9. 在不违背社会规范的前提下，对个人的基本需要做恰当的满足；

10. 在集体要求下，较好地发挥自己的个性。

（二）心理性亚健康

忙碌的现代生活不断打击着我们，越来越多的人拥有不同程度的心理疾病，面对瞬息万变的社会和日益加快的生活节奏，职业人群所承担的压力与日俱增，心理亚健康现象越来越普遍。

心理性亚健康有精神不振、情绪低落，郁郁寡欢，或情绪急躁易怒，心中懊悔、紧张、焦虑不安、睡眠不佳，记忆力减退，无兴趣爱好，精力下降等症状。

心理性亚健康是亚健康的另一重要表现。其中焦虑最为常见，主要表现为担心、恐慌。担心、恐慌主要的精神反应便是焦虑和忧郁状态，若持续存在，无法自我解脱和控制，就进入心理障碍和心理疾病阶段。除焦虑状态外，还表现为烦躁、易怒、睡眠不佳等多种表现形式。

这些症状所导致的负性情绪会影响神经系统、内分泌系统和免疫系统，并通过神经内分泌—免疫网络而影响全身，导致免疫功能下降、抗病力减弱、内分泌失调，长此以往，便会造成心灵疾患，并由此诱发心脏病、癌症等多种慢性疾病。因此，可以通过以下途径保持健康心理：

1. 面对现实、接受现实

能正确地认识现实、分析现实，并主动地去适应现实，进而去改造现实，而不是一味地逃避现实。对周围的事物和环境能做出客观的认识和评价并与现实环境保持良好的接触。

2. 调整心态、控制情绪

能适当地表达和控制自己的情绪，喜不狂、忧不绝、胜不骄、败不馁、谦逊不卑，自尊自重，在社会交往中既不狂妄也不畏缩恐惧，对于无法得到的东西不过于贪求，争取在社会规范允许范围内满足自己的各种需求，对于自己能得到的一切感到满意，心情总保持开朗、乐观。

3. 了解自我、悦纳自我

对自己的能力、性格、情绪和优缺点能做出恰当、客观的评价，对自己不提出苛刻的非分期望与要求并切合实际的制定自己的生活目标和理想，努力发展自身潜能、即使对自己无法补救的缺陷，也能安然处之。

4. 接受他人、善与人处

从实际出发去认识别人存在的重要性作用，做到为他人所理解，为他人和集体所接受，能与他人相互沟通和交往，人际关系协调和谐，在生活小集体中能融为一体，乐群性强，既能在与挚友间相聚之时共欢乐，也能在独处沉思之时而无孤独之感。

5. 热爱生活、乐于工作学习

珍惜和热爱生活，积极投身于生活，在生活中尽情享受人生乐趣。在工作和学习中尽自己努力发挥自己的个性及聪明才智，并从成果中获得满足和喜悦，把工作学习当作是乐趣而不是负担。

6. 养生宁心

心理养生要求做到维护心理健康：保持心境平和，与人为善，淡泊名利，积极自信。常用的养生方法有很多，其中简明扼要者当属中国古代著名的医药学家孙思邈提出的养生"十二少"与"十二多"。十二少为"常少思、少念、少欲、少事、少语、少笑、少愁、少乐、少喜、少怒、少好、少恶行。此十二少者，养生之都契也"。应用对比法倡导十二少，反对十二多，提出"多思则神殆，多念则志散，多欲则智昏，多事则形劳，多语则气乏，多笑则脏伤，多愁则心慑，多乐则语溢，多喜则妄错昏乱，多怒则百脉不定，多好则专迷不理，多恶则憔悴无欢"。

巴特尔《随心所语》中有这样一句话："大悲时不发言，大喜时不许诺，大怒时不争辩。"笔者深以为然，人活一世，草木一秋，学会控制自己的情绪，役物而不役于物，方能逍遥自在，活得通透。学会控制自己的情绪，而不是成为情绪的奴隶，才能求得真正的达观与通透。

第六章
人本主义健康学与健康

第一节　人本主义健康学与健康

　　人本主义健康学强调全面健康和健康的自我实现，强调人类可以通过可控因素的主动控制和调整，实现心理、营养、运动的最佳状态，充分发挥人在自我健康管理中的决定性作用，以人的身心需求为根本，实现人类个性化健康的最优方案，进而达到身心和谐。在提升健康幸福指数，满足人类健康需求的同时，助力个体自我实现和自我完整统一，全面而健康地完成每个阶段的目标和人生理想，拥有更多的顶峰体验。全面健康是一种理想状态，是多个瞬间组成的动态的连续效应的总和，而不是一个固定不变的状态。真正的全面健康的实现一定是伴随着健康的自我实现的过程，自我实现是人类的终极顶峰体验，需要人类从内心欲望与外界压力中解放出来，具有极强的自主性与自我控制能力，进而实现对自身命运的主宰，并达到一种内心充实、满足与平静的人生境界。同时，他们也是"无我"（selflessness）的，超越了自我中心的局限性，更多关注他人、社会与人类群体的利益。

　　根据现代遗传学、生理学和心理学可以把"人体"分为三个"部分"，即身体、生理和心理部分。健康是指"身体、生理和心理所处的一种完全良好的状态"，这种状态受各种自然、社会和人文因素的影响。

一、身体健康（Physical Health）

身体健康是指我们的身体作为整体以及各组织、器官所处的一种完全良好的状态，简单地讲就是指我们人体结构的完整性及其各部分功能的正确性。衡量身体健康的基本标准就是西医讲的有病与否，我们认为身体健康是西医关注的重点问题之一。遗传是决定身体健康的根本因素，此外，良好的自然环境是人身体健康的保证，不良的环境和自然灾害直接威胁着人类身体健康。

二、生理健康（Physiological Health）

生理健康是指我们的身体在有物质和能量供应的情况下正常发挥其功能的状态。生理健康不同于身体健康，它要求人体的各功能器官在功能"正确"的基础上发挥"正常"的功能。生理健康的核心就是我国中医的"气"的健康，其表现为把人体作为一个整体，其各部分的功能活动相互协调、相互制约，从而能在复杂多变的环境中维持正常生命活动的状态。如营养均衡的饮食、有规律的生活有助于保持人体新陈代谢水平、提高机体免疫能力。Talmud 等研究发现不良生活习惯会增加冠心病的发病危险率。

三、心理健康（Psychological Health）

心理健康是指人的心理处于良好的状态。柯文认为心理健康的标志包括人格的完整性，对自然和社会环境的适应性和良好的道德品质等三个方面。心理健康应当是中西医、心理学、社会学等共同关注的健康问题。自然环境变化会影响许多人的情绪，导致"季节性情绪紊乱症"。社会依附感强的人，不仅拥有良好应对周围不良环境的能力，并且能在强大的心理压力下有效阻止创伤后的应激障碍。有研究表明，强迫症状与城镇化、国民收入、居民存款、财政支出呈显著负相关，即社会现实和个体心理结构之间存在着某种对应关系。此外，人文环境如宗教信仰、审美观念、价值取向、民族精神等也影响着人的心理健康。身体健康是生理健康和心理健康的物质基础；同时，生理健康和心理健康能独立或同时反作用于身体健康。其次，生理健康是心理健康的生理基础，也是身体健康的保障。通常情况下一个生理健康的人，他／她的性情、精神状态等更易于适应这个社会，从而保障他／她的心理健康；如果一个人的生理状态良好、新陈代谢正常，则身体健康所需要的物质和能量就有了保障。另一方面，倘若心理健康出现问题也会影响生理健康，所谓"抑郁成疾"即是这个道理。心理健康是人体健康中最核心、最复杂和最重要的因素，它的基础是身体健康和生理健康，但它又可独立于二者实现自身的"独立"健康状态。

心理健康是高于身体健康维度的健康，是健康不可缺少的一部分。它至少由两方面组成，一是不存在什么心理疾病（抑郁、焦虑、强迫和失眠等症状）；二是有一种积极发展的心态，这种心态对于潜在的心理疾病有一定的预防作用，有可能消除不健康的心理倾向。心理精神疾病对个人乃至整个社会危害都很大。从个人角度来考虑，心理健康与身体健康相互影响，紧密相关。心理健康能够促进身体健康，而身体健康对心理健康也有积极的促进作用。如果遇到困难挫折不能及时调节好自己的状态，就容易引起身体上的疾病。从社会角度来考虑，由于抑郁和焦虑问题，全球每年生产力损失高达大约1万亿美元。现代文明的高度发展使得我们愈发脱离自然属性，较快的生活节奏、竞争的紧迫感、巨大的信息量、生活作息的变化以及不良的攀比心理等因素时刻都会对我们的心理施以刺激。如果没有强大的心理适应能力，很容易产生心理疾病，造成不良的后果。这就要求我们学会从内在方面找出问题的根源，将消极的思考模式转变为积极的思考模式，肯定自己的价值。同时，还要敢于面对自己的困境，大胆寻求他人的辅导与协助。心理健康的人往往更能承受逆境与挫折，用乐观的心态、积极的努力以及惊人的毅力取得最终的成功。人本主义健康学提倡定期对心理状态进行评估，如果有出现问题的隐患，及时进行有效的干预，预防心身疾病以及不良社会影响的发生，真正达到"治未病"的效果。

四、道德健康

道德健康也与身心健康紧密相关。一个做事不道德的人必然会导致紧张、内疚、不安、恐惧等不良的心理状态，进而影响身体的健康状态。相反，做事坦坦荡荡、善良正直的人往往更加健康。1989年世界卫生组织第一次提出了道德健康这一概念，主要包括两方面的含义，一是人必须要讲道德，追求高尚的人生应是健康的最高层次；二是讲道德也要注意讲健康的道德。健康的人履行对社会和他人应尽的义务，不违背自己的良心，不以损害他人的利益来满足自己的需要，具有辨别真与伪、善与恶、荣与辱、美与丑的是非观，能够按照社会基本的道德行为规范来约束自己。在这样讲道德的过程中产生一种价值感与崇高感，从道德健康的维度来促进身心健康。在日常生活中，我们也会经常听到"积德长寿""恶人短命"等说法，道德健康既有利于我们自身，也有利于他人和社会。我们在道德健康养成的过程中，要端正品行，不损人，不违法，不做伤天害理之事，真正做到"道行天下，德养天年"。

五、社会适应健康

身体与心理方面的健康更偏向于个人维度，而社会适应健康更侧重于个体与他人及社会环境相互作用并具有良好的人际关系和实现社会角色的能力。作为整体健康的人，应有效地扮演与其身份相适应的角色，并执行相关的任务，发挥有效的功能。著名的心理学家斯宾塞最早使用了"社会适应"这一名词，他认为"生活是内在关系与外在关系的调适"，个体对于外在环境的适应包括一系列的自主适应过程，表现为顺应、自制、遵从、服从、同化等具体的适应方式。社会适应按照其过程和内容可以分为不同的类型，主要包括文化适应、职业适应、学校适应与学习适应、人际关系适应等。我们在与环境的交互中要维持一种动态的平衡，使个体在环境变化的过程中维持一种相对和谐的状态，对环境的状况与自我的发展作出正确的评估，保持人格的独立与完整。人是具有社会属性的人，要想实现发展就必须有良好的社会适应，这不仅会使个人的人格处于健康稳定的状态，而且有利于发挥潜能，为社会的稳定和发展做出贡献，真正意义上达到自我实现。相反，社会适应不良往往与触犯法律、自杀、反社会人格有关，这种不健康的社会适应会危及自己和他人的生命。

六、健康的自我实现

人体健康最理想的状态是身体、生理和心理健康三因素重合的时候，三因素之间两两重复的状态是二者之间相互促进的时候，而三因素间各自未重复的状态则是它们相互影响的时候。人本主义健康学强调全面健康，是通过掌握人体健康的核心内涵，了解影响人体健康的各种自然、社会和人文因素，并积极发挥自身主观能动性及个体在健康管理中的核心作用，通过心理、营养、运动等人类可控因素的调整，实现人类的全面健康。

七、追求"高峰体验"

马斯洛认为在人的自我实现的创造性过程中，产生出一种所谓"高峰体验"的情感，是人处于最激荡人心的时刻，是个体存在最高、最完美、最和谐的状态。事物运动是绝对运动和相对静止的统一，我们在不断地追求"高峰体验"，在某一个特定的时刻会体会短暂的自我实现，成为更加真实的自我，达到自我实现的质变。

第二节　人本主义健康学助力健康长寿

健康是人生幸福的起点，是享受幸福生活的前提，人民健康堪称立国之基，是中华民族屹立世界民族之林的坚实力量。"没有全民健康，就没有全面小康"。实施健康中国战略是实现"两个一百年"奋斗目标和中华民族伟大复兴的中国梦的健康基础。党的十九届五中全会，进一步将健康中国接续纳入开启全面建设社会主义现代化国家新征程、向第二个百年奋斗目标进军的战略部署，又在近期作为

"十四五"时期改善人民生活品质、提高社会建设水平的重要途径，中长期作为 2035 年远景目标的努力方向。

"长江明珠、长寿古邑、长绿宝土"的如皋地处长江三角洲北翼江海交汇处，早在汉朝就有百岁寿仙乐子长，三国时期又出现了享年 97 岁的东吴大司马吕岱，嗣后寿星辈出。进入改革开放新时代，如皋长寿现象更加凸显。1998 年如皋被国家人口研究机构评为中国六大长寿地区之一，2008 年被中国老年学学会授予"中国长寿之乡"称号。如皋的水土环境、生态环境、遗传因素以及社会人文等多种因素共同交织，促成了如皋如今的长寿之源。"长寿"离不开健康服务的支撑，"长寿"是健康服务的终极目标，如皋的长寿现象正是如皋市委、市政府坚持不懈、持之以恒推动健康建设成果的体现。

从人本主义健康学的理念出发，老人的心理状况、日常饮食以及日常活动必然也对老人们的长寿起到了举足轻重的作用。人本主义健康学认为人的身体健康离不开心理、营养和运动三大基石的作用。我们走访了如皋市长江镇的 7 位百岁长寿老人，探寻长寿与人本主义健康学的联系。

在饮食方面，如皋人讲究"淡、杂、鲜、野"，简单来说，就是少盐淡食，粗细荤素搭配，饮食结构合理，营养均衡。如皋老人最爱吃的蔬菜是青菜、韭菜、菠菜；主食喜欢吃玉米，荞麦等。玉米是最常吃的粗杂粮之一，长寿老人的健康也离不开它的帮助，玉米既健脾又利水，有助于预防老人肥胖，并且含有丰富的叶黄素，有助于保护眼睛。最爱吃的副食是鸡蛋、牛奶、鱼虾。其中近八成百岁老人喜欢早晚喝粥，平时喝白开水，少数喜欢喝淡茶。如皋的百岁老人有"两粥一饭"的习惯，早晨喝粥可以调节脾胃，晚上喝粥补肾效果甚佳。

还有一个有意思的现象，我们发现其实老人们吃的都是家常便饭，但是都喜欢吃萝卜，萝卜号称"小人参"，如皋流传着"萝卜响，咯嘣脆，吃了能活百来岁"。

此外，如皋的大多数百岁老人劳作不停，我们走访的100岁老人中，无一例肥胖者，他们没有现代城市人运动量不足的困扰，劳作是他们的日常，运动是保持身体健康，延年益寿的重要方法。《寿世保元》一书中提道："养生之道，不欲食后便卧及终日稳坐，久则损寿"，意思是，饭后不运动，每天久坐，有可能折损寿命。几位老人都有百岁高寿，但每天都会走动走动，甚至多数老人还会种种菜、养养花、保持劳作。另外几位百岁老人睡眠质量都很高，保持10小时以上的睡眠时间，并且多数百岁老人都有午睡习惯。

在我们走访的老人中，很多都会由衷地对我们说："感谢政府，感谢共产党，我们现在日子好了，才能活到今天。"

赵海棠，女，100岁，出生于1921年11月11日，育有三男四女，五世同堂。目前与大儿子一家同住，大儿子负责照料他的日常。

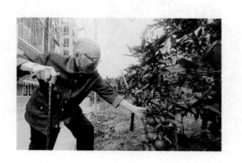

赵海棠老人在吃过午饭之后，老奶奶喜欢绕楼走两圈，晚上则在家里适当行走。在起居方面，老奶奶一般晚上七点就睡觉，第二天早上七点起床。家庭和睦、良好的政策以及好的心态都是老奶奶健康长寿的秘诀。

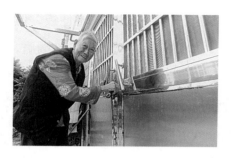

石来英，女，103 岁，出生于 1918 年 9 月 21 日。老人共养了三女两男，如今儿孙绕膝，五世同堂，全家共 62 口人。在她 100 岁的时候，甚至还可以穿针引线。

石来英老人身体状况还行，可以自己走路，每天能走一公里。如果有亲近的人几天没去看望她，她就会自己去拜访。她还自己种了两畦菜，地里的野草都是她自己拔的。在睡眠方面，老人比较佛系，不过一般也会保证 10 小时的睡眠。儿女孝顺，家庭和睦，政策扶持也是这些寿星们安享晚年的必要条件。

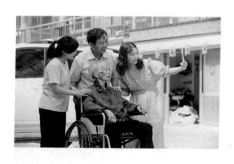

尹琴英，女，100 岁，出生于 1921 年 7 月 15 日，育有三个儿子和两个女儿，家里现今是五世同堂，全家共 30 口人。

尹琴英老人性格开朗、生活规律。不挑食，家人煮什么就吃什么。每天早上吃稀饭、鸡蛋，喜欢喝鱼汤。老人年纪大了，腿脚不太方便，但家人每天都会推她出去走走，跟邻居聊聊天。

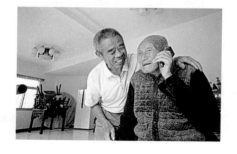

陈邦正，男，101 岁，出生于 1920 年 11 月 9 日，育有三个儿子，四世同堂，子女孝顺。老人常年

住在大儿子家，因大儿子在外做工程，在 10 年前就请了一位护工照顾老人的生活起居。老人身体状况良好，平时喜欢喝粥，不挑食。闲时喜欢看看电视，到院子里走走。

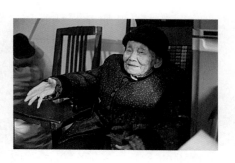

陈玉珍，女，出生于 1921 年 2 月 13 日，育有三子两女，五世同堂。陈玉珍老人平时喜欢吃牛奶、杂粮粉、鸡蛋、鱼汤等。老人精神状态良好，特别讲卫生，每次洗脸的时候总是要自己擦一遍。老奶奶作息比较规律，一般晚上七点就睡觉，早上七点起床。别人问起保养的秘诀的时候，她总是说要心态良好，不计得失，知足常乐。

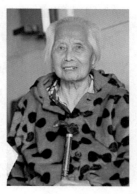

左群英，女，出生于 1921 年 1 月 8 日，育有三子四女，其中老大参军因公牺牲。目前与小儿子生活在一起，四世同堂。老人胃不太好，早餐一般吃鸡蛋和牛奶，也会喝南瓜粥、鱼汤、骨头汤等。冬天一般晚上六点睡觉，早上醒了不起床。子女都很孝顺，把老人照顾得很好。

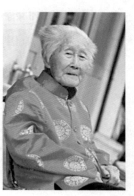

刘兆英，女，出生于 1921 年 5 月 16 日，大家庭一共 16 人，四世同堂。老人平时由女儿照顾，和外孙、重孙女生活在一起。

刘兆英老人平日里性格开朗，家庭氛围其乐融融，她经常与人话家常，笑称自己在那个年代也读过书，可以说是当年的"知识分子"了。要说长寿秘诀的话，应该就是她凡事乐呵呵的态度了。她说："感谢政府，感谢党，才有了今天的好日子，才能活到现在。"

人本主义健康学强调心理、营养、运动与健康的辩证统一关系，通过心理调适干预，最佳营养供给，合理运动，以人的身心需求为根本，进而达到身心和谐，健康幸福。如皋长寿老人的真实故事，是人本主义健康学的实践应用体现，身心和谐，健康幸福才能长寿。如皋长寿老人的长寿秘籍依托了中华传统美德中的家庭幸福。在老龄化愈发严重的今天，孝顺父母俨然成了社会稳定的一大助力。若家庭的每一个成员都能够做到以孝为先，那么这个家庭必然有着良好的家风，和睦的氛围，甚至可能对身体健康产生一定的积极作用。一个和睦的家庭环境往往能增强人的幸福感。在如皋这个长寿盛行的地方，家家户户都有自己的"老宝贝"和"小宝贝"。在那里，你能看到老人们在路边剥花生，而当你问他多大年纪时，你会听到老人说："我还年轻着呢，我今年才八十多岁。"我们中华民族几千年的历史文化凝练而成的社会道德准则，是中华民族几千年灿烂历史文化的重要组成部分，它要求我们重视自身修养，同时又具有强烈的社会责任和积极进取精神。孝是中华民族的传统美德之一，而且总被列为众德之先。自古以来，我们就将孝顺长辈放在较高的位置。孟子曰："老吾老，以及人之老；幼吾幼，以及人之幼，天下可运于掌。"孔子曰："夫孝，德之本也，教之所由生也。""乌鸦反哺""百善孝为先"等俗语都是古人对孝顺的推崇。如今，孝的传统美德早已深深地扎根于中国老百姓的心中。

家庭应该是幸福和温馨的港湾，对长寿老人更是如此。据调查，大部分的如皋百岁老人与子女、孙子女、重孙子女等生活在一起，有的老人没有儿子，那么女儿女婿就承担起养老责任；有的儿子女儿已经去世，孙子和外孙承担起责任；有的则由侄子和侄女负责。应当说大多数长寿老人能获得高寿，其后代确实是功不可没。他们对老人经济上给予支持，物质上给予保障，生活上给予照料，精神上给予慰藉。四代或五代同堂、儿孙绕膝、尊老爱幼，这正是如皋的传统文化和传统美德，也是老人能够健康长寿的重要因素。所谓和睦家庭幸福

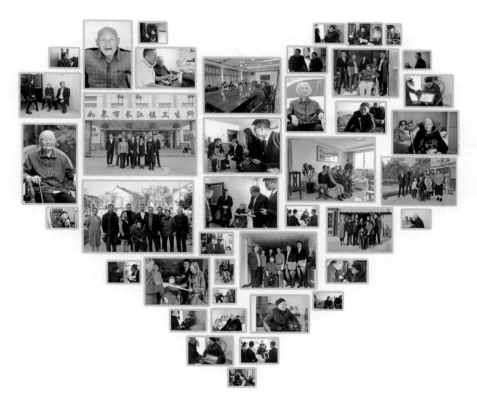

2020 年 11 月，上海大学王艳丽教授团队前往江苏省如皋市长江镇考察调研，走访长寿老人

多，幸福家庭长寿多，说的正是这个道理。

习近平总书记曾多次强调要加强家庭建设。把家庭建设作为思想政治教育重要的载体和平台，使得思想政治教育不断深化，有助于推动伟大复兴"中国梦"的实现。健康家庭的理念与实践，为健康中国战略与广大人民群众之间建立了强有力的纽带，促进自下而上的互联互通，有效推进"健康中国2030"战略落地生根。

家庭建设与道德、情感、自我实现都息息相关。社会的变迁让传统的家庭模式受到了一定的冲击，和谐稳定的家庭和情感关系是道德情感健康，心理健康的有力支撑，人们在经历了各种社会冲突、情感冲突的挣扎后，在社会经济高度发展，在人们对健康、对自我现实进入人本主义健康时代时，会更加重视亲密关系，家和亲情的维护，人们会回归本初，懂得珍惜，懂得爱，懂得自己的情感需求和健康需求。人们最终会在健康、和谐、以人为本的基础上完成自我实现。人们以自己的生理需求、安全需求、爱和归属需求、尊重需求为基本出发点，健康步入人的自由而全面的发展阶段，进入人类健康和谐长寿的新时代。

第七章
人本主义智能精准健康服务

第一节　人本主义智能精准健康服务平台

随着社会不断发展，人们对健康的需求也在不断提高，以疾病治疗为主的医院服务模式已不能满足大众对健康的需求，建立人本主义智能精准健康服务平台，将加速更新人们自我健康管理的观念，逐步从被动、应对性的就医诊疗转向主动、常态性的预防保健。通过基因检测等现代先进技术手段，采集数据，建立人类基因数据库，全方位、全生命周期地监测个人健康情况，根据个体在基因型、表型、环境和生活方式等方面的特异性，给出疾病风险评估、精准健康管理报告，从心理、营养、运动三个方面制定个性化的精准预防、精准治疗和精准康复方案，建立个性化的健康管理及健康信用档案，通过社会体制机制的逐步转化，最终实现个性化的精准健康，做到"防病于未发或早发"，使疾病不再是人类健康的困扰，致力于精准健康管理服务，助力大健康产业的发展，实现全民健康。

智能精准健康服务平台的核心是预防疾病，促进健康。推动健康服务平台建设需要实现"三个转变"，一是实现从"只治不防，越治越忙"到"未病先防，已病防变"，即治疗为主到预防为主的理念转变；二是实现健康检测场所到健康教育基地的转变；三是实现从疾病服务为中心到健康服务为中心的模式转变，促进人们对健康和医疗的认识的改变，提升人们在健康管理中的自我信心，推进目前"千人一方"的固化医疗模式的转变，通过采用现代健康管理的先进技术、方法和手段，对个体或群体整体健康状况及其影响健康的危险因素进行全面检测、评估，依据受检者的年龄、性别、职业、家族史和疾病史等因素制定个性化的体检方案，进而有效干预与连续跟踪健康服务，形成检前咨询、检中筛查和检后评估干预跟踪一体化的机制，以最小投入获取最大的健康效益。健康服务平台三部曲就是健康检测、健康评估、健康干预。健康检测是基础，健康评估是手段，健康干预是关键，健康促进是目的。

一、平台介绍

健康服务是一个连续的、长期的、循环往复、始终贯穿的过程，人本主义智能精准健康服务平台通过基因检测、大数据及人工智能等诸多领域的前沿技术，全方位、全生命周期地监测个人健康情况，科学运用健康大数据，为公众提供精准健康服务和个性化健康方案，降低健康人群的患病风险，同时辅助医疗体系，对慢病患者人群提供精准康复服务，让每个人都享受到平台带来的健康生活。人本主义智能精准健康服务平台为公众建立个性化的终身动态电子健康管理及健康信用档案，实现个人健康实时监测与评估、疾病预警、慢病筛查、主动干预，提升健康保健水平，完善健康保障体系，为人们的健康管理提供新型的支撑平台。（图 7-1）

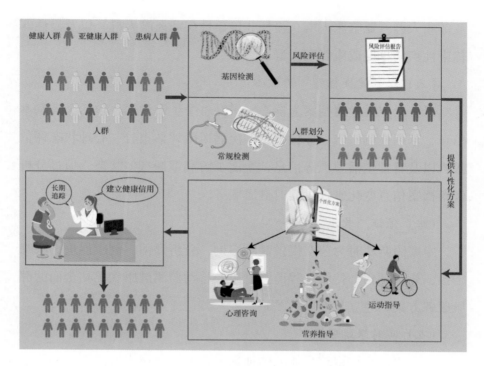

图 7-1　人本主义智能精准健康服务体系

（一）优势与价值

人本主义智能精准健康服务是一种对个人及人群的健康危险因素进行全面评估、管理及干预的过程，提供科学的健康指导，调动其自觉性和主动性，有效地利用有限的资源来达到最大的健康改善效果，保护和促进人类的健康，真正做到"防病于未发或早发"，最大限度地提高生命质量、使疾病不再是人类健康的困扰。

（二）重视"全过程"服务

将健康检测、健康评估、健康定制、健康预防、健康干预、健康服务、健康生态一体化结合。运用云数据、云计算、云服务，为公众健康提供全天候全方位高品质的健康服务，服务对象则是健康人群、亚健康人群（亚临床人群、慢性非传染性疾病风险人群）以及慢性非传染性疾病早期或康复期人群。

（三）以"健康档案"为核心

以公众个人健康档案为核心、贯穿整个生命过程，包括个人基本信息、基因检测报告、体检报告、疾病风险评估报告、心理状态评估报告以及日常生活习惯等信息，全面了解和掌握身体状态，通过分析健康档案信息变化来提供实时健康服务。

（四）保证"长期"服务

专家团队实时为公众提供健康咨询、分析评估、健康促进、跟踪干预、效果评估、持续远程监测健康及移动监测健康状况和全面的健康服务方案，建立长期服务关系。

（五）实时跟踪服务

平台通过系统跟踪个体的体征数据，及时掌握患者需求，利用电话、短信、微信、移动 APP 与患者保持联系，向患者推送个性化治疗和康复方案，引导患者重视健康管理，定期到平台体检。

（六）可复制推广性强

健康服务平台服务对象主要是健康人群，兼顾慢病患者人群，以服务为主，医疗为辅，其服务可复制性强，能够通过了解电子健康管理档案，为人群个性化定制各种健康服务方案。

二、功能介绍

（一）自动生成回访任务

平台将自动分析客户所属情况，并提醒人本主义健康管理师进行回访，其中包括身体基本指标、心理状态、生活习惯等回访任务。提升健康管理师回访效率，保证回访及时性，避免遗漏。

（二）全面记录客户信息

全面记录客户的健康信息，收集客户的基本信息、生活习惯、既往病史、家族史等，为健康服务提供基础数据的分析。

（三）智能推送健康知识

可人工定制客户关怀的短信模板、回访模板、疾病和药品知识等，提高系统使用效率和客户服务质量。

（四）一键形成分析报告

自动同步客户的身体检测报告，并进行历年报告的对比分析，快速统计分析客户健康情况。

三、服务流程

合理有序的流程是服务平台运作和实施的关键因素，按照八个步骤开展服务，使之有条不紊地落实和完成，达到加强自身和客户对智能精准健康服务的管理和质量控制。

八个步骤分别为：签署客户服务合约、采集健康信息、开展健康风险评估、制定健康干预方案、实施健康干预、健康动态跟踪、建立完整健康档案、智能精准健康服务效果评价。

（一）签署客户服务合约

在深入了解健康需求的基础上，依据自身服务能力，尽最大可能满足客户服务要求，实事求是地与客户签署服务合约，按照合约履行工作职责，做到诚信服务。

（二）采集健康信息

通过基因检测等现代先进技术手段采集基因数据以及对个人健康

信息进行收集，根据个人健康状况有针对性地设计个性化健康体检项目，安排健康体检后，通过健康信息问卷调查与健康体检数据所采集的健康相关信息，予以汇总分析，作为健康风险受检者的年龄、性别、职业、家族史和疾病史等因素制定个性化的体检方案评估的可靠依据。

（三）开展健康风险评估

针对客户健康危险因素开展相关疾病风险评估，通过健康风险评估对客户的健康状况予以综合判断和评价，预测其5—10年内的健康走向，以加强预警提示作用，使客户对自身健康给予高度重视和提早防范，并作为制订健康干预方案的量化指标。

（四）制定健康干预方案

根据健康风险评估存在的健康风险来制订其控制目标和降低危险因素的干预方案。

首先，要制订干预的目标、方法、时间等。尤其是应确定优先干预解决的健康问题，如亚临床状态的异常指标、生活方式等；制订中期干预解决的健康问题，如单种疾病、生活方式等；制订远期干预解决的健康问题，如多种疾病、生活方式等。

其次，再制订干预方案，应包括干预的内容、途径、手段、频率等，如异常指标或单种疾病、多种疾病、生活方式、其他健康问题等；生活方式干预包含饮食干预、运动干预、心理干预等。

（五）实施健康干预

依据智能精准健康干预方案，有步骤地以多种形式来帮助个人采取行动，纠正不良的生活方式和习惯，控制健康危险因素，实现个人智能精准健康管理的目标。

在此过程中重视干预计划的实施和执行情况，包括干预的具体内容、干预的手段、频率和时间等，以确保客户主动参与干预的积极性和有效性。

（六）健康动态跟踪

人体是不断变化的，因此对健康的监测、跟踪与干预服务是智能精准健康服务中的重点。

通过多种方式跟踪个人执行智能精准健康干预的状况，并定期进行评估，给个人提供最新的改善结果，使健康得到有效的管理和维护。更重要的是随时掌握客户的身体变化和健康状况，以此不断调整和更新健康干预方案。

（七）建立完整健康档案

个人健康档案是将整个智能精准健康服务周期的所有健康信息资料，如个人基本信息、服务合约、个人基因数据、个人健康体检报告、个人生活习惯调查、既往病史和家族史调查、健康风险评估报告、个性化健康干预方案、健康干预实施过程等进行系统的、完整的记录，以利于客户随时查看和后续干预，为健康管理师提供翔实的资料。

（八）智能精准健康服务效果评价

在服务过程中对客户的健康状况予以阶段性效果评价和年度效果评价，如单一干预、综合干预效果评价、干预前后生活方式改善评价、行为因素方式改善评价等，以及时了解客户健康状况改善情况，再依据评价修正调整健康干预方案，实施更好的干预服务，最终使客户的健康状况得到有效的改善和促进。

四、发展前景

随着人们生活水平的不断提高和现代社会的快速发展，使越来越多的人开始关注自身健康。国家人口与健康科技发展战略也必须确定为战略前移的方针：即从治疗疾病为主导向保障健康为主导开始转变，重预防、重保健，维护和促进健康，不得病或少得病的意识和观念不断提高。曾有人说过："有两样东西是别人抢不走的，一个是知识，一个是健康。"新兴的健康服务行业——人本主义智能精准健康服务平台的出现对标国家健康战略发展，符合现代健康需求，将有非常广阔的发展前景。建立一个健康服务专业平台，对于改善和提高国民身体素质，全面建设小康社会有着重要意义。

第二节　人本主义智能精准健康服务中心

一、人本主义智能精准健康服务中心简介

人本主义健康服务中心是基于社区和患者导向的组织，可提供全面的、优质的初级医疗服务。以人为本的卫生服务是让患者、家属和所在社区共同参与到诊疗服务中，他们作为卫生服务的受益人，同时也是参与者。他们对服务体系充满信任，同时服务体系也能够以人性化、一体化的方式，根据他们的需求和偏好提供服务。一体化卫生服务是指将包括检测服务和风险评估，预防服务，护理和治疗服务，康复服务等在内的各种医疗卫生服务的管理和服务整合在一起。根据健康需要，协调各级各类医疗机构为病患提供终生连贯的服务。随着老龄化的加速和日益加重的慢性病负担，居民的医疗卫生服务需求不断增长，政府需要建设一个以人为本的健康服务体系，提供全生命周期的健康服务。

二、人本主义智能精准健康服务中心的服务

（一）基因检测服务和风险评估

现代医学研究表明，包括慢性病在内的大多数已知疾病都直接或间接地与基因有关。遗传分析已经从整个染色体分析（细胞遗传学）扩展到了分子遗传学和基因组学。目前已知人类大约有4000多种疾病与基因有关，人类基因组计划使人类从基因水平认识自我，了解疾病的起源，从而预防和控制疾病。根据美国国立卫生研究院（National Institutes of Health）的数据，基因检测可以针对2000多种遗传疾病进行检测。并且一项研究估计，市场上已有超过75000项基因检测并且以每天约10种新基因检测的速率增加，其中产前检查占基因检查支出的最高比例，而遗传性癌症检查则位居第二。随着DNA测序成本的直线下降，临床基因检测的数量迅速增加，此类检查已成为孕妇和许多癌症患者的护理标准。基因检测的应用已经延伸到许多方面，如携带者筛查、植入前遗传学诊断、产前检查、新生儿筛查、对症发作前的测试、用于预测成人发作的疾病，例如亨廷顿舞蹈病等；对症前测试以评估罹患成年癌症和阿尔茨海默氏病的风险及有症状个体的确诊等。目前基因检测主要可分为以下几类：

1. 诊断性遗传测试

识别个人是否患有某种遗传疾病。该测试检测特定的基因改变，但通常不能确定疾病的严重程度或发病年龄。成千上万的疾病是由单个基因的突变引起的。例子包括囊性纤维化和亨廷顿氏病。

2. 预测性基因检测

确定个人是否患有特定疾病的风险增加。测试结果表明了可能性，因此确定性较差，因为疾病的易感性还可能受到其他遗传和非遗传环境因素的影响。可以识别的疾病包括某些形式的乳腺癌和结肠直肠癌。

3. 筛查基因测试

对大部分无症状人群进行的测试，以确定他们是否需要更确定的测试来诊断遗传病。例如新生儿筛查和非侵入性产前筛查。

4. 药物基因组学

确定个体基因组成的变化，以确定药物是否适合该患者，如果适合，那么最安全、最有效的剂量是什么。

5. 全基因组和全外显子组测序

检查整个基因组或外显子组，以发现可能引起疾病的遗传变异。此测试最常用于复杂的诊断病例，但正在探索将其用于无症状个体以预测未来疾病。

6. 肿瘤分析

检查肿瘤中的遗传标志物，以确定哪些遗传改变正在推动肿瘤的生长以及哪种疗法最有效。

根据上述基因检测，健康服务中心将对个人基因组数据进行深度挖掘和疾病易感风险评估，出具完整的检测报告，结合受检者的生活方式、生活环境、心理素质和健康状况等最大程度预知受检者内在的疾病隐患，提供各类疾病的风险预测，在还没有出现临床症状时发现其可能的疾病风险，为客户建立健康档案，提供合理的建议，及时科学地干预，延缓或防止疾病的发生，为客户今后的健康生活保驾护航。

（二）预防服务

如上所示，检测疾病易感基因能够在疾病发生之前，发出风险预警。因此，人本主义智能精准健康服务中心能够提高优质的疾病预防服务，对健康人群进行人群细分，提供精准营养、心理和运动方案，站在健康安全的最前沿，通过高级人工智能和大数据分析来应对疾病威胁，以快速找到解决方案；将科学研究付诸实践，追踪疾病并找出导致人们生病的原因以及预防疾病的最有效方法；建立完善的健康保健体系，为个人健康保健和社区健康带来人本主义健康新知识，以挽救更多生命并减少疾病发生。

（三）护理服务

护理服务是一门关怀专业，它不仅是一种职业，更是一门艺术。护理服务是人本主义智能精准健康服务中心的重要组成部分，专注于个人，家庭和社区的护理，旨在满足患者和客户的护理需求，通过个性化护理服务使他们能够获得，维持或恢复最佳的健康和生活质量。护理服务将包括治疗护理，康复护理和医疗社会服务等。

1. 治疗护理服务

在护理中，干预措施并非为了治愈患者，而是旨在通过支持或执行医疗命令和干预措施来安慰和帮助患者。治疗性护理服务有助于减轻患者症状，减轻疼痛并纳入人本主义智能精准健康服务中心的整体护理体系（适应个人身体、心理、精神和社会需求的护理）。人本主义的治疗护理服务不仅仅是遵从和执行医生的医嘱，中心的护理工作人员将接受营养学、心理学、社会学等专业培训，不仅护理患者的身体，还关注患者的心理和情感需求，通过与患者构建相互信任和相互尊重的护理关系，帮助患者实现思想，身体和精神的和谐，从疾病中解脱出来。

2.康复护理服务

人本主义智能精准健康服务中心的康复护理致力于改善慢性病患者的生活质量，提供优质的康复护理和优质的康复环境，如提供健康的膳食，发泄娱乐区，运动区等。康复护理服务首先需要评估患者的现状，如自适应能力、药物依赖性、疼痛管理、自我健康管理能力、饮食习惯、运动耐受性及心理状况等。根据所获得的信息，康复护理团队将制定能够满足个人需求的康复计划，提供康复指导。同时为患者佩戴健康监测器，监测患者的康复进度和健康状况，并成立家庭护理团队，对有需要的患者进行必要的家庭护理。

3.健康指导服务

人本主义智能精准健康服务中心将设立健康指导部门，聘请专业的健康指导师，为患者提供专业的个性化健康指导。健康指导包含慢性病的预防、营养、身体活动、心理、中医养生、康复以及健康教育、健康方面的检测、分析、评估咨询、指导和危险因素的干预等工作，旨在以人为本，为高风险客户提供完整的个性化健康指导，从营养、心理和运动层面指导客户规避致病因素，预防和远离疾病；为确诊患者提供合理的营养食谱、心理关怀和运动计划等，调节患者心理负担，使患者获得积极向上的心态，合理饮食，强健体魄，早日从疾病中康复；而对于已康复的患者也根据具体情况制定合理的健康指导，帮助患者彻底摆脱疾病，避免疾病复发。

三、构建以人为本的健康服务体系

调动居民个体、家庭与社区参与的积极性。对健康管理，慢性非传染性疾病的预防和治疗而言，居民个体、家庭以及社区需要成为积极的参与者。因为人们自己最了解也最需要符合自己的健康需求，必须做出有关健康行为和自我护理能力的选择；家庭参与进来有助于为非正式护理人员提供优化护理所必需的教育和支持；社区参与进来能够更好地表达社区的利益诉求，从而影响社区卫生服务提供方式，共同创造健康环境。

重新定位医疗卫生服务提供方式。医疗卫生服务提供重点从住院治疗转向满足全生命周期的健康服务需求，以需求为导向配置健康管理和医疗卫生资源，重视健康促进、预防和公共卫生服务并增加资源投入，重点提供面向社区和家庭的预防保健服务。

围绕公众健康需求，协调卫生部门内部各级各类医疗机构以及卫生部门与相关部门的行动，包括社会服务、金融、教育、劳动、住房、执法等部门。卫生部门有必要发挥强有力的组织作用，协调相关部门提供优质健康管理和医疗卫生服务，并制定相关双向激励政策，快速提升人们健康管理理念和水平。要创建促进性环境，使所有利益相关方都承担起各自的责任，在领导和管理、信息系统完善、服务治疗改善、卫生相关法律法规制定、财政投入增加等方面做出努力，创造出有助于实现以人为本的一体化以健康管理为核心的卫生服务环境。

建立以人为本的一体化健康服务体系需要在"健康入万策"理念的指引下，提供配套政策支持，在现有医疗卫生服务体系的基础上，架构以健康管理为核心的健康管理服务平台，形成以基层健康管理和医疗卫生服务为基础的、连续的、相互协调的体系，为健康人群提供专业的、精准的健康管理服务。

第三节 人本主义健康学人才培养

一、背景

健康产业已成为全球热点。继蒸汽机引发"机械化时代",以及后来的"电气化时代""计算机时代"和"信息网络时代",当前已经进入"健康保健时代"。在满足了基本的温饱需求后,越来越多的人开始关注生理与心理的健康,大健康理念应运而生。美国著名经济学家保罗·皮尔泽曾将其称为继 IT 产业之后的全球"财富第五波"。与传统健康产业不同,大健康产业力求使人们活得更长,活得更好,其发展理念和方向更具前瞻性。健康是我们共同的需求,与每一个个体都息息相关,经济的发展、技术的进步、需求的增长以及健康意识的增强都推动着大健康产业迅速前行。然而,这种发展可能从侧面带来一些新的机遇与挑战。在新的十字路口,我们需要新型的全能型人才来为大健康理念走向现实铺平道路。在人本主义健康的内涵下,我们主张高校增设人本主义健康学学科,培养集心理、营养与运动指导三者为一体的综合型人才,指导健康,引领健康新风尚。

纵观中国健康发展的历史,这是一个健康观念越来越深入的过程,也是一个对健康要求越来越高的过程。在过去吃不饱,穿不暖的年代,人们唯一的诉求就是吃饱穿好和活着。而随着社会的发展,人们的生活水平逐步提高,健康生活逐渐走到生活的中心。2008 年,为积极应对我国主要健康问题和挑战,推动卫生事业全面协调可持续发展,在科学总结建国 60 年来我国卫生改革发展历史经验的基础上,卫生部启动了"健康中国 2020"战略研究。《"健康中国 2020"战略研究报告》提出:到 2010 年,初步建立覆盖城乡居民的基本卫生保健制度框架，使我国进入实施全民基本卫生保健的国家行列。在2016年8月召开的全国卫生与健康大会上，习近平总书记就明确提出要"将健康融入所有政策，人民共建共享"，强调"没有全民健康，就没有全面小康。要把人民健康放在优先发展的战略地位"。2016年10月25日国务院正式颁布《"健康中国2030"规划纲要》。"健康中国2030"坚持以提高国民健康素养为核心，以机制体制改革创新为动力，以健康生活、服务、保障、环境、产业为工作重点，把健康融入所有政策，加快转变健康领域发展方式，大幅提升国民健康素养，改善健康公平。"健康中国2030"战略目标分为三步走：①到2020年，基本医疗卫生制度覆盖城乡居民，健康素养水平持续提高，健康服务体系完善高效，健康产业体系基本形成。②到2030年，促进全民健康的制度体系更加完善，健康领域发展更加协调，健康生活方式得到普及，健康服务质量和健康保障水平不断提高，健康产业繁荣发展，基本实现健康公平，主要健康指标进入高收入国家行列。③到2050年，建成与社会主义现代化国家相适应的健康国家。在吃得好，穿得好的今天，越来越多的人将需求聚焦于健康。除了医生护士等通过治病来救人的方式外，我们还需要以预防为主的全面健康。而人本主义健康学所提倡的恰好也是当今社会所需要的。人本主义健康学聚焦于心理、营养和运动三方面，通过调控个体的这些状态来服务于人类健康。在"健康中国2030"的过程中，健康管理的复合型人才将具有决定性作用，人本主义健康学聚焦培养能够综合使用心理、营养与运动并理解疾病的发生发展与人类生活方式及生物医学基础间关系的全面复合型健康管理人才。人才培养能够大幅提高人民健康素养，完善健康产业和健康服务能力，服务于三步走战略目标，这对于提升国民的生活质量，降低医疗相关的负担意义巨大。我国是世界人口大国，同时也是残疾人、老年人和慢病患者的大国，医疗支出占总GDP的比重也越来越大。很多慢病都是生活方式病，都是可以通过预防和自我健康管理避免的，疾病预防不仅能够大大提升人们的健康生活水平、幸福指数，并且能够大大降低社会医疗成本。

人本主义健康学培养出来的综合性人才主要致力于服务健康人群和亚健康人群的健康管理及慢病康复。从心理、运动与营养入手，全面而又协调地调整一个人的身心状态，真正做到防患于未然，减少大量不必要的医疗支出。在大健康理念日益深入人心的今天，健康几乎可以作为评判一个人是否富有的标准之一。目前健康管理的人才大部分来源于医学科班，秉承的思想在疾病治疗中的思路占据主流，无法满足国家健康人群健康管理的需求。同时，心理学、营养学、运动学等学科的细分和割裂，往往片面地理解和运用了对应学科的知识，对人们的健康管理，日常生活方式造成片面化的误导。很显然，目前单一的心理指导、营养指导、运动康复人才的培养难以满足人全面且协调的进行健康管理的需求。我们迫切需要培养出集三者为一身的优秀人才，为健康人群和亚健康人群的疾病预防、慢病的康复给予最佳的心理、营养与运动搭配，实现三者协同发力，全面提升人们的健康水平、慢病康复及生活质量。因此，建设人本主义健康学学科是非常有必要且急迫的。

二、人本主义健康学专业建设的目标

从顶层设计出发，加强不同培养阶段课程体系的整合。打破传统学科的壁垒，促进多学科的交叉融合创新和心理咨询、营养指导、运动康复的融合发展。从更加整体和全面的角度干预疾病的发生、发展、治疗以及康复。同时，转变教学模式，引导学生主动学习、自主学习，为学生多元发展成才提供平台。通过4年左右时间，在专业学科综合、整体实力强的部分高校建设一批试点单位。争取用10年左右时间锻造一批在人本主义健康学领域具有重要影响的高水平教师团队，建设人才培养所需的科教资源平台和数字化资源，研究一系列在人本主义健康学领域可能产生重大影响的原创性成果并打造能够引领未来健康发展和有效培养复合型人才的教学科研高地。

三、人本主义健康学专业建设实施路径

从社会及教育发展需要、行业产业发展及职业需求、学校定位及发展目标、学生发展几方面制定培养目标。针对专业复合型人才培养方案、培养模式、实践教学、师资队伍建设等方面进行改革与探索。

（一）在符合以下基础条件的院校开设人本主义健康学专业

1.主要依托专业或学科已经列入"国家级一流专业"或"一流学科"建设范围，具有相对优势；

2.具有相对稳定的高水平教学团队；

3.具有相对丰富的教学、科研资源；

4.初步形成理念先进、顺畅运行的管理体系；

5.学校能够提供相对集中、面积充足的物理空间，每年提供稳定的经费支持，用于人员聘任、日常运行；

6.学校给予发展所需政策扶持。

（二）加大师资培训力度，培养心理、营养与运动"三师型"教师能力强、素质高的专业师资是人本主义健康学专业人才培养质量的重要保障，是人本主义健康学专业建设的主要内容。加大不同类型教师的培训与交流，加快高学历青年教师引进力度，提高年轻教师比例。

（三）增强专业特色，调整课程设置

人本主义健康学作为新开设的集心理、运动、营养、健康与医学相融合的综合性应用型专业。主要为社会培养从事健康检测、健康指导、康复治疗、心理干预、运动与营养指导的健康服务型人才。专业本身集健康管理、疾病预防、治疗和康复为一体。根据不同人群的健康状态以及需求从更加全面的角度提供全方位，个性化的干预措施，大大减少疾病的发生率。

在课程设置方面，可依托原有的学科进行深度地融合，优化课程结构。在公共课、专业必修课和实践技能课的设置上进行适当调整。在促进专业理论学习的基础上进一步加大实践经验的培养。完善多层次的培养体系，形成研究生、本科生、大专生三个教育层次，相辅相成。在试点效果良好的基础上适度加大招生规模，弥补人们对健康需求越来越强烈背景下的人才短缺。

（四）探索新的人才培养模式

聚焦学生创新能力、审辩思维、持续发展、沟通合作等核心素养，结合关键核心问题，探索形成以健康管理、让人们不再生病为驱动的面向未来的人才培养新模式。

1.与学校周边社区卫生服务机构合作，共同承担周边社区居民的健康调查、健康检测、健康干预以及健康教育与评估。

2.定时进行健康理念的宣传，定期开展健康讲座和培训活动，介绍科学的以人本主义健康学理念为指导的健康管理理念。

3. 指导社区居民在心理、营养与运动三方面对健康进行自我管理，提升人们的自我健康管理能力。

4. 对社区居民进行慢性疾病预防教育，帮助他们了解健康的生活方式，提高对慢性疾病的认识，降低慢性疾病的发生率。

5. 校企结合搭建人本主义健康学平台。

结　语

　　健康长寿是亘古不变的话题，是人类社会发展进步的终极目标。健康长寿不仅关系到个人、家庭，也关系到社会、国家；健康长寿不仅是一项事业，也是未来最具希望的产业。推动全体国民健康是小康社会的重要目标之一，也是实现中华民族伟大复兴，中国梦的重要组成部分。以习近平同志为核心的党中央将人民健康首次纳入国家发展战略，是党和国家领导人对人民健康的关心和重视，是经济腾飞、人们生活水平大幅度提升的时代需求。历史的滚滚车流不断向前，经济迅猛腾飞，观念不断更新，人们在时代的变迁面前如何适应社会，实现自我价值、在贡献社会的同时保持自我健康长寿是每个人都在探索的课题。

　　古代帝王用各种方式谋求长寿，结果从未如愿。大道至简，繁在人心，健康长寿就在我们的日常生活中，从人的基本需求出发，让健康变得简单，长寿便会不期而遇。千头万绪，一念而起，大千世界，有生于无。就如我们走访的肿瘤病人的康复，百岁老人朴素的长寿原理，不过是生活方式的改变，心态的调整，在这些朴素经验的凝炼下，我们看到了心理、营养、运动对于健康的支撑，对于生命的挽救的重要作用。康复的肿瘤病人就是放下疾病的烦恼，为了活下去吃饭，让自己有足够的营养，找到一种自己的兴趣爱好，做到这些的肿瘤病人实现了心理、营养、运动的结合，成功重建了自己的免疫系统，挽救了自己的生命。对于健康人群，人们需要保持积极乐观的心态，找到一份自己热爱的事业，并在为目标努力的过程中保持旺盛的思维和欲望，坚持道德底线，全力以赴地努力，并坦然接受事与愿违的结果。辛苦工作并不会让人生病，反而会让人保持不断地超越自我的成就感，获得更多的高峰体验，从而有利于健康。重要的是在面对困难、解决问题和矛盾时，能够以积极的态度去面对，生活中的很多事情，都需要从自己的个人需求出发，去思考解决方案，世事难料，不如意者十之八九，但是凡事都有解决办法，只要不乱于心，就能找到正确的解决方案，人生就能健康的一路向前。

人本主义健康学所倡导的观念，就是要以人为本，回归自然，从人的个人需求出发，适合自己健康的就是最好的。《道德经》中讲："天下难事，必作于易；天下大事，必作于细。"行善虽易，日行一善却很艰难；千里虽远，日进一步却很简单。细节处做到最好，就是无瑕的人品；平常事做到极致，就是非凡的境界，健康管理也是如此，并不是遥不可及，而是就在我们日常生活的点点滴滴，饮食起居，思维逻辑，对这世界的认识和对人对事的方式中。自我健康需要在生活中，以人为本，不断的探索、调整寻求个性化的自我健康管理方案。人本主义健康学理念提倡人们建立健康管理的信心，充分发挥个人在自我健康中的积极作用。其实，很多毛病都是自己的原因，应该自己从自身寻找病因。如果自己不调整，疾病一定不会痊愈。要从心理、营养与运动这个三方面，从个人生活习惯去调整，把"根儿"找到了，然后再去结合现在的中西医治疗，充分发挥个体的积极主动性，把人们健康管理的信心找回来，形成自主健康管理的社会新风尚，形成良性循环。

人本主义健康学理念的深入推进将有力助推现代人们重启个人在自我健康管理的信心，助推健康中国国家发展战略落实过程中以人为核心的关键要素，充分发挥人在自我健康管理中的决定和主导作用，以人的身心需求为根本，实现人类个性化健康最优方案，通过人本主义健康学理念的宣传全面提升人们的健康素养，从个体的实际情况出发，实现最优饮食、最佳心理、最合理运动的个性化健康方案，以人为本进而达到身心和谐。随着社会经济的发展，健康成了人们高质量生活的基本保障，人们必然会为自己的健康学习健康知识，人们的健康理念终将会进入辩证统一，围绕健康的各学科及产业将不再相互排斥，各自夸大任何一种独立形式的作用。人们对于健康的管理将进入精准化、个性化阶段，进入智能精准整体医学阶段，人们以自己的生理需求、安全需求、爱和归属需求、尊重需求、健康需求为基本出发点，健康地步入人自由而全面发展的阶段。

参考文献

1. 中央宣传部编著:《习近平新时代中国特色社会主义思想学习纲要》,人民出版社 2019 年版。

2. 中央"不忘初心、牢记使命"主题教育领导小组办公室编:《习近平关于"不忘初心、牢记使命"论述摘编》,中央文献出版社 2019 年版。

3. 国家卫生和计划生育委员会编写:《"健康中国 2030"规划纲要辅导读本》,人民卫生出版社 2017 年版。

4. 廖晓华等:《健康的真相——人体的危机与出路》,社会科学文献出版社 2009年版。

5. 刘翠格著:《营养与健康》,化学工业出版社 2017 年版。

6. 王立新主编:《心理的生物学基础》,北京大学医学出版社 2008 年版。

7. 健康时报编辑部编:《大医生说生活细节决定健康》,江苏凤凰科学技术出版社 2019 年版。

8. 王安利主编:《运动医学》,人民体育出版社 2008 年版。

9. 郭清主编:《健康管理学》,人民卫生出版社 2015 年版。

10. B. J. Martin, "Vitamin D and male reproduction", Nature Reviews Endocrinology, Vol. 10, 2014, pp. 175-186.

11. M. J. Bolland, A. Grey, A. Avenell, G. D. Gamble & I. R. Reid, "Calcium supplements with or without vitamin D and risk of cardiovascular events: reanalysis of the Women's Health Initiative limited access dataset and meta-analysis", BMJ, Vol. 342, No. 7804, 2011, d2040.

12. C. D. Bostick, et al., "Protein bioelectronics: a review of what we do and do not know", Reports on Progress in Physics, Vol. 81, No. 2, 2018, article id. 026601.

13. R. Bouillon, et al., "Skeletal and Extraskeletal Actions of Vitamin D: Current Evidence and Outstanding Questions", Endocrine Reviews, Vol. 40, No. 4, 2019, pp. 1109-

1151.

14. Y. J. Cha, E. S. Kim & J. S. Koo, "Amino Acid Transporters and Glutamine Metabolism in Breast Cancer", International Journal of Molecular Sciences, Vol. 19, No. 3, 2018, p. 907.

15. C. C. Chen, Y. L. Yin, Q. Tu & H. S. Yang, "Glucose and amino acid in enterocyte: absorption, metabolism and maturation", Frontiers in Bioscience, Vol. 23, 2018, pp. 1721-1739.

16. L. Q. Chen, L. S. Cheung, L. Feng, W. Tanner & W. B. Frommer, "Transport of sugars", Annual Review of Biochemistry, Vol. 84, 2015, pp. 865-894.

17. Chen, Y., Ding, L. & Ju H., "In Situ Cellular Glycan Analysis" Accounts of Chemical Research, Vol. 51, 2018, pp. 890-899.

18. Cimmino, L., Neel, B. G. & Aifantis. I, "Vitamin C in Stem Cell Reprogramming and Cancer", Trends in Cell Biology, Vol. 28, No. 9, 2018, pp. 698-708.

19. M. Conrad, et al., "Regulation of lipid peroxidation & ferroptosis in diverse species", Genes & Development, Vol. 32, 2018, pp. 602-619.

20. R. A. DeFronzo, L. Norton & M. Abdul-Ghani, "Renal, metabolic and cardiovascular considerations of SGLT2 inhibition", Nature Reviews Nephrology, Vol. 13, No. 11, 2017, pp. 11-26.

21. P. H. Degnan, M. E. Taga & A. L. Goodman, "Vitamin B1 二、s a modulator of gut microbial ecology", Cell Metabolism, Vol. 20, No. 5, 2014, pp. 769-778.

22. M. Edidin, "Lipids on the frontier: a century of cell-membrane bilayers", Nature Reviews Molecular Cell Biology, Vol. 4, 2003, pp. 414-418.

23. P. M. Hagemann, S. Nsiah-Dosu, J. E. Hundt, K. Hartmann & Z. Orinska, "Modulation of Mast Cell Reactivity by Lipids: The Neglected Side of Allergic Diseases", Frontiers in Immunology, Vol. 10, 2019, 1174.

24. J. R. Marchesi, et al., "The gut microbiota and host health: a new clinical frontier", Gut, Vol. 65, 2016, pp. 330-339.

25. D. Mossmann, S. Park & M. N. Hall, "mTOR signalling and cellular metabolism are mutual determinants in cancer", Nature Reviews Cancer, Vol. 18, 2018, pp. 744-757.

26. K. K. Palaniappan & C. R. Bertozzi, "Chemical Glycoproteomics", Chemical Reviews, Vol. 116, 2016, pp. 14277-14306.

27. M. A. Paterson, et al."Impact of dietary protein on postprandial glycaemic control and insulin requirements in Type 1 diabetes: a systematic review", Diabetic Medicine, Vol. 36, 2019, pp. 1585-1599.

28. R. P. Patrick & B. N. Ames, "Vitamin D and the omega-3 fatty acids control serotonin synthesis and action, part 2: relevance for ADHD, bipolar disorder, schizophrenia, and impulsive behavior", The FASEB Journal, Vol. 29, 2015, pp. 2207-2222.

29. M. C. Petersen, D. F. Vatner and G. I. Shulman, "Regulation of hepatic glucose metabolism in health and disease", Nature Reviews Endocrinology, Vol. 13, 2017, pp. 572-587.

30. E. Poggiogalle, H. Jamshed & C. M. Peterson, "Circadian regulation of glucose, lipid, and energy metabolism in humans", Metabolism, Vol. 84, 2018, pp. 11-27.

31. A. Pradhan, S. Vohra, P. Vishwakarma and R. Sethi, "Review on sodium-glucose cotransporter 2 inhibitor（SGLT2i）in diabetes mellitus and heart failure", Journal of Family Medicine and Primary Care, Vol. 8, 2019, pp. 1855-1862.

32. W. Ren, et al., "Amino-acid transporters in T-cell activation and differentiation", Cell Death and Disease, Vol. 8, 2017, pp. e2655.

33. H. Sakkas, et al., "Nutritional Status and the Influence of the Vegan Diet on the Gut Microbiota and Human Health", Medicina, Vol. 56, No. 88, 2020, pp. 1-15.

34. C. S. Santos, & F. E. L. Nascimento, "Isolated branched-chain amino acid intake and muscle protein synthesis in humans: a biochemical review", Einstein（Sao Paulo）, Vol. 17, 2019, eRB4898.

35.J. Treasure, T. A. Duarte and U. Schmidt, "Eating disorders", The Lancet, Vol. 395, 2020, pp. 899-911.

36. 李敏编:《现代营养学与食品安全学（第2版）》,第二军医大学出版社2013年版。

37. 孙长颢、凌文华、黄国伟等编:《营养与食品卫生学（第八版）》,人民卫生出版社2017年版。

38. 杨月欣、葛可佑主编:《中国营养科学全书（第二版）》,人民卫生出版社2019年版。

39.［美］J.曾普尔尼、［德］H.丹尼尔著:《分子营养学》,罗绪刚译,科学出版社2014年版。

40. Z. Chen, et al., "Cryptotanshinone inhibits proliferation yet induces apoptosis by suppressing STAT3 signals in renal cell carcinoma", Oncotarget, Vol. 8, No. 30, 2017, pp. 50023-50033.

41. Y. R. Lee, et al., "Reactivation of PTEN tumor suppressor for cancer treatment through inhibition of a MYC-WWP1 inhibitory pathway", Science, Vol. 364, No. 6441, 2019:eaau0159.

42. H. Zhu, et al., "Molecular targets of Chinese herbs: a clinical study of metastatic colorectal cancer based on network pharmacology",Scientific reports, Vol. 8, No. 1, 2018, 7238.

43. A. Rahmani, et al., "Potential Antitumor Effects of Pomegranates and Its Ingredients", Pharmacognosy Reviews, Vol. 11, No. 22, 2017, 136.

44. A. Yee , et al., "Ganoderma lucidum inhibits tumour cell proliferation and induces tumour cell death", Enzyme & Microbial Technology, Vol. 40, No. 1, 2007, pp. 177-185.

45. Y. Wang, J. Yu, et al., "Curcumin in Treating Breast Cancer: A Review", Journal of Laboratory Automation, Vol. 21, No. 6, 2016, pp 723-731.

46. C. Kim, et al., "Chrysanthemum indicum L. Extract Induces Apoptosis through Suppression of Constitutive STAT 三、ctivation in Human Prostate Cancer DU145 Cells", Phytotherapy Research, Vol. 21, No. 1, 2013, pp. 30-38.

47. F. Ren, J. Li, et al., "Dandelion polysaccharides exert anticancer effect on Hepatocellular carcinoma by inhibiting PI3K/AKT/mTOR pathway and enhancing immune response", Journal of Functional Foods, Vol. 55, 2019, pp. 263-274.

48. Z. Zhang, L. Yang, et al., "Molecular mechanisms underlying the anticancer activities of licorice flavonoids", Journal of ethnopharmacology, 2020, 113635.

49. Y. Hu, X. Li, et al., "Puerarin inhibits non-small cell lung cancer cell growth via the induction of apoptosis", Oncology Reports, Vol. 39, No. 4, 2018, pp. 1731-1738.

50. P. Poornima, et al., "Neferine, an alkaloid from lotus seed embryo, inhibits human lung cancer cell growth by MAPK activation and cell cycle arrest", Biofactors, Vol. 40, No. 1, 2014, pp. 121-131.

51. F. Mao, B. Xiao, et al., "Anticancer effect of Lycium barbarum polysaccharides on colon cancer cells involves G0/G1 phase arrest", Medical Oncology, Vol. 28, No. 1, 2011, pp. 121-126.

52. Y. Bin, X. Bing, S. T. Yu, "Antitumor and immunomodulatory activity of Astragalus membranaceus polysaccharides in H22 tumor-bearing mice", International Journal of Biological Macromolecules, Vol. 62, 2013, pp. 287-290.

53. W. Y. Yu, H. M. Yi, S. R. Lin, et al., "Extraction, characterization of a Ginseng fruits polysaccharide and its immune modulating activities in rats with Lewis lung carcinoma", Carbohydrate Polymers, Vol. 127, 2015, pp. 215-221.

54. Z. Z. Tong, Y. Ya, G. J. Ping, "The preventive effect of salvianolic acid B on malignant transformation of DMBA-induced oral premalignant lesion in hamsters", Carcinogenesis, Vol. 27, No. 4, 2006, pp. 826-832.

55. Y. Han, et al., "Chemoprotective and Adjuvant Effects of Immunomodulator Ginsan in Cyclophosphamide-Treated Normal and Tumor Bearing Mice", International Journal of Immunopathology and Pharmacology, Vol. 20, No. 3, 2007, pp. 487-497.

56. H. S. Ryu, "Effect of Codonopsis lanceolatae Extracts on Mouse IL-2, IFN-γ, IL-10 Cytokine Production by Peritoneal Macrophage and the Ratio of IFN-γ, IL-10 Cytokine", The Korean Journal of Food and Nutrition, Vol. 22, No. 1, 2009, pp. 69-74.

57. C. L. Xu, et al., "The effects of supplementing diets with Atractylodes macrocephala Koidz rhizomes on growth performance and immune function in piglets", Journal of Animal & Feed sciences, Vol. 21, No. 2, 2012, pp. 302-312.

58. X. Chen, F. Cai, S. Guo, et al., "Protective effect of Flos puerariae extract following acute alcohol intoxication in mice", Alcohol Clin Exp Res, Vol. 38, No. 7, 2014, pp. 1839-1846.

59. G. Liu, Y. Zhang, C. Liu, et al., "Luteolin alleviates alcoholic liver disease induced by chronic and binge ethanol feeding in mice", Journal of Nutrition, Vol. 144, No. 7, 2014, pp. 1009-1015.

60. C. S. Zheng, X. J. Xu, H. Z. Ye, et al., "Network pharmacology-based prediction of the multi-target capabilities of the compounds in Taohong Siwu decoctionand their application in osteoarthritis", Experimental and Therapeutic Medicine, Vol. 6, No. 1, 2013, pp. 125-132.

61. Y. G. Hua, et al., "Network pharmacology-based identification of key pharmacological pathways of Yin–Huang–Qing–Fei capsule acting on chronic bronchitis", International Journal of Chronic Obstructive Pulmonary Disease, Vol. 12, 2017, pp. 85-94.

62. S. Sheng, J. Wang, et al., "Network pharmacology analyses of the antithrombotic pharmacological mechanism of Fufang Xueshuantong Capsule with experimental support using disseminated intravascular coagulation rats", Journal of Ethnopharmacology, Vol. 154, No. 3, 2014, pp. 735-744.

63. H. Li, et al., "A network pharmacology approach to determine active compounds and action mechanisms of ge-gen-qin-lian decoction for treatment of type 2 diabetes", Evidence-Based complementary and alternative medicine, Vol. 2014, 2014, pp. 495-507.

64. F. li, et al., "A network pharmacology approach to determine active ingredients and rationality of herb combinations of Modified-Simiaowan for treatment of gout", Journal of Ethnopharmacology, Vol. 168, 2015, pp. 1-16.

65. S. G. Post, "Altruism, happiness, and health: It's good to be good." International journal of behavioral medicine, Vol. 12, No. 2, 2005, pp. 66-77.

66. 周永奇：《道德与健康的伦理透视》，江苏省社科联。

67. 张海钟：《心理健康标准研究的争鸣综述及其进一步的思辨》，心理学探新，Vol. 2001，（3）：42-46.

68. S. C. Segerstrom & G. E. Miller, "Psychological stress and the human immune system: a meta-analytic study of 30 years of inquiry", Psychological bulletin, Vol. 130, No. 4,2004, p. 601.

69. R. Rugulies, "Depression as a predictor for coronary heart disease: a review and meta-analysis", American Journal of Preventive Medicine, Vol. 23, No. 1, 2002, pp. 51-61.

70. A. Nicholson, H. Kuper, H. Hemingway, "Depression as an aetiologic and prognostic factor in coronary heart disease: a meta-analysis of 6362 events among 146538 participants in 54 observational studies",European Heart Journal, Vol. 27, No. 23, 2006, pp. 2763-2774.

71. A. Pan, Q. Sun, O. I. Okereke, K. M. Rexrode, F. B. Hu, "Depression and risk of stroke morbidity and mortality: a meta-analysis and systematic review", JAMA: Journal of the American Medical Association, Vol. 306, No. 11, 2011, pp. 1241-1249.

72. G. D. Batty, T. C. Russ, E. Stamatakis & M. Kivimäki, "Psychological distress and risk of peripheral vascular disease, abdominal aortic aneurysm, and heart failure: pooling of sixteen cohort studies", Atherosclerosis, Vol. 236, No. 2, 2014, pp. 356-385.

73. M. Kivimäki, et al., "Long working hours and risk of coronary heart disease and stroke: a systematic review and meta-analysis of published and unpublished data for 603838 individuals", Lancet, Vol. 386, No. 10005, 2015, pp. 1739-1746.

74. H. Song, et al."Stress related disorders and risk of cardiovascular disease: population based, sibling controlled cohort study", BMJ, Vol. 365, No. 8195, 2019, 11255.

75. G. D. Batty, et al., "Psychological distress in relation to site specific cancer mortality: pooling of unpublished data from 16 prospective cohort studies",BMJ. Vol. 356, No. 8090, 2017, j108.

76. Mettler C. C., Mettler F.A., A history of medicine, Philidelphia: Blakiston; 1947.

77. H. Yang, et al., "Stress–glucocorticoid–TSC22D? xis compromises therapy-induced antitumor immunity", Nature Medicine，Vol.25, 2019, pp. 1428-1441.

78. L. Galluzzi, et al."Immunological efects of conventional chemotherapy and targeted anticancer agents", Cancer Cell, Vol. 28, 2015, pp. 690-714.

79. D. W. Cain & J. A.Cidlowski, "Immune regulation by glucocorticoids", Nature Review Immunology, Vol. 17, 2017, pp. 233-247.

80. F. Baker, et al., "A POMS short form for cancer patients: psychometric and

structural evaluation", Psycho-oncology, Vol. 11, 2002, pp. 273-281.

81. M. Kivimaeki, et al., "Work stress and risk of death in men and women with and without cardiometabolic disease: a multicohort study", The Lancet Diabetes & Endocrinology, Vol. 6, No. 9, 2018, pp. 705-713.

82. M. Kivimaeki, et al., "Effects of stress on the development and progression of cardiovascular disease", Nature Reviews Cardiology, Vol. 15, No. 4, 2018, pp. 215-229.

83. M. F. Piepoli, et al., "2016 European Guidelines on cardiovascular disease prevention in clinical practice: The Sixth Joint Task Force of the European Society of Cardiology and Other Societies on Cardiovascular Disease Prevention in Clinical Practice (constituted by representatives of 10 societies and by invited experts) Developed with the special contribution of the European Association for Cardiovascular Prevention & Rehabilitation (EACPR)", European heart journal, Vol. 37, No. 29, 2016, pp. 2315-2381.

84. Lian Y., "Stress at work in patients with cardiometabolic disease", The Lancet Diabetes & Endocrinology, Vol. 6, No. 9, 2018, pp. 676-678.

85. T. N.K. Raju, "The Nobel Chronicles", The Lancet, Vol. 353, No. 9150, 1999, p. 416.

86. 姚泰主编:《生理学》第八版，人民卫生出版社 2003 年版。

87. C. Kendra, "The Role of Neurotransmitters", 2019, 见 https://www.verywellmind.com/what-is-a-neurotransmitter-2795394.

88. J. Crow & G.G. White, "An Analysis of the Learning Deficit Following Hyoscine Administration in Man", British Journal of Pharmacology, Vol. 49, No. 2, pp. 322–327.

89. J. Wu, et al., "Role of Dopamine Receptors in ADHD: a Systematic Meta-Analysis", Molecular Neurobiology, Vol.45, No. 3, 2012, pp. 605-620.

90. J. van Os & S. Kapur, "Schizophrenia", Lancet, Vol. 374, No. 9690, 2009, pp.635-645.

91. G. B. Stefano, et al., "Endogenous Morphine: Up-to-Date Review", Folia Biologica, Vol. 58, No. 2, 2010, pp. 49-56.

92. N. Fountoulakis & J. Möller, "Efficacy of Antidepressants: a Re-Analysis and Re-Interpretation of the Kirsch Data", International Journal of Neuropsychopharmacology, Vol.14, No. 3, 2011, pp. 1-8.

93. G. K. Isbister, et al. "Relative Toxicity of Selective Serotonin Reuptake Inhibitors (SSRIs) in Overdose", Journal of Toxicology-Clinical Toxicology, Vol.42,No.3, 2004, pp. 277-85.

94. J. Wise, "When Fear Makes Us Superhuman", 2009, 见 https://www.scientificamerican.com/article/extreme-fear-superhuman/.

95. 逯博士著:《用生活方式解决生活方式病》,中医古籍出版社 2015 年版。

96. 马玉海编:《运动与健康》,清华大学出版社 2015 年版。

97. 肖国强、曹娇编:《运动与能量代谢—锻炼身体的科学与健康》,人民体育出版社 2014 年版。

98. 中国生命关怀协会:《名人天路——早逝名人的健康启示》中医古籍出版社 2007 年版。

99. J. Salvagioni, et al., "Physical, psychological and occupational consequences of job burnout: A systematic review of prospective studies", PLOS ONE, Vol. 12, No. 10, 2017, e0185781.

100. D. Vancampfort, et al., "Sedentary behavior and physical activity levels in people with schizophrenia, bipolar disorder and major depressive disorder: a global systematic review and meta-analysis", World Psychiatry, Vol. 16, No. 3, 2017, pp. 308-315.

101. A. Reynolds, et al., "Carbohydrate quality and human health: a series of systematic reviews and meta-analyses", Lancet, Vol. 393, No. 10170, 2019, pp. 434-445.

102. Y. Li, et al., "Dietary patterns and depression risk: A meta-analysis", Psychiatry Research, Vol. 253, 2017, pp. 373-382.

103. U. Ekelund, et al., "Does physical activity attenuate, or even eliminate, the detrimental association of sitting time with mortality? A harmonised meta-analysis of data from more than 1 million men and women", Lancet, Vol. 388, No. 10051, 2016, p. E6.

104. Global, Regional and National Cancer Incidence, Mortality, Years of Life Lost, Years Lived with Disability, and Disability-Adjusted Life-Years for 29 Cancer Groups, 1990 to 2017.

105. 郑荣寿等:《2015 年中国恶性肿瘤流行情况分析》,《中华肿瘤杂志》2019 年第 41 期。

106. 中华医学会糖尿病学分会:《中国 2 型糖尿病防治指南（2017 年版)》,《中华糖尿病杂志》2018 年第 10 期。

107.《素问·奇病论篇第四十七》。

108. U.S. News, "Best Diets Overall", 见 https://health.usnews.com/best-diet/best-diets-overall.

109. 梁晓春编:《糖尿病饮食营养手册》,北京出版社 2011 年版。

110. [以] 伊兰·西格尔（Eran Segal)、伊兰·利纳夫（Eran Elinav):《个性化饮食:瘦身又防病的革命性营养方案》,王凌波译,中国纺织出版社出版社 2020 年版。

111. 孙学礼:《警惕糖尿病患者的负性情绪》,《中华糖尿病杂志》2016 年第 4 期。

112. 睿尚源资本：《全球 14 亿成年人缺乏运动！运动如何改变人生?》，2018 年，见 https://www.sohu.com/a/253360013_100016775。

113. 乔翠霞、李素云：《慢性阻塞性肺疾病的流行病学研究现状》，《中国老年学杂志》2010 年第 11 期。

114. 蔡映云编：《慢性阻塞性肺疾病》，科学出版社 2010 年版。

115. 汉塞尔著：《慢性阻塞性肺疾病图谱》，陈良安译，科学出版社 2008 年版。

116. R. Dekhuijzen, et al., "Daily Impact of COPD in Younger and Older Adults: Global Online Survey Results from over 1,300 Patients", COPD-Journal of Chronic Obstructive Pulmonary Disease, Vol. 17, No. 4, 2020, pp.419-428.

117. WHO, "World Health Organization Fact sheets. Chronic obstructive pulmonary disease（COPD）", 见 https://www.who.int/news-room/fact-sheets/detail/chronic-obstructive-pulmonary-disease-（copd）.

118. 张忠鲁、刘萍：《慢性阻塞性肺疾病患者的心理支持》，《中国实用内科杂志》2005 年第 2 期。

119. 王淑梅等：《慢性阻塞性肺疾病患者心理状况分析及干预》，《长江大学学报（自科版）》2013 年第 10 期。

120. 张静、王衍富：《慢性阻塞性肺疾病患者能量代谢与营养不良研究进展》，《医学与哲学》2016 年第 37 期。

121. 郭珊、熊简：《慢性阻塞性肺疾病患者营养不良的研究进展》，《重庆医学》2020 年第 49 期。

122. C. A. Raguso，C.Luthy,"Nutritional status in chronic obstructive pulmonary disease:roleof hypoxia", Nutrition，Vol. 27, No. 2, 2011, pp. 138-143.

123. K. Maduray, J. Moodley & I. Mackraj, "The impact of circulating exosomes derived from early and late onset pre-eclamptic pregnancies on inflammatory cytokine secretion by BeWo cells", European Journal of Obstetrics & Gynecology and Reproductive Biology, Vol. 247, 2020, pp. 156-162.

124. 荣蓉等：《慢性阻塞性肺疾病不同营养状况患者白介素 -6 检测结果分析》，《内科》2015 年第 10 期。

125. G. Akner, K. Larsson, "Undernutrition state in patients with chronic obstructive pulmonary disease. A critical appraisal on diagnostics and treatment", Respiratory Medicine, Vol. 117, 2016, pp. 81-91.

126. I. S. Sehgal, S. Dhooria, R. Agarwal, "Chronic obstructive pulmonary disease and malnutrition in developing countries", Current Opinion in Pulmonary Medicine, Vol. 23, No. 2, 2017, pp. 139-148.

127. J. M. Hoong, et al., "Economic and operational burden associated with malnutrition in chronic obstructive pulmonary disease", Clinical Nutrition, Vol. 36, No. 4, 2017, pp. 1105-1109.

128. 李芳等:《运动训练在慢性阻塞性肺疾病患者康复中应用及影响的研究进展》,《中国老年学杂志》2017 年第 37 期。

129. 应少聪等:《运动训练联合心理激励对慢性阻塞性肺疾病患者生活质量的影响》,《南方医科大学学报》2013 年第 33 期。